中医治法临床应用技巧丛书

温阳法临床应用技巧

主　编　张宁　苏海英

中国中医药出版社
·北　京·

图书在版编目（CIP）数据

温阳法临床应用技巧/张宁苏，海英主编.—北京：中国中医药出版社，2014.10（2020.12重印）
（中医治法临床应用技巧丛书）
ISBN 978 - 7 - 5132 - 1929 - 7

Ⅰ.①温… Ⅱ.①张… ②海… Ⅲ.①祛寒 - 临床应用
Ⅳ.①R254.1

中国版本图书馆 CIP 数据核字（2014）第 113633 号

中 国 中 医 药 出 版 社 出 版
北京经济技术开发区科创十三街 31 号院二区 8 号楼
邮政编码　100176
传真　010 64405721
三河市同力彩印有限公司印刷
各地新华书店经销
＊
开本 880×1230　1/32　印张 10.125　字数 278 千字
2014 年 10 月第 1 版　2020 年 12 月第 2 次印刷
书　号　ISBN 978 - 7 - 5132 - 1929 - 7
＊
定价　35.00 元
网址　www.cptcm.com

如有印装质量问题请与本社出版部调换
版权专有　侵权必究
社长热线　010 64405720
购书热线　010 64065415　010 64065413
微信服务号　zgzyycbs
书店网址　csln.net/qksd/
官方微博　http://e.weibo.com/cptcm

《中医治法临床应用技巧丛书》
编委会

主　审　杨关林　吕晓东

总主编　张宁苏　马铁明

主　编　（以姓氏笔画为序）

　　　　马铁明　李文杰　杨鹤祥　张　哲　张宁苏
　　　　宫照东　殷东风　海　英

副主编　（以姓氏笔画为序）

　　　　于　秀　王天娇　王夏云　吕　静　刘玉丽
　　　　刘晓亭　齐文诚　苏　妆　张　哲　杜　莹
　　　　欧　洋　高　宏　唐广义　隋月皎　潘嘉祥

编　委　（以姓氏笔画为序）

丁凯凯	于　希	于　秀	马铁明	王　洋
王天娇	王玉霞	王安阳	王英明	王宝琦
王夏云	王晓红	王鸿琳	石　峰	石跃进
邢玉庆	邢向荣	朱　颖	朱凌云	刘　洋
刘　悦	刘　聪	刘玉丽	刘争清	刘园园
刘松海	关晓宁	许春艳	许南阳	孙　巍
苏　妆	杜　莹	杜　蕊	杜　毅	李　鹰
李凤珍	李文杰	李秋华	李霜峰	杨鹤祥
肖　蕾	张　立	张　宇	张　洁	张瑛男
张瑛男	陈　兴	陈　偶	苑新悦	周禄荣
庞立建	赵楠楠	荆　秦	宫照东	贾连群
唐　晶	隋月皎	韩　宇	潘　琳	潘玉真
潘嘉祥				

《温阳法临床应用技巧》
编委会

主　编　张宁苏　海　英

副主编　刘晓亭　吕　静　潘嘉祥

编　委　（以姓氏笔画为序）

丁凯凯　于　希　王安阳　王晓红

石跃进　邢向荣　刘争清　刘园园

刘松海　关晓宁　孙　巍　李　鹰

李凤珍　李秋华　杨宇峰　张　宇

张　洁　张瑛男　陈　兴　陈　偶

苑新悦　周禄荣　虎立建　赵楠楠

铁玲玲　黄丽霞

序 言

  中医治法是在治则指导下，根据病机拟定的治疗方法，是指导制方的理论依据，它上承辨证审因，下统施治方药，是中医理论与临床实践相连接的关键。因此，对中医治法进行全面、深入、细致的探究，将会对中医学精髓的理解、运用和发展产生积极的影响。

  中医治法是方剂发展到一定数量时总结出来的组方规律，再反过来指导配方。从有方到有法，是认识上的一个飞跃。中医治法学的实践经验总结和其理论在古代朴素的唯物辩证法的影响与渗透下逐渐形成与发展起来，成为今天的格局，实则经历了一个漫长的过程。《内经》是研究治法的先驱，给治法奠定了基础，开创了先河。继《内经》之后，对治法作出巨大贡献的当首推汉代张仲景。他的医学巨著《伤寒杂病论》向后人垂示了各种热病、杂病方面最重要、最基本的治疗方法，且不断为后世医家所继承和发扬，历千年而不衰。随着医学思想、医学理论的进步，常带来治疗观念、治疗方法上的新突破。金元以前，医家墨守成规，不越仲景雷池，自刘河间起，百家争鸣，学旨各异，自辟门径，在治法方面也各具特色。清代程国彭著《医学心悟》，总结出著名的医门八法，"论病之情，则以寒热虚实表里阴阳八字统之。而治病之方，则又以汗和下消吐清温补八法尽之"，这是对多种方法做了由博而约的系统概括，并指出八法的制定是以八种辨证为依据。由于温病学派的崛起，叶天士、吴鞠通等大家在温病治法方面又进行了创新与发展。近年随着中医药事业的不断发展，中医治法更加丰富与完善。纵观中医治法，源流历历，宗脉井然，形成了特有的中医理论体系，并具有其他世界传统医学不可比拟的独特之处。

中医学的治法丰富多彩，这些极为丰富的治法是在辨证求因的基础上产生，针对不同的疾病运用不同的辨证方法，也就产生了许多相宜的治法。如有根据六淫风、寒、暑、湿、燥、火致病因素所制定的治法：祛风、散寒、除湿、润燥、清热、泻火等；有根据八纲辨证阴阳、虚实、表里、寒热所制定的治法：汗、吐、下、和、清、温、消、补八法等；有根据卫气营血辨证、按病势发展深浅的不同阶段而制定的治法：如辛凉解表（卫分）、辛寒清热（气分）、清营透热（营分）、凉血化斑解毒（血分）等；还有根据脏腑辨证所制定的治法：如补血养心、疏肝理气、清泻肺热、益气健脾、温肾壮阳等。

本丛书阐扬医理，博采众方，传古训之精华，集百家之验案，将中医治法的临床应用技巧加以整理，层次清楚，深入浅出，使读者不仅能在阅读病案的过程中加深对中医治法的理解，而且能在短时间内尽览医家诊病之心法、用药之心机，为众多有志于中医事业的后学者架起直入名医殿堂的阶梯。

辽宁中医药大学校长、教授　杨关林
2014 年 4 月

编写说明

理、法、方、药是中医理论指导实践过程的四个基本环节，从理立法，依法统方，因方选药，此四者环环相承，理、法、方、药统一，将中医理论与临床实践结合起来，因此中医治法在中医临床实践中具有重要意义。为了更好地发挥中医治法应有的重要作用，引起医生的高度重视，我们选择临床常用治法进行单项论述，编写了《中医治法临床应用技巧丛书》，包括《清热法临床应用技巧》《温阳法临床应用技巧》《养阴法临床应用技巧》《活血法临床应用技巧》《理气法临床应用技巧》及《解表法临床应用技巧》六个分册。

每册分概论与临床应用两部分。概论部分为综合论述，通过查阅大量中医古籍及近现代医学文献，理清了各中医治法的源流及发展动态、适应证、禁忌证、应用注意及代表方药，以便读者能够摸清各治法理论体系发展的清晰脉络并形成立体框架；临床应用部分以案例分析为主，以名家案例为载体，由浅入深，从基础到临床，详细解析了中医治法的具体临床应用技巧，以帮助读者很好地吸取前人的经验及教训，切实提高临床辨证论治的水平。

本丛书在编写过程中，引用并参考了相关著作及文献，在此向原作者表示真挚的感谢。在临床病例引用时，为突出中医治法，在不改变原意的前提下，对部分案例及分析进行了改写。

对于本丛书的编写，辽宁中医药大学与中国中医药出版社的领导予以高度重视，杨关林校长、吕晓东院长、肖培新主任给予了大量的技术指导，多位编辑认真工作，付出了辛勤的汗水，在此表示衷心感谢。

张宁苏　马铁明

2014 年 4 月 6 日

目　　录

第一部分　温阳法概论

第一节　温阳法源流

一、温阳法含义

"温阳法"即"温法"，是运用具有温热性质的方药，以温散寒邪、治疗寒证的一种治法，是中医常用治法之一。

"温"，最初为水名，《说文解字》言："温，水。出犍为涪，南入黔水。从水昷声。乌魂切。"后渐有加温、温暖、温热、补养之意。如《广韵·释诂三》云："温，煴也。"煴，古义同暖。《墨子·辞过》中"古之民，未知为衣服时，衣皮带茭，冬则不轻而温，夏则不轻而清。"及《论衡·寒温》中"近水则寒，近火则温"之"温"，均为此意。

温阳法实质上是以阳气的功能活动为中心，对阳气不足产生的兼病、兼证，而采取相应温而兼汗、消、补、涩、清等治法。是通过温中、祛寒、回阳、通络，使寒邪去，阳气复，经络通，血脉和的一种治法。阳气具有推动、温煦、防御、固摄、营养、气化六大功能。阳气不足，失于温煦，外则见形寒肢冷，内则见脘腹腰背冷痛，甚则拘急疼痛；阳气虚衰，推动无力，易致水饮内停或气血不利，寒湿阻于脏腑、经络、筋脉关节；防御卫外之力不足，则易导致外邪入侵而兼表证；固摄功能失常，或在表之津液不固而汗多，或在里之气血津液下脱，而为下利不止、便脓血，甚则亡阳亡阴；失于营养，则气血不足；气化无力，或津液不化内生水饮痰湿，或气血生化不利，与营养功能失常互为因果，经脉、官窍、脏腑失养，并进而引起人体阴阳寒热的失调。

温阳法针对"寒证"而设，就"寒证"而论，有表寒、里寒的不同，有寒在皮肤、寒在经络、寒在脏腑的区别；有因外感"寒邪"而成，还有阳虚寒从内生之患。从病因、病位、病性来看，"寒证"是十分复杂的，因此"温法"的运用也就有所不同，方药的选择也十分严格。下文将就古今有关"温法"的文献进行一初步整理，将"温法"的方药进行归纳分析，对"温法"在临床的应用和一些具体问题分别进行讨论，力图对"温法"的实质有较清楚的认识，以利于在临床上更好地发挥"温法"的治疗作用。

二、温阳法源流

《黄帝内经》中有许多条文提到了"温"及温法，如"清者温之……劳者温之……损者益之"（《素问·至真要大论》），"治清以温，热而行之"（《素问·五常政大论》）等。《黄帝内经》虽未明确提出温阳法，但"阳气者，若天与日，失其所，则折寿而不彰，故天运当以日光明"及"阴阳之要，阳密乃固"（《素问·生气通天论》）等论述，提出了重视人体阳气的重要思想；"寒者热之""虚者补之""阴病治阳"以及"形不足者温之以气"等治则，对后世创立温阳法均有一定启发。《素问·调经论》还有"血气者，喜温而恶寒……温则消而去之"的论述。《素问·阴阳应象大论》中"温之以气"提出温气法，因气属阳，阳化气，阳虚者必兼气虚，气虚甚易致阳虚，故后世常将"温补阳气"并称，或简称为"温阳""温法"，此为温阳法之滥觞。这些论述说明，寒邪所致的寒证当以热药治之，劳累或房劳耗阳所致阳虚者当以温阳为法。在具体用药上，若遇见寒甚格热，服热药即吐，则当热药冷服。另外，在临床上用热药治疗寒证而寒反增者，是阳虚所致，当以助阳为主。这些论述对"温法"的运用，从原则到具体用法记载较为详细，这为"温法"的发展奠定了理论基础。

《神农本草经》是我国现存的最早药物学专书，它总结了汉代以前的药物知识，并对药物进行了药性的划分，其中温热性质药物达百味之多，占总数的28%，这为"温法"的组方选药奠定了药物基础。

至东汉末年，张仲景"撰用《素问》《九卷》《八十一难》"，继承了前人的理论和方药经验，结合自己的临床实践，进一步发展发挥，著成《伤寒杂病论》，并使温阳法得到发展与完善。《伤寒杂病论》成书于公元前219年，它在总结我国3世纪以前的临床经验的基础上，也标志着中医学特有的辨证论治体系的形成。张仲景在《素问·热论》基础上，从整个外感病的发展变化过程、病邪侵害经络脏腑的程度、患者体质的强弱，以及有无宿疾等条件，寻找伤寒发病的规律，提出了六经辨证的新见解。在"温法"的运用上，有了重要的发展，据统计，《伤寒杂病论》中涉及附子条文33条，用桂枝者43方，用干姜者24方，113方中温阳方占37首，吴鞠通亦言"伤寒一书，始终以救阳气为主"（《温病条辨》）。《伤寒杂病论》还创制了"温法"的许多著名方剂，如温中散寒的理中丸、回阳救逆的四逆汤、温阳利水的真武汤、温经散寒的当归四逆汤等，这些方剂迄今仍然是"温法"的常用重要方剂。

金元时期对于"温法"的运用，以王好古最突出。他在《阴证略例·序》中指出："伤寒，人之大疾也，其候最急，而阴证毒为尤惨，阳则易辨而易治，阴则难辨而难治。"并对阴证的发病原因、诊断、治疗等都做了详细的分析，还收集前人有关阴证的记载加以论证。他认为阳气不守是形成阴证的主要根源，"冷物伤脾""外感风寒"等是形成阴证的外来因素。在治疗上也收集了不少"温法"的方剂，如回阳丹、霹雳散等。这些论述和方法，对于目前传染病的后期以及慢性病的处置是十分有用的。

在明代，张景岳对"温法"在认识上有所发展，他在《景岳全书·卷五十·新方八略》中说："丹溪曰：气有余，便是火。余续之曰：气不足，便是寒。"从而明确提出寒生于气虚的病机。

他对温热药物的选用也论述得很详细，如"凡用热之法，如干姜能温中亦能散表，呕恶无汗者宜之；肉桂能行血善达四肢，血滞多痛者宜之；吴茱萸善暖下焦，腹痛泄泻者极妙，肉豆蔻可温脾肾，飧泄滑利者最奇；胡椒温胃和中，其类近于荜茇、丁香，止呕行气，其暖过于蔻仁。补骨脂，性降而善闭，故能纳气定喘止带浊、泄泻。制附子性行，加酒故无处不到，能救急回阳。至若半夏、南星、细辛、乌药、良姜、香附、木香、茴香、仙茅、巴戟之属皆性温之，当辨者。然用热之法，尚有其要，以散兼温者，散寒邪也；以行兼温者，行寒滞也；以补兼温者，补虚寒也。多汗者忌姜，姜能散也；失血者忌桂，桂动血也；气短气怯者忌故纸，故纸降气也。大凡气香者皆不利于气虚证，味辛者多不利于见血证，所当慎也。"张氏从临床实践出发，对"温法"的具体应用，总结出一套温热方药的宜忌理论，丰富了"温法"的内容。

清代罗国纲将"温法"分为"大温""次温"，他在《罗氏会约医镜·论温》中说："以寒者阴惨肃杀之气也，阴盛则阳衰，所以昔贤皆重救里，宜及时而用温也。但温有大温、次温之殊：大温者，以真阳将脱，须回阳以固中元；次温者，正气犹在，宜扶阳以顾将来，庶转凶为吉，而生机勃然矣。"

清代程国彭在《医学心悟》中，将"温法"列入医门八法之中，指出对"温法"的运用要注意以下四种情况："然有当温不温误人者，即有不当温而温以误人者，有当温而温之不得其法以误人者，有当温而温之不量其人、不量其证与其时以误人者，是不可不审也。"又指出："假如冬令伤寒，则温而散之。冬令伤风，则温而解之。寒痰壅闭，则温而开之。冷食所伤，则温而消之。至若中寒暴痛，大便反硬，温药不止者，则以热剂下之。时当暑月，而纳凉饮冷，蒙受寒侵者，亦当温之。体虚夹寒者，温而补之。寒客中焦，理中汤温之。寒客下焦，四逆汤温之。又有阴盛格阳于外，温药不效者，则以白通汤加人尿、猪胆汁反佐以取之，经云：热因寒用是已。复有真虚夹寒，命门火衰者，必须补其真阳。"对"温法"使用论述详细，在临床上颇有指导意义。

清代王维德著《外科证治全生集》，创制了温经散寒的名方阳和汤，用以治"鹤膝风、贴骨疽及一切阴疽"，从而发展了"温法"在外科临床的运用。

清代王清任把"温法"中回阳救逆法与活血化瘀法配伍，创制急救回阳汤（党参24g，附子24g，干姜12g，白术12g，甘草10g，桃仁6g，红花6g），联系现代关于休克发生原理的微循环功能障碍以及弥散性血管内凝血的存在，这种配伍无疑是正确的，是对"温法"发展的一个重要贡献。

新中国成立后，对"温法"的研究和运用亦很重视。目前认为"温法"中温中祛寒法能加强胃肠道消化吸收功能，间接地补充热量，改善人体能量不足的状态。"温法"中的"回阳救逆"法可增强心脏的功能，反射性兴奋血管运动中枢及交感神经，使血压上升以改善循环功能。"温法"中的方剂能通过镇痛、改善血循环、减轻症状、促进病变的愈合，适用于类风湿关节炎、变形性关节炎、风湿性关节炎的非活动期。这些研究使"温法"在理论上大大提高了一步，有利于"温法"的研究逐渐深入。

总之，从《黄帝内经》时代开始直至现代，"温法"是逐渐补充、丰富、发展的，随着中医与现代科学的结合，"温法"的研究必将得到更快的发展。

第二节　治法分类

温法是治疗寒证的基本方法，具有温运、祛寒和回阳的作用。《黄帝内经》中"寒者热之""治寒以热"，就是指温法而言。但寒证有外感和内伤的不同，病位有表里、脏腑之异，所以温法有温补阳气、温阳利水、温阳散寒、温阳解表、温阳固脱、潜阳育阴、温阳清热等，温法与汗法、下法、补法又常配合使用，尤以补法与温法合用最多，这又是温法与他法不同的特点。

一、温补阳气

1. 温补心阳

温补心阳治法是用于治疗心阳虚证的一种方法。心为阳脏而主通明（心脉以通畅为主，心神以清明为要），故本法又称温通心阳。心之阳气旺盛，血脉充盈则脉搏和缓有力。《伤寒明理论》曰："其气虚者，由阳气内弱，心下空虚，正气内动而为悸也。"心阳不足，则心无所主，心中空虚，惕惕而动，心神浮越，心悸不安，此时宜温补心阳。心阳虚衰，鼓动无力，心动失常，故轻则心悸，重则怔忡；胸阳不展，故心胸憋闷，气短；温运血行无力，心脉痹阻不通，则见心痛。阳虚温煦失职，故见形寒肢冷；卫外不固则自汗；运血无力，血行不畅，故见面色㿠白或面唇青紫、脉或结或代或弱。舌质淡胖或紫暗，苔白滑，为阳虚寒盛之象。

辨证要点：心悸怔忡，胸闷或痛，及阳虚症状并见。

因此，对于这类疾患，应用甘温益气药为主，以振奋心阳、温养心气、调整心律。

2. 温补脾阳

脾主运化水谷。若中阳虚衰，势偏于中上焦，只有脾运旺健、命火充盛，才能获得充足的水谷之养以壮形体，得阳和之气以资温煦。脾阳虚衰则见纳少腹胀，腹痛绵绵，喜温喜按，形寒气怯，四肢不温，面白不华或虚浮，口淡不渴，大便稀溏，或见肢体水肿，小便短少，或见带下量多而清稀色白，舌质淡胖或有齿痕，苔白滑，脉沉迟无力。脾阳虚衰，运化失权，故纳少腹胀，大便稀溏；阳虚阴盛，寒从内生，寒凝气滞，故腹痛喜温喜按。若脾阳虚，水湿不运，泛溢肌肤，则见肢体水肿；水湿下注，损伤带脉，带脉失约，则见女子白带清稀量多。阳虚温煦失职，故形寒肢冷，面白无华或虚浮。舌质淡胖或有齿痕，苔白滑，脉沉迟无力，均为阳虚，水寒之气内盛之征。

辨证要点：以脾虚失运，消化功能减弱与虚寒之象并见。

脾病每易伤肾，导致脾肾两伤，使命火衰微，不能温养脾土，致脾虚不能健运，故治疗上须脾肾兼顾。

3. 温补肾阳

肾阳为一身阳气之本，能推动和激发脏腑经络的各种功能，温煦脏腑，促进气血津液的化生、运行、输布。"五脏之阳气，非此不能发"，肾与其他脏腑关系密切，也常成为诸脏腑疾病的最终转归，故有"久病及肾"之说。

4. 温肝暖胃

若肝阳不足，失于温煦而阴寒内生，肝气疏泄失常，气机升降失调，肝寒上逆，浊阴上犯，可见颠顶痛、舌淡、苔白滑、脉弦迟等，又肝经"挟胃属肝络胆，上贯膈"，故常见肝寒犯胃、胃气上逆之"干呕，吐涎沫""食谷欲呕"。

二、温阳利水

1. 温心利水

心居上焦而属火，肾居下焦而属水，水升火降，水火既济，则心肾相交，阴阳协调。若心阳虚衰，心火不足不能下温肾水，致下焦寒水欲乘虚上犯，见"脐下悸，欲作奔豚"，小便不利，或伴心悸，舌淡而润。

2. 温脾利水

脾主运化水谷，居中焦，为气机升降之枢纽，若脾阳不足，水饮停于中焦，水气上冲，见"心下逆满，气上冲胸，起则头眩，脉沉紧"，或呕吐清水痰涎、纳差等，当治以茯苓桂枝白术甘草汤，以温阳健脾、利水降冲。若阳虚水停较轻，胃阳虚水停心下，仅见"厥而心下悸"，口不渴、小便利，当用茯苓甘草汤温胃化饮、通阳利水。脾阳虚较轻，水停下焦较甚，气化不利，见小便不利、消渴者，可用五苓散化气行水。脾虚水停兼津液不足，见"头项强痛，翕翕发热，无汗，心下满微痛，小便不利者，"可用桂枝去桂加茯苓白术汤；若津液不足不显或兼有表证，亦可不去桂枝。

3. 温肾利水

肾主水，对于全身水液代谢具有主持作用。若肾阳虚，水液内停，外溢周身，内停脏腑，见"心下悸，头眩，身𥆧动，振振欲擗地""腹痛，小便不利，四肢沉重疼痛，自下利"，可用真武汤以温肾阳而利水。或肾阳虚水停，阴亦不足，见昼夜烦躁，小便不利或水肿者，可用茯苓四逆汤以回阳益阴、兼以利水。

4. 温肺化饮

肺主通调水道，为水之上源。肺之阳气不足，虚寒内生，可致寒饮停肺。若风寒外束引动内饮，见咳喘痰多量大清稀色白或夹泡沫，源源不绝，伴发热恶寒无汗等表证，可用小青龙汤以外散风寒、内化水饮。若表寒已解，当去方中解表药或以《金匮要略》之苓桂五味姜辛汤等桂苓剂善后。

三、温阳散寒

阳气有温煦和推动功能，若阳气不足，寒从中生，气血为之凝滞，湿邪中阻；寒性收引，筋脉拘挛，而见恶寒、肢体或局部疼痛等症。如血虚受寒，寒阻经脉，血行滞涩所致的手足寒凉、麻木，甚或疼痛拘挛、遇冷加重、舌淡苔白、脉细等症，治须温经散寒配合养血通脉法，代表方如当归四逆汤。见脘腹冷痛等可再加吴茱萸、生姜温散久寒。若少阴阳衰，寒湿凝滞于筋脉骨节，见"背恶寒""身体痛，手足寒，骨节痛，脉沉"，宜用附子汤温经散寒、除湿止痛。风寒湿邪痹着于肌肉，见"身体疼烦，不能自转侧……脉浮虚而涩"，则用桂枝附子汤以祛风散寒、除湿止痛；若风去湿存，见大便硬，小便自利，则去桂加白术；若风寒湿邪痹着于关节，当用甘草附子汤。如寒客肝经，气滞不通所致之小肠疝气，小腹牵引睾丸而痛者，其病机属于肝实气滞、寒凝络阻，治疗则须温经散寒与行气疏肝相配合，方如天台乌药散。

四、温阳解表

阳气有防御卫外功能，故阳虚之人常易感受外邪。若少阴阳衰，兼外感风寒（太少合病），见发热恶寒无汗，头痛，手足不温，舌淡、苔白，脉沉而无力，可用麻黄细辛附子汤温经扶阳解表。若病程稍长，病势较缓，可用麻黄附子甘草汤温经微汗解表。若胸阳不振，邪陷胸中，兼表不解，见"脉促胸满"，可用桂枝去芍药汤解肌祛风、宣通胸阳；若胸阳虚损进一步加重而出现全身阳气不足，由促转微，恶寒严重，则当用桂枝去芍药加附子汤解肌祛风、温经扶阳；若表阳虚较重，卫表不固兼表不解，出现发热、恶风寒、头痛，汗漏不止，甚则有"四肢微急，难以屈伸"等症，可再加用芍药，即桂枝加附子汤，以解肌祛风、扶阳固表。附子配解表药以助阳解表、扶正达邪，为温解法，适用于外感表证阶段兼有气阳不足见症者。素体阳虚，又有外感表证，表实无汗者，应发汗解表，但阳虚不能托邪外出，故治当助阳解表。

五、温阳固脱

阳气有固摄之功，阳气虚损严重，可致气血阴液固摄无权，甚则出现阳亡阴（液）竭之危象。如脾肾阳衰，络脉不固，统摄无权，见下利不止，便脓血，腹痛绵绵，喜温喜按，小便不利，舌淡、苔白滑，可用桃花汤温涩固脱；纯虚无邪，寒象不显，可用赤石脂禹余粮汤涩肠固脱止利。若阳气大衰，阴寒内盛，吐利无度而致阳亡液脱，见无热恶寒、脉微、利止而四肢厥逆，可用四逆加人参汤以回阳救逆、益气生津固脱。

六、潜阳育阴

阴阳互根，其生理上关系密切，病理上常常相互影响，又气属阳，血属阴，故患者可见阴阳两虚、气血不足之证。肾为一身阴阳之本，阴阳之气皆为肾中精气所化生，若肾阳极衰，阴寒内盛，人体之阴液亦会不足，而温补肾阳之姜附亦能辛燥伤阴，阴盛者易对热药拒而不受，故治疗肾阳大衰的危重病证时，常会配伍少量寒性药反佐兼护阴。

若阴阳两虚，见恶寒肢冷、咽干烦躁、脚挛急，可用芍药甘草附子汤扶阳益阴。心阴阳两虚，见脉结代、心动悸、头昏气短、失眠多梦、神疲乏力，可用炙甘草汤以滋阴养血、通阳复脉。脾阳不足，生化乏源，气血双亏，见心中悸而烦、腹中急痛、喜温喜按、神疲乏力等，可用小建中汤温中健脾、调养气血。阳衰阴盛，格阳于上，阴液损伤，见四肢厥逆、面赤、下利清谷、脉微，甚则"吐已下断，汗出而厥，四肢拘急不解，脉微欲绝"、无脉、干呕，可用白通加猪胆汁汤。

七、温阳清热

人体阴阳失衡，常可出现内外上下寒热不调之证。若表阳虚卫外不固，兼无形邪热壅聚心下，气机痞塞，见心下痞，心烦，恶寒汗出较甚，舌淡红、苔微黄或舌尖红舌白，脉关浮尺弱者，可用附子泻心汤泻热消痞、扶阳固表。若中焦虚寒，兼胸膈郁热，见大便溏，身热微烦，可用栀子干姜汤以清上热、温中寒。若脾胃寒热不调，分踞上下，热扰于胃，寒凝于腹，见腹中痛，欲呕吐者，宜黄连汤清上温下、和中降逆；上热较重，下寒较轻，见呕吐频作，或食入口即吐，下利，则宜干姜黄芩黄连人参汤；寒热错杂于中，脾胃不和，升降失常，见心下痞，恶心呕吐、肠鸣下利，则宜半夏泻心汤、生姜泻心汤、甘草泻心汤和中降逆消痞。肝胃有热，脾虚肠寒，见消渴、气上撞心、心中疼热、饥而不欲食，或引动蛔虫上窜胆胃，见吐蛔，腹痛时发时止、发则腹痛剧烈，四肢厥冷，宜乌梅丸清上温下、安蛔止痛。肺热脾寒，正虚阳郁，见寸脉沉而迟，手足厥逆，下部脉不至，喉咽不利，唾脓血，泄利不止者，宜麻黄升麻汤发越郁阳、清上温下。

第三节　常用药物

一、温里药

附　子

为毛茛科植物乌头子根的加工品。主产于四川、湖北、湖南等地。6月下旬至8月上旬采挖，除去母根、须根及泥沙，习称"泥附子"，加工成为盐附子、黑附片（黑顺片）、白附片、淡附片、炮附片等，以黑顺片为优。

【性味归经】辛、甘，大热；有毒。归心、肾、脾经。

【功效】回阳救逆，补火助阳，散寒止痛。

【应用】

1. 用于亡阳证。附子辛而大热，纯阳燥烈，其性善走，内彻外达，上能助心阳以通心脉，中能温脾阳以散寒，下能补肾阳以益火，被称为"回阳救逆第一品药""果有真寒，无所不治"。常配伍干姜、甘草同用，治疗阳气衰微、阴寒内盛，或大汗、大吐、大泻所致的四肢厥逆、下利清谷、脉微欲绝的亡阳证，以回阳救逆，挽救散失之元阳，如四逆汤；若治久病气虚欲脱或大失血阳气暴脱证，常配伍人参同用，如参附汤。

2. 用于虚寒性的阳痿不举、宫寒不孕、脘腹冷痛、泄泻水肿等证。本品辛甘而温煦，其纯阳之体有峻补元气、益火消阴的作用。治疗肾阳不足、命门火衰所致阳痿宫冷、腰膝酸冷、夜尿频多，常与桂枝、山茱萸、熟地黄等配伍，如肾气丸；治疗脾肾阳虚、寒湿内盛的脘腹冷痛、大便溏泄等，常配党参、白术、干姜，如附子理中丸；治疗脾肾阳虚之阴寒水肿、小便不利，可配白术、茯苓、生姜，如真武汤；治疗脾阳不足、寒湿内阻的阴黄证，配茵陈、白术、干姜，如茵陈附子散；治疗阳虚感寒之表证，配麻黄、细辛等，如麻黄附子细辛汤。

3. 用于寒湿痹痛。本品辛散温通，有较强的温经除湿、散寒止痛作用，治疗风寒湿痹所致的周身疼痛，遇寒加剧者，每多与桂枝、白术、甘草等配伍，如甘草附子汤。

此外，附子及其制剂现代还用于治疗肾盂肾炎、慢性尿毒症、休克、低血压、急性心肌梗死、病态窦房结综合征、胃下垂、遗尿、窦性心动过缓及心肌炎等。

【用法用量】煎服，3~15g，宜先煎30~60分钟，煎至口尝无麻辣感为度，再加入其他药共煎。

【使用注意】本品有毒，内服必须使用炮制品，并应准确用量。孕妇禁用。不宜与半夏、瓜蒌、贝母、白蔹、白及等同用。

肉 桂

为樟科植物肉桂的干燥树皮。主产于广东、广西、海南、云南等地，以广西产者奉为道地药材。多于秋季剥取，刮去栓皮，阴干。生用。

【性味归经】辛、甘，大热。归肾、脾、心、肝经。

【功效】补火助阳，引火归原，散寒止痛，活血通经。

【应用】

1. 用于肾阳衰弱的阳痿宫冷、虚喘心悸等。肉桂辛、甘，大热，具纯阳之性，长于补火助阳，为治命门火衰之要药，凡阳气虚衰、阴寒里盛诸证，皆可用之。治疗肾阳不足、命门火衰所致阳痿宫冷、腰膝冷痛、夜尿频多、滑精遗尿等，多配伍附子、熟地黄、山茱萸等，如肾气丸；若用治下元虚衰、虚阳上浮的面赤、虚喘、汗出、心悸、失眠、脉微弱者，本品能引火归原，常与山茱萸、五味子、人参、牡蛎等同用。

2. 用于心腹冷痛、寒疝作痛等。本品甘热助阳以补虚，辛热散寒以止痛。治疗脾胃虚寒的脘腹冷痛，可单品研末，用酒煎服；或配干姜、高良姜、荜茇等同用。若治脾肾阳虚的腹痛呕吐、四肢厥冷、大便溏泄，常配伍附子、人参、干姜等，如桂附理中丸。若治寒疝腹痛，配橘核、小茴香等，如橘核丸。

3. 用于寒痹腰痛、胸痹、阴疽。本品辛散温通，能引导阳气，宣通血脉，散寒止痛，故凡寒邪凝滞、血脉不通之寒痹、胸痹以及血瘀诸证，亦可用之。治疗寒痹腰痛，配独活、桑寄生、杜仲等，如独活寄生汤；若治胸阳不振之胸痹心痛，多配附子、干姜、川椒等；若治阳虚寒凝之阴疽，常配伍鹿角胶、炮姜、麻黄等，如阳和汤。

4. 用于闭经、痛经。本品辛温宣通，温经通脉，治疗冲任虚寒、寒凝血滞之经闭、痛经，常配伍当归、川芎、小茴香等，如少腹逐瘀汤。

此外，久病体虚气血不足者，可在补益气血的方剂中适量加入肉桂，达到温化阳气、鼓舞气血生长的作用，如十全大补汤。肉桂及其制剂现代还用于治疗小儿泄泻、风湿性脊柱炎、类风湿性脊柱炎、银屑病、荨麻疹、支气管哮喘及冻疮等。

【用法用量】煎服，1~4.5g，宜后下；研末冲服，每次1~2g。

【使用注意】有出血倾向者及孕妇慎用；不宜与赤石脂同用。

干　姜

为姜科植物姜的干燥根茎。主产于四川、广东、广西、湖北、贵州、福建等地，均系栽培。冬季采挖，除去须根及泥沙，晒干或低温干燥。生用。

【性味归经】辛，热。归脾、胃、肾、心、肺经。

【功效】温中散寒，回阳通脉，燥湿消痰。

【应用】

1. 用于脾胃寒证之脘腹冷痛、寒性呕吐、冷泻等。干姜辛热燥烈，主入脾胃经而长于温中祛寒、健运脾阳。治疗胃寒呕吐之脘腹冷痛，每与高良姜配用，如二姜丸；若治脾胃虚寒之脘腹冷痛、呕吐泄泻，常配伍党参、白术等，如理中丸。

2. 用于亡阳证。本品辛热无毒，既善除里寒，又回阳通脉。治疗亡阳欲脱，阴寒内盛所致四肢厥逆、脉微欲绝者，每与附子相须为用，如四逆汤。

3. 用于痰饮咳喘证。本品辛热，入肺经，善于温肺化饮，治疗肺寒痰饮所致咳嗽气喘、形寒背冷、痰多清稀者，常配伍细辛、五味子、麻黄等，如小青龙汤、苓甘五味姜辛汤。

【用法用量】煎服，3~9g；或入丸、散。

【使用注意】孕妇慎用；阴虚内热、血热妄行者忌用。

高良姜

为姜科植物高良姜的干燥根茎。主产于广东、广西等地。夏末初秋采挖，除去根须及残留鳞片，洗净，切段，晒干。生用。

【性味归经】辛，热。归脾、胃经。

【功效】温胃散寒，消食止痛。

【应用】

1. 用于脘腹冷痛。高良姜味辛性热，归脾、胃经，长于温暖中焦而散寒止痛，为治疗胃寒脘腹冷痛的常用药。治疗脾胃中寒之脘腹冷痛，每与炮姜相须为用，如二姜丸；或配伍干姜相须为用。若治胃寒肝郁所致脘腹胀痛，多配伍香附同用，如良附丸。

2. 用于胃寒呕吐证。本品有温散寒邪、和胃止呕之功，常配伍半夏、生姜等药治疗胃寒呕吐清水；若治虚寒呕吐，则配伍党参、茯苓、白术等同用。

此外，高良姜现代还用于治疗消化道肿瘤致胸脘疼痛、呕吐清水、呃逆噫气者，常配伍丁香、刀豆等同用，又用于治疗急性胃肠炎、胸胁胀痛及卡他性鼻炎等。

【用法用量】煎服，3~6g；研末服，每次3g。

【使用注意】肝胃郁火所致胃痛、呕吐忌用。

草果

为姜科植物草果的干燥成熟果实。主产于云南、广西、贵州等地。秋季果实成熟时采收，除去杂质，晒干或低温干燥。将原药炒至焦黄色并微鼓起，捣碎取仁用；或将净草果仁姜汁微炒用。

【性味归经】辛，温。归脾、胃经。

【功效】燥湿温中，除痰截疟。

【应用】

1. 用于寒湿阻中所致的脘腹胀痛、呕吐泄泻、舌苔浊腻。草果辛温燥湿、温中散寒强于草豆蔻，尤宜于寒湿盛者，常配砂仁、厚朴、苍术等同用。

2. 用于疟疾。本品芳香辟浊，散寒燥湿，除痰截疟。治疗寒湿疟疾，配常山、知母等，如常山饮；若治疗山岚瘴气，秽浊湿邪所致的瘴疟，常配柴胡、黄芩、槟榔、知母等同用。

【用法用量】煎服，3~6g。去壳取仁捣碎用。

吴茱萸

为芸香科植物吴茱萸、石虎或疏毛吴茱萸将近成熟的干燥果实。主产于贵州、广西、湖南、浙江、四川等地。8~11月果实尚未开裂时采收。剪下果枝，晒干或低温干燥，除去枝、叶、果梗等杂质。生用或制用。

【性味归经】辛、苦，热；有小毒。归肝、脾、胃、肾经。

【功效】散寒止痛，降逆止呕，助阳止泻。

【应用】

1. 用于寒滞肝脉诸痛证。吴茱萸辛散温通，入肝经，既散肝经之寒邪，又解肝气之郁滞，为治肝寒气滞诸痛的要药。治疗寒疝腹痛，常配小茴香、川楝子、木香等，如导气汤。治厥阴颠顶头痛，常配伍人参、生姜等，如吴茱萸汤。治冲任虚寒、瘀血阻滞之痛经，可单用研末吞服或醋调外贴子宫穴；或配桂枝、当归、川芎等，如温经汤。若治寒湿脚气肿痛，或上冲入腹，配木瓜、苏叶、槟榔等同用，如鸡鸣散。

2. 用于胃寒呕吐证。本品辛热苦降，入脾胃经，能温中散寒、降逆止呕。治疗中焦虚寒之脘腹冷痛，呕吐泛酸，配人参、生姜等，如吴茱萸汤；若治外寒内侵、胃失和降之呕吐，配半夏、生姜等同用；治肝胃不和之呕吐，可配伍黄连，如左金丸。

3. 用于虚寒泄泻。本品能温脾暖肾、助阳止泻，是治疗脾肾阳虚所致五更泄泻的常用药，配伍补骨脂、肉豆蔻、五味子同用，如四神丸。

此外，以本品研末调醋外敷足心之涌泉穴，可以引火下行，治疗口疮，并用此治高血压。吴茱萸及其制剂现代还用于治疗溃疡性口腔炎、小儿腹泻、呃逆、流行性腮腺炎、浅表性胃炎、神经性皮炎及黄水疮等。

【用法用量】煎服，1.5～4.5g；外用适量。

【使用注意】本品辛热燥烈，易耗气动火，不宜多用、久服；阴虚内热者忌用。

川　椒

为芸香科植物花椒或青椒的干燥成熟果皮。我国大部分地区均有分布，主产于四川者，因其质优，被奉为道地药材。秋季采收成熟果实，晒干，除去种子和杂质。生用或炒用。

【性味归经】辛，温。归脾、胃、肾经。

【功效】温中止痛，杀虫止痒。

【应用】

1. 用于中寒腹痛，寒湿吐泻。花椒味辛，性热，善除冷气，长于温中止痛、散寒除湿。治疗寒邪直中所致胃脘疼痛、呕吐，配生姜、白豆蔻等；若治脾胃虚寒之脘腹冷痛、呕吐、泄泻，配干姜、人参等，如大建中汤；治寒湿困中之腹痛吐泻，配苍术、砂仁、草豆蔻等。

2. 用于虫积腹痛。本品有杀虫驱蛔作用，为杀虫止痛的要药。治疗虫积腹痛轻证，配乌梅、使君子、榧子；治蛔厥所致手足厥冷、烦闷吐蛔，常与乌梅、干姜、黄柏等药物配伍，如乌梅丸。治疗小儿蛲虫病，可单用本品煎液或配百部同煎，做保留灌肠。

3. 用于湿疹瘙痒、妇女阴痒。本品有杀虫止痒之功，可单用，水煎外洗。

【用法用量】煎服，3～6g。外用适量，煎汤熏洗。

【使用注意】孕妇慎用。

小茴香

为伞形科植物茴香的干燥成熟果实。全国各地均有栽培。秋季果实成熟时采割植株，晒干，打下果实，除去杂质。生用或盐水炙用。

【性味归经】辛，温。归肝、肾、脾、胃经。

【功效】散寒止痛，理气和胃。

【应用】

1. 用于寒疝腹痛、睾丸胀痛、少腹冷痛、痛经。小茴香味辛性温，归肝、肾经，长于温散肝经寒邪而止痛，是治疗寒疝的常用药。治疗寒疝腹痛，常配乌药、青皮、高良姜等，如天台乌药散；也可以本品炒热，布裹温熨腹部。治肝气郁滞之睾丸偏坠胀痛，配橘核、荔枝核等。若治肝经受寒少腹冷痛，或冲任虚寒痛经，配当归、肉桂等。

2. 用于中焦虚寒气滞证。本品气味芳香，能散中焦之寒而理气止痛。治疗胃寒气滞之脘腹胀痛，配高良姜、香附、乌药等。治脾胃虚寒之脘腹胀痛、呕吐食少，配白术、陈皮、生姜等；治气逆呕吐，配半夏、生姜、吴茱萸等。

3. 用于肾虚腰痛。本品能温肾暖腰，常配杜仲、续断、狗脊等同用，治疗肾虚腰痛；若配菟丝子、山药、青盐等，治疗肾虚腰膝无力，如青盐丸。

【用法用量】煎服，3～6g。外用适量。

【使用注意】阴虚火旺者禁用。

丁　香

为桃金娘科植物丁香的干燥花蕾。主产于坦桑尼亚、马来西亚、印度尼西亚等地。我国主产于广东、海南岛等地，广西亦产。当花蕾由绿转红时采摘，晒干。生用。

【性味归经】辛，温。归脾、胃、肺、肾经。

【功效】温中降逆，补肾助阳。

【应用】

1. 用于胃寒呕吐、呃逆。丁香性温而辛，具有温中散寒、降逆止呕止呃之功，是治疗胃寒呕吐呃逆的要药。治疗虚寒呃逆，常配伍柿蒂、党参、生姜，如丁香柿蒂汤；若治疗胃寒呕吐，与生姜、半夏同用；若治疗脾胃虚寒的吐泻、食少，配伍白术、砂仁同用，如丁香散。

2. 用于胃寒脘腹冷痛。本品辛温，散中焦之寒而止痛，常配伍延胡索、五灵脂等同用。

3. 用于肾虚阳痿、宫寒。本品温而入肾，直走下焦而温肾助阳，配附子、肉桂、淫羊藿等同用。

此外，丁香现代还用于治疗呃逆、麻痹性肠梗阻、偏头痛、胃炎、膈肌痉挛、青光眼、急性黄疸型肝炎、妊娠呕吐及细菌性痢疾等。

【用法用量】煎服，1~3g。

【使用注意】热病及阴虚内热者禁服。不宜与郁金同用。

艾　叶

为菊科植物艾的干燥或新鲜叶。全国大部分地区均产，以湖北蕲州产者为佳。春季花未开时采摘，除去杂质，晒干。生用或炒炭用。捣绒为艾绒，可制成艾条，是灸法的主要用料。

【性味归经】辛、甘，温；有小毒。归肝、脾、肾经。

【功效】温经止血，散寒止痛。

【应用】

1. 用于虚寒性出血。艾叶性温味甘，能暖脾肾而温通经脉，是温经止血的要药。治疗虚寒崩漏下血，常配阿胶、地黄同用，如胶艾汤；若治疗血热妄行的衄血、咯血，配生地黄、生侧柏叶等，如四生丸。

2. 用于下焦虚寒，腹中冷痛、痛经、宫冷不孕等。艾叶性温，入肝肾经，能温肾暖宫。治疗痛经、月经不调、宫冷不孕，常配当归、香附、肉桂等，如艾附暖宫丸；若治胎漏下血，胎动不安，常配川续断、桑寄生等同用。

此外，艾叶还用于湿疹瘙痒、疥癣，常用鲜品煎汤熏洗；治痹证疼痛，可用艾灸相关穴位或患部。现代，还用于治疗慢性支气管炎、功能性子宫出血、胃溃疡出血、产后出血、先兆流产出血、过敏性鼻炎、过敏性皮炎、药物过敏、婴幼儿腹泻和细菌性痢疾等。

【用法用量】煎服，3～19g。外用适量，灸治；或熏洗。温经止血多炒炭用，治疗热性出血多生用。

荜 茇

为胡椒科植物荜茇的干燥近成熟或成熟果穗。主产于海南、云南、广东等地。果穗由绿变黑时采收，除去杂质，晒干。生用。

【性味归经】辛，热。归胃、大肠经。

【功效】温中散寒，下气止痛。

【应用】

1. 用于胃寒脘腹冷痛、呕吐、泻泄、呃逆。荜茇辛热，善走胃肠，能温散寒邪、降逆止呃。治疗胃寒所致脘腹冷痛、呕吐、泄泻、呃逆，可单用，或配干姜、厚朴、附子等。若治脾胃虚寒所致腹痛冷泻，配白术、干姜、肉豆蔻等，以健脾温中止泻。

2. 用于偏头痛、牙痛、龋齿疼痛。本品辛、热，属阳，具升浮之性，能上行而散寒邪、止痛。内服可与细辛、升麻、大黄合用，治疗寒邪外侵、火郁于内所致偏头痛、牙痛等；外用可与胡椒研末，填塞龋齿孔中，治疗龋齿疼痛；或用单品为末搐鼻，治疗偏头痛、鼻渊鼻塞等。

此外，荜茇现代还用于治疗冠心病心绞痛，常配冰片、檀香、细辛等合用。

【用法用量】煎服，1.5～3g。外用适量，研末塞龋齿孔中。

【使用注意】阴虚火旺者忌用。

荜澄茄

为樟科植物山鸡椒的干燥成熟果实。主产于广西、广东、四川、贵州、湖南、湖北等地。秋季果实成熟时采收，晒干。生用。

【性味归经】辛，温。归脾、胃、肾、膀胱经。

【功效】温中散寒，行气止痛。

【应用】

1. 用于胃寒脘腹冷痛、呕吐、呃逆。荜澄茄主入脾、胃经，既温中散寒、又下气止痛，功似荜茇而药力稍缓，可以单用；或配高良姜、丁香、厚朴等。

2. 用于寒疝腹痛。本品兼入肾、膀胱经，能温肾散寒以暖下焦，又助膀胱气化。治疗寒疝腹痛，配吴茱萸、香附、木香等；若治下焦虚寒之小便不利或寒湿郁滞之小便浑浊，配萆薢、茯苓、乌药等，尤对小儿寒证小便不利有效。

此外，荜澄茄能预防暑热发痧，用荜澄茄5g，水煎服，每日3次。现代，还用于治疗单纯性消化不良、风寒感冒、胃痛、慢性支气管炎及阿米巴痢疾等。

【用法用量】煎服，1.5~3g。

【使用注意】阴虚火旺者、热证均忌用。

胡 椒

为胡椒科植物胡椒的干燥近成熟或成熟果实。主产于海南、广东、广西、云南等地。秋末至次春果实呈暗绿色时采收，晒干，为黑胡椒；果实变红时采收，水浸，擦去果肉，晒干，为白胡椒。生用，用时打碎。

【性味归经】辛，热。归胃、大肠经。

【功效】温中散寒，下气，消痰。

【应用】

1. 用于胃寒脘腹冷痛、呕吐、泻泄。胡椒辛热，善温胃肠，具有温中散寒止痛之功。治疗胃肠中寒之脘腹疼痛、呕吐，可单用研末入猪肚中炖服；或配高良姜、荜茇等。若治脾胃虚寒之泄泻，配吴茱萸、白术等同用；亦可单味研末敷贴脐部。

2. 用于癫痫证。本品能下气消痰，治疗痰气郁滞、蒙蔽清窍的癫痫痰多，配荜茇等分为末，吞服；或将胡椒置于萝卜中阴干，研末服用。

此外，本品常用作调味品，有开胃促消化的作用。

【用法用量】煎服，2～4g；研末吞服，每次0.6～1.5g。外用适量。

【使用注意】热证、阴虚火旺禁用；孕妇慎用。

二、理气药

橘 皮

为芸香科植物橘及其栽培变种的干燥成熟果皮。药材分为"陈皮"和"广陈皮"。主产于广东、福建、四川、浙江、江西等地。采摘成熟果实，剥取果皮，晒干或低温干燥。生用。本品以陈年久放者入药效佳，故称陈皮、贵老。

【性味归经】辛、苦，温。归脾、肺经。

【功效】理气健脾，燥湿化痰。

【应用】

1. 用于脾胃气滞证。陈皮味辛以行气滞，味苦以降气逆，入脾经，具有芳香温通、行气健脾之功。治疗寒湿中阻，脾胃气滞所致脘腹胀痛、恶心呕吐、泄泻者，常配伍苍术、厚朴等，如平胃散；若治脾虚气滞所致腹痛喜按、不思饮食、食后腹胀者，常配伍党参、白术、茯苓等，如异功散；若脾胃气滞较甚而脘腹胀痛较剧者，可加配木香、枳实等同用，以助行气止痛。

2. 用于湿痰或寒痰咳嗽。本品苦味燥湿，温而不峻，入肺

经；其辛散苦燥，宣肺利气健脾，有助于除湿化痰，故为治痰要
药。治疗湿痰咳嗽，配半夏、茯苓等，如二陈汤；若治疗寒痰咳
嗽，配干姜、细辛、五味子等同用。用本品单味煎水饮可治痰膈
气胀。

此外，陈皮及其制剂现代还用于治疗百日咳、呕吐、呃逆、
急性乳腺炎、胆石症及溃疡性结肠炎等。

【用法用量】煎服，3~9g。

【使用注意】阴虚燥咳及有咯血者均慎用。

木 香

为菊科植物木香的干燥根。木香产于印度、缅甸者，称为
"广木香"；在云南、广西等地引种者，称为"云木香"。秋、冬
二季采收，除去泥沙及根须，切段，大的再纵剖成瓣，干燥后摘
取粗皮。生用或煨用。

【性味归经】辛、苦，温。归脾、胃、大肠、三焦、胆经。

【功效】行气止痛，健脾消食。

【应用】

1. 用于脾胃气滞证。木香辛行苦泄温通，芳香而燥，可升可
降，以行脾胃气滞、行气止痛见长。治疗脾胃气滞之脘腹胀痛，
配陈皮、砂仁、檀香等；若治脾虚气滞所致脘腹胀满，食少便
溏，配党参、白术、陈皮等，如香砂六君子汤。

2. 用于泻痢里急后重。本品辛行苦降，善行胃肠之气，为治
湿热泻痢、里急后重之要药。常配伍黄连使用，如香连丸、芍药
汤。治疗饮食积滞所致的脘腹胀痛，大便秘结或泻痢不爽，可配
伍槟榔、青皮、大黄等，如木香槟榔丸。

3. 用于腹痛、胁痛、黄疸。本品行气健脾，兼疏理肝胆。治
疗脾失健运，肝失疏泄而致湿热郁蒸、气机阻滞的腹痛、胁痛、
黄疸，可配郁金、大黄、茵陈等同用。

此外，本品常用于补益方剂中以疏通气机，以免补益药物滋
腻脾胃后天之本，收到补而不滞的效果。现代还用于治疗胆结石

和胆绞痛等。

【用法用量】煎服，1.5～6g。生用行气力强；煨用行气力缓，能实肠止泻。

【使用注意】阴虚津亏火旺者慎用。

乌 药

为樟科植物乌药的干燥块根。主产于浙江、安徽、江西、陕西等地。全年均可采挖，除去细根，洗净，趁鲜切片，晒干；或直接干燥。生用或麸炒用。

【性味归经】辛，温。归肺、脾、肾、膀胱经。

【功效】顺气止痛，温肾散寒。

【应用】

1. 用于寒凝气滞所致胸腹诸痛证。乌药辛开温通，上走肺与脾，下达肾与膀胱，有行气散寒止痛之功。治疗胸胁胀痛，配伍薤白、瓜蒌皮、延胡索等；若治脘腹胀痛，可配伍香附、木香、陈皮等同用；若治寒疝腹痛，配小茴香、青皮、高良姜等，如天台乌药散；治寒凝痛经，配当归、香附、木香等。

2. 用于尿频、遗尿。本品入肾与膀胱，有温阳散寒、缩尿止遗之效。治肾阳不足、膀胱虚冷不摄之小便频数、小儿遗尿，常配伍益智仁、山药等，如缩泉丸。

【用法用量】煎服，3～9g。

【使用注意】气血虚而内热者，虽有气滞，亦当慎用。

薤 白

为百合科植物小根蒜或薤的干燥鳞茎。主产于江苏、浙江等地，全国各地均有分布。夏、秋二季采挖，洗净，除去须根，蒸透或置沸水中烫透，晒干。生用。

【性味归经】辛、苦，温。归肺、胃、大肠经。

【功效】通阳散结，行气导滞。

【应用】

1. 用于胸痹证。薤白辛散苦降，温通滑利，长于散阴寒之结，能宣通胸中之阳气，为治胸痹要药。治疗寒痰阻滞之胸痹证，每配瓜蒌、半夏、枳实等，如枳实薤白桂枝汤等系列方；治痰瘀夹杂之胸痹，常配丹参、川芎、瓜蒌皮等同用。

2. 用于脘腹痞满胀痛、泻痢后重。本品辛散温通燥湿，在下能行大肠之气滞，有行气导滞、消胀止痛之功。治疗胃肠气滞所致泻痢里急后重，可配伍木香、枳实同用；若治胃寒气滞之脘腹痞满胀痛，则配伍高良姜、砂仁、木香等同用。

【用法用量】 煎服，5～9g。

【使用注意】 气虚胃弱者慎用。

甘 松

为败酱科植物甘松或匙叶甘松的干燥根及根茎。主产于四川、甘肃、青海等地。春、秋二季采挖。除去泥沙及杂质，晒干或阴干。生用。

【性味归经】 辛、甘，温。归脾、胃经。

【功效】 理气止痛，开郁醒脾。

【应用】

1. 用于寒凝气滞的脘腹胀痛、饮食不振。甘松气味芳香，温香行气，是行气止痛、开郁醒脾之佳品，常配伍木香、砂仁、厚朴等同用。

2. 用于思虑伤脾、气机郁滞之胸闷、腹胀、不思饮食。本品善开脾郁、醒脾畅胃，能解郁消胀，多配伍柴胡、香附、白豆蔻等同用。

此外，本品可配荷叶、藁本治疗湿脚气，煎汤洗足，有收湿拔毒之功。单用泡汤漱口可治疗牙痛。现代，还用于治疗胃脘胀痛、十二指肠球部溃疡、神经性胃病、癔症和神经衰弱等。

【用法用量】 煎服，3～6g。外用适量，泡汤漱口；或煎汤洗脚；或研末敷患处。

砂　仁

为姜科植物阳春砂、绿壳砂或海南砂的干燥成熟果实。阳春砂、绿壳砂主产我国广东、广西等地。海南砂主产于广东湛江及海南地区。以阳春砂为优。夏、秋间果实成熟时采收，晒干或低温干燥。用时打碎生用。

【性味归经】辛，温。归脾、胃、肾经。

【功效】化湿开胃，温脾止泻，理气安胎。

【应用】

1. 用于湿阻中焦及脾胃气滞证。砂仁辛温芳香，善化湿、温中、行气，为醒脾开胃之佳品，凡脾胃湿阻、气滞、寒凝、食积之证皆可用。治疗湿阻中焦，腹痛吐泻，常配厚朴、陈皮、枳实等同用；若治脾虚气滞，食少腹胀，配党参、白术、茯苓等，如香砂六君子汤。

2. 用于脾胃虚寒吐泻。本品辛香性温，能化湿行气温脾，调中止呕、止泻，单用研末吞服；或配干姜、附子等。

3. 用于气滞妊娠恶阻及胎动不安。本品能行气和中而止呕、安胎。治疗胎气内阻，妊娠呕逆不能食，单用炒熟研末服，如缩砂散；若治胎动不安，可配人参、黄芪、白术等，如泰山磐石散。

【用法用量】煎服，3~6g，宜后下；或研末吞服。

白豆蔻

为姜科植物白豆蔻或爪哇白豆蔻的干燥成熟果实。主产于柬埔寨、老挝、越南、斯里兰卡等地。我国云南、广东、广西等地亦有栽培。秋季采收，晒干。生用，用时捣碎。

【性味归经】辛，温。归肺、脾、胃经。

【功效】化湿消痞，行气温中，开胃消食。

【应用】

1. 用于湿阻中焦，脾胃气滞。豆蔻辛散温通，既能化中焦湿邪,又能调胃肠气机。治疗湿阻于中、脾胃气滞所致的脘腹胀满、嗳气呃逆、恶心呕吐,配厚朴、苍术、木香等同用。

2. 用于呕吐。本品有行气、温中、止呕作用。治疗胃寒湿阻气滞呕吐,可单用为末服;或配藿香、半夏等同用。治疗小儿胃寒吐乳,配砂仁、甘草同研细末,常掺口中。治疗妊娠恶阻,配竹茹、生姜;或砂仁、紫苏等同用。

3. 用于湿温初起。本品行气化湿,和畅中焦,适当配伍可用于湿温初起。治疗湿邪偏重,胸闷不饥,舌苔浊腻,配滑石、薏苡仁、杏仁等同用,如三仁汤;若热邪偏重,身热不解,苔黄尿赤,配黄芩、滑石等同用,如黄芩滑石汤。

【用法用量】煎服,3~6g,宜后下;或入散剂。

厚 朴

为木兰科植物厚朴凹叶厚朴的干皮、根皮及枝皮。主产于四川、湖北、安徽等地。4~8月剥取,根皮及枝皮直接阴干,干皮置沸水中微煮后,堆置阴湿处,"发汗"至内表面变成紫褐色或棕褐色时,蒸软,取出,卷成筒状,干燥。切丝生用或姜汁制用。

【性味归经】苦、辛,温。归脾、胃、肺、大肠经。

【功效】燥湿消痰,下气除满。

【应用】

1. 用于湿阻中焦证。厚朴苦燥辛散,能燥湿醒脾、行气除胀。治疗湿阻中焦、气机郁滞、脾失健运所致的脘闷腹胀、腹痛、呕逆等证,常配苍术、陈皮等同用,如平胃散。

2. 用于肠胃积滞,腹胀便秘。厚朴长于下气宽中,消积导滞。治疗食积不化,脘腹胀痛,嗳腐吞酸,常配山楂、神曲、麦芽等同用;若积滞较重,脘腹胀痛,大便不通,配枳实、大黄同用,即厚朴三物汤;若热结便秘者,配大黄、芒硝、枳实等同用,即大承气汤。

3. 用于痰饮喘咳。本品能燥湿化痰,下气平喘。治疗素有喘病，因外感风寒而发者，可配桂枝、杏仁等同用，如桂枝加厚朴杏子汤；若治痰涎壅盛，胸闷喘咳者，常配苏子、橘皮等同用，如苏子降气汤。

此外，厚朴现代还用于治疗胃结石、肌强直、肠梗阻及闭经等。

【用法用量】煎服，3~9g。

【使用注意】脾胃气虚，津液不足及孕妇慎用。

沉 香

为瑞香科植物白木香含有树脂的木材。主产于海南、广东、云南等地。全年均可采收，割取含树脂的木材，除去不含树脂的部分，阴干。生用，用时锉末。

【性味归经】辛、苦，微温。归脾、胃、肾经。

【功效】行气止痛，温中止呕，纳气平喘。

【应用】

1. 用于寒凝气滞之胸腹胀痛。沉香辛香性温，善散胸腹阴寒之气，有行气止痛作用。治疗寒凝气滞之胸腹胀痛，常配伍乌药、木香、槟榔合用，如四磨汤；若治脾胃虚寒之脘腹冷痛，常与肉桂、干姜、附子等合用，如沉香桂附丸。

2. 用于胃寒呕吐证。本品味苦沉降，辛温散寒，故能温散胃寒、降逆止呕。治疗寒邪犯胃、胃失和降之呕吐清水，常配伍陈皮、胡椒等使用，如沉香丸；若治胃寒呃逆日久不止，可配伍丁香、柿蒂、豆蔻等同用，如沉丁二香散。

3. 用于虚喘证。本品质重性降，入肾经，能纳气平喘。常用治下元虚冷、肾不纳气所致喘息不止、呼多吸少，每与肉桂、附子等同用，如黑锡丹；治疗上盛下虚的痰饮咳嗽，常配伍苏子、半夏、厚朴等同用，如苏子降气汤。

【用法用量】煎服，1.5~4.5g，宜后下；或磨汁冲服；或入丸散，每次0.5~1g。

【使用注意】阴虚火旺或气虚下陷者慎用。

檀 香

为檀香科植物檀香树干的心材。主产于印度、印度尼西亚，我国海南、广东、云南及台湾等地有栽培。以夏季采收为佳，除去心材，镑成片，或擘碎后入药。生用。

【性味归经】辛，温。归脾、胃、心、肺经。

【功效】行气温中，开胃止痛。

【应用】用于胸痹冷痛，脘腹冷痛，呕吐食少。檀香气味芳香，辛散温通，善调膈上之气，畅脾肺、利胸膈，有理气散寒、调中止痛之效。治疗寒凝气滞之胸腹诸痛，可配伍延胡索、细辛、荜茇等，如宽胸丸。若治胃脘寒痛、呕吐食少，可以本品研末，用干姜汤泡服；或配伍沉香、白豆蔻、砂仁等同用。

此外，檀香现代还用于冠心病的治疗，以檀香 3g，砂仁 5g，丹参 30g，水煎服。

【用法用量】煎服，2~5g，宜后下；或可研末、磨汁冲服。

【使用注意】阴虚火旺者慎用。

香 橼

为芸香科植物枸橼或香圆的干燥成熟果实。主产于浙江、江苏、广东、广西等地。秋季果实成熟时采收，趁鲜切片，晒干；或低温干燥。香圆亦可整个或对剖两瓣后，晒干或低温干燥。生用。

【性味归经】辛、苦、酸，温。归肝、脾、肺经。

【功效】疏肝理气，宽中化痰。

【应用】

1. 用于肝郁胸胁胀痛。功同佛手，但效力略逊。治疗肝气郁滞之胸胁刺痛，常配伍香附、苏梗、当归等同用。

2. 用于脾胃气滞之脘腹胀痛、嗳气吞酸、呕恶食少。香橼辛香苦降，温助气行，能理气宽中。治疗脾胃气滞所致脘腹胀痛、嗳气吞酸、呕恶食少，常配伍木香、砂仁、藿香等同用；若治胃脘痛，可配伍白豆蔻、厚朴花等。

3. 用于湿痰咳嗽。本品长于燥湿化痰止咳，常配伍半夏、生姜、茯苓等，用治湿痰痰气壅滞所致咳嗽痰多证。

【用法用量】煎服，3～9g。

【使用注意】阴虚血燥者禁用。

佛 手

为芸香科植物佛手的干燥果实。主产于广东、福建、云南、四川等地。秋季果实尚未变黄或刚变黄时采收，纵切成薄片，晒干或低温干燥。生用。

【性味归经】辛、苦、酸，温。归肝、脾、肺经。

【功效】疏肝理气，和胃止痛。

【应用】

1. 用于肝郁胸胁胀痛、肝胃气痛证。佛手气味清香，温和不峻，善于疏肝解郁而止痛，可配柴胡、香附、郁金等同用。

2. 用于脾胃气滞证。本品能行气导滞、调和脾胃。治疗脾胃气滞之脘腹痞满、呕恶食少等，配木香、香附、砂仁等同用。

3. 用于久咳痰多、胸闷胁痛。其辛香温燥，能燥湿化痰，治疗脾胃气滞、咳嗽日久不愈，或体虚气滞者，每与丝瓜络、瓜蒌皮、陈皮等配伍使用。

此外，佛手现代还用于治疗食欲不振、慢性胃炎、胃神经痛、慢性气管炎、小儿传染性肝炎及人工流产术后阴道出血等。

【用法用量】煎服，3～9g。

青 皮

为芸香科植物橘及其栽培变种的干燥幼果或未成熟果实的果皮。5～6月收集自落的幼果，晒干，习称"个青皮"；7～8月采收未成熟的果实，纵剖成四瓣至基部，除去瓤瓣，晒干，习称"四花青皮"。主产于广东、福建、四川、浙江、江西等地。生用或醋炙用。

【性味归经】苦、辛，温。归肝、胆、胃经。

【功效】疏肝破气，消积化滞。

【应用】

1. 用于肝气郁滞诸证。青皮辛散温通，苦泄下行，其性峻猛，主入肝胆二经，长于疏肝破气、除坚散结，达到理气止痛之功。治疗肝郁胸胁胀痛，配柴胡、郁金、香附等；若治疗乳房胀痛或结块，配柴胡、浙贝母、橘叶等；若治疗乳痈肿痛，配瓜蒌皮、金银花、蒲公英等；若治疗寒疝疼痛，配乌药、小茴香、木香等，如天台乌药散；若治疗气滞血瘀之久疟痞块、癥瘕积聚等，配三棱、莪术、丹参等。

2. 用于食积腹痛。本品辛行苦降而温通，有消积化滞、和胃降逆、行气止痛作用。治疗食积气滞之脘腹胀痛，多配山楂、神曲、麦芽等；若气滞甚者，配木香、槟榔等。

此外，青皮及其制剂现代还用于治疗休克、阵发性室上性心动过速、肠痉挛、胆绞痛、胆囊炎合并慢性胃炎等。

【用法用量】煎服，3~9g。醋炙后疏肝理气止痛力增强。

【使用注意】气虚者慎用。

香 附

为莎草科植物莎草的干燥根茎。全国大部分地区均产，主产于广东、河南、四川、浙江、山东等地。秋季采挖，燎去毛须，置沸水中略煮或蒸透后晒干；或燎后直接晒干。生用或醋炙用，用时碾碎。

【性味归经】辛、微苦、微甘，平。归肝、脾、三焦经。

【功效】行气解郁，调经止痛。

【应用】

1. 用于气滞胁痛、腹痛。香附味辛行气，苦降甘和，性平，主入肝，为疏理肝气的要药。治疗肝气郁结所致的胁肋胀痛，配柴胡、川芎、枳壳等，如柴胡疏肝散；若治寒凝气滞、肝气犯胃所致胃脘疼痛，配高良姜同用，如良附丸；若治寒疝腹痛，常配伍小茴香、乌药、吴茱萸等。

2. 用于肝郁月经不调、痛经、乳房胀痛。本品能疏肝解郁，调达气血，为妇科调经止痛的要药，被李时珍赞为"气病之总司，女科之主帅"。治疗肝气郁滞所致月经不调、痛经，配柴胡、川芎、当归等；治乳房胀痛，配柴胡、青皮、瓜蒌皮等。

【用法用量】煎服，6~9g。醋炙止痛力增强。

三、芳香开窍药

麝 香

为鹿科动物林麝、马麝或原麝成熟雄体香囊中的干燥分泌物。产于四川、西藏、云南、贵州、陕西等地。野生或饲养。野麝多在冬季至次春猎取，捕获后，割取香囊，阴干，习称"毛壳麝香"；剖开香囊，除去囊壳，习称"麝香仁"。家麝直接从香囊中取出麝香仁，阴干或用干燥器密闭干燥。本品应密闭，避光贮存。生用。

【性味归经】辛，温。归心、脾经。

【功效】开窍醒神，活血通经，消肿止痛。

【应用】

1. 用于闭证神昏。麝香具有辛散温通、芳香气烈、走窜之性，有很强的开窍通闭、醒神回苏作用，为重要的开窍药，最宜闭证神昏，无论寒闭、热闭，用之皆效。治疗温热病热陷心包、神昏痉厥、中风痰厥、小儿惊风等热闭神昏，常配水牛角、牛黄、冰片等同用，如至宝丹、安宫牛黄丸等凉开方剂；若治中风卒昏、中恶胸腹猝痛等寒邪或痰浊阻闭气机，蒙蔽心窍等寒闭神昏，则常配伍苏合香、沉香等，如温开的苏合香丸。

2. 用于疮疡肿毒，咽喉肿痛。本品辛香，行散走窜，善于活血散瘀，能消肿止痛，内服外用均可取效。治疗疮疡肿毒，常配乳香、雄黄、没药等同用，如醒消丸；若治咽喉肿痛，常配牛黄、蟾酥等，以清热解毒、消肿止痛，如六神丸。

3. 用于血瘀经闭、癥瘕、心腹暴痛、跌打损伤及痹证等。本品辛散温通，芳香走窜，能行血分之瘀滞而散结通经、消肿止痛。治疗经闭、癥瘕，常配桃仁、红花、川芎等，以活血散结，如通窍活血汤；若治心腹暴痛，常配木香、桃仁等，以行气活血，如麝香汤；若治跌打损伤、骨折疼痛，常配没药、乳香、红花等，以活血疗伤，如八厘散；若治痹证疼痛，顽固难愈者，配独活、威灵仙、桑寄生等，以祛风湿止痛。

4. 用于难产、死胎、胞衣不下。本品活血通经，能催生下胎，常配肉桂，即香桂散。此外，麝香及其制剂现代还用于治疗冠心病心绞痛、血管神经性头痛、恶性肿瘤、慢性前列腺炎、慢性肝炎及早期肝硬化、支气管哮喘、外伤疼痛和白癜风等；还用于避孕。

【用法用量】入丸、散，每次 0.03～0.1g。外用适量。不宜入煎剂。

【使用注意】孕妇及脱证禁用。

苏合香

为金缕梅科植物苏合香树的树干渗出的树脂经加工精制而成。主产于非洲、印度及土耳其等地，我国广西有栽培。成品应置阴凉处，密闭保存。研末生用。

【性味归经】辛，温。归心、脾经。

【功效】开窍，辟秽，止痛。

【应用】

1. 用于寒闭神昏。苏合香辛香气烈，能开窍醒神，性温而长于温通，气味芳香而辟秽。治疗中风痰厥、惊痫等因寒邪、痰浊内闭者，常配伍麝香、丁香、安息香等，如苏合香丸。

2. 用于胸腹冷痛满闷。本品辛开温通，芳香辟秽，开郁化浊，可达止痛之效。治疗痰浊、血瘀，或寒凝气滞所致的胸脘痞满、冷痛等，常配冰片、檀香等同用，如冠心苏合丸。

此外，苏合香及其制剂现代还用于治疗冠心病心绞痛、疥疮和冻疮等。

【用法用量】入丸、散，每次 0.3~1g。

石菖蒲

为天南星科植物石菖蒲的干燥根茎，我国长江流域以南各省均有分布，主产于四川、浙江、江苏等地。秋、冬二季采挖，除去须根及泥沙。晒干。生用或鲜用。

【性味归经】辛、苦，温。归心、胃经。

【功效】开窍豁痰，醒神益智，化湿和胃。

【应用】

1. 用于痰湿蒙蔽清窍之神志昏迷，以及健忘、耳鸣。石菖蒲辛开苦燥温通，芳香走窜，既能芳香开窍、宁心安神，又能豁痰、醒神健脑。治疗痰湿、秽浊蒙蔽清窍所致的神志昏乱，或有发热、谵语者，常配郁金、半夏等同用；若湿浊蒙蔽清阳而致头晕、嗜睡、健忘、耳鸣、耳聋等，常配茯苓、远志、龙骨等同用，如安神定志丸；治疗痰热癫痫抽搐，配枳实、竹茹、黄连等同用，如清心温胆汤。

2. 用于湿阻中焦所致的脘腹胀闷，或疼痛、不思饮食。石菖蒲芳香化湿和胃，开宣中焦气机，并温助脾阳，以醒脾开胃消胀。治疗湿浊中阻的脘闷腹胀、纳呆，配砂仁、厚朴、苍术等同用；若治湿热毒盛的噤口痢，常配茯苓、石莲子、黄连等，如开噤散。此外，石菖蒲及其制剂现代还用于治疗风湿病、痈疽疥癣、跌打损伤、癫痫、肺性脑病、慢性支气管炎、小儿肺炎及支气管炎等。

【用法用量】煎服，3~9g；鲜品加倍。外用适量。

四、祛风湿药

白花蛇

为眼镜蛇科动物银环蛇的干燥幼体。主产于湖北、浙江、江西、福建等地。现多为人工喂养。夏、秋二季捕捉，剖开蛇腹，除去内脏，擦净血迹，用乙醇浸泡处理后，盘成圆形，用竹签固定，干燥。生用。

【性味归经】甘、咸，温；有毒。归肝经。

【功效】祛风，通络，止痉。

【应用】

1. 用于风湿顽痹、中风偏瘫。白花蛇性善走窜，为祛风通络要药。治疗风湿顽痹，肢体麻木，筋脉拘挛，配羌活、独活、防风、当归等同用，如白花蛇酒；若治中风半身不遂，口眼歪斜，配天麻、黄芪、当归等同用。

2. 用于小儿惊风、破伤风。本品能祛风止痉。治疗小儿急惊风，高热惊厥，四肢抽搐，配钩藤、天竺黄等同用；若治破伤风，项背强直，角弓反张，配乌梢蛇、蜈蚣同研末，煎酒调服，如定命散。

3. 用于麻风、疥癣、皮肤瘙痒等。本品祛风力强，并以毒攻毒，兼能止痒。治疗麻风眉毛脱落，皮肤瘙痒，配乌梢蛇、雄黄、大黄等，如驱风散；若治疥癣，配荆芥、防风、天麻等同用。

【用量用法】煎服或浸酒，3～4.5g；研末服，每次1～1.5g。

【使用注意】阴虚内热、血虚生风及孕妇忌用。

威 灵 仙

为毛茛科植物威灵仙棉团铁线莲或东北铁线莲的干燥根及根茎。前一种主产于江苏、安徽、浙江等地，应用较广；后两种部分地区应用。秋季采挖，除去泥沙，晒干。生用。

【性味归经】辛、咸，温。归膀胱经。

【功效】祛风除湿，通经止痛。

【应用】

1. 用于风湿痹痛。威灵仙辛散温通，性善走窜，通行十二经络，既能外祛风湿，又能通经止痹痛，为治风湿痹痛要药，治疗游走性关节疼痛尤为适宜，常单用为末，温酒调服；也可配当归、桂心为丸服，如神应丸。

2. 用于骨鲠咽喉。本品味咸，有软坚消骨鲠作用，可单用；或加砂糖、醋煎汤，慢慢咽下，一般可使骨鲠症状减轻。淋巴结核及跟骨骨刺引起的足跟疼痛等。

【用法用量】煎服，6～9g。治骨鲠可用 15～30g。

【使用注意】体虚者慎服。此外，威灵仙现代还用于治疗胆石症、急性乳腺炎等。

五 加 皮

为五加科植物细柱五加的干燥根皮。主产于湖北、河南、安徽、浙江等地。夏、秋二季采挖根部，洗净，剥取根皮，晒干。生用。

【性味归经】辛、苦，温。归肝、肾经。

【功效】祛风湿，补肝肾，强筋骨。

【应用】

1. 用于风湿痹痛。五加皮辛散苦泄，可祛风湿，通经络。治疗风湿痹痛，筋脉拘挛，屈伸不利，可单用浸酒；或配木瓜、松节同用，如《沈氏尊生书》五加皮散。

2. 用于筋骨痿软、小儿行迟等。本品能补肝肾，强筋骨。治疗肝肾不足所致的腰膝酸软，下肢痿弱，配牛膝、杜仲、续断等同用；若治小儿先天不足，发育迟缓，筋骨痿弱而行迟，可配龟甲、牛膝、木瓜等同用，如《保婴撮要》五加皮散。

3. 用于水肿，小便不利。本品有利尿作用，常配茯苓皮、陈皮、大腹皮等同用，如五皮饮。

【用法用量】煎服，4.5～9g。

徐 长 卿

为萝藦科植物徐长卿的干燥根及根茎。全国大部分地区有分布，主产于江苏、安徽、河北、湖南等地。秋季采挖，除去泥沙，阴干。生用。

【性味归经】辛，温。归肝、胃经。

【功效】祛风，化湿，止痛，止痒。

【应用】

1. 用于风湿痹痛、腰痛、跌打损伤疼痛、脘腹痛、牙痛等。徐长卿辛散温通，既外散祛风，又通行经络，故有较好的祛风止痛作用，广泛地用于风湿、寒凝、气滞、血瘀所致的各种疼痛。近年来也用以缓解癌肿疼痛及手术后疼痛。可单味应用；或随症配伍有关的药物同用。

2. 用于湿疹、风疹、顽癣等皮肤病。本品有祛风止痒作用，单用内服；或煎汤外洗；或配苦参、地肤子、白鲜皮等同用。

此外，徐长卿还能治毒蛇咬伤，与半边莲、七叶一枝花同用。其制剂现代还用于治疗多种疼痛、慢性支气管炎、失眠和慢性胃炎等。

【用法用量】煎服，3~12g；散剂，1.5~3g。入汤剂不宜久煎。

木　瓜

为蔷薇科植物贴梗海棠的干燥成熟果实。主产于安徽、浙江、四川、湖北等地。安徽宣城所产"宣木瓜"，质量最优。夏、秋二季果实绿黄时采摘，置沸水中烫至外皮灰白色，对半纵剖，晒干。生用。

【性味归经】酸，温。归肝、脾经。

【功效】平肝舒筋，化湿和胃。

【应用】

1. 用于风湿痹痛，筋脉拘挛，脚气水肿。木瓜味酸入肝，能舒筋活络，性温除湿，为治风湿痹痛常用。治疗湿痹证，腰膝酸重疼痛，关节不利，配独活、五加皮等同用；若治筋急项强，不可转侧，配乳香、没药、生地黄等同用，如木瓜煎。治脚气水肿，冲心烦闷，可配吴茱萸、槟榔等同用，如鸡鸣散。

2. 用于吐泻转筋。木瓜性温化湿，入脾经，能化湿和中，缓急舒筋。治疗湿浊中阻，升降失常所致呕吐泄泻、腹痛转筋，配蚕砂、吴茱萸、黄连等同用，如蚕矢汤。

此外，木瓜现代还用于治疗消化不良、病毒性肝炎、细菌性痢疾、疟疾、肠粘连梗阻及脚癣等。

【用法用量】煎服，6~9g。

【使用注意】胃酸过多者不宜用，湿热淋证慎服。

另外，外用药硫黄亦是中药大热之品，故列入讨论。

硫 黄

为自然元素类矿物硫族自然硫。主产于内蒙古、陕西、四川、河南、山西、山东等地。全年可采，采挖后，加热熔化，除去杂质。生硫黄仅供外用；若内服，需与豆腐同煮至豆腐变为黑绿色为度，取出漂净，阴干。用时研末。

【性味归经】酸，温；有毒。归肾、大肠经。

【功效】补火壮阳通便，解毒杀虫疗疮。

【应用】

1. 用于肾虚阳痿，寒喘，或心腹冷痛。硫黄内服有补火助阳功效。治疗肾虚阳痿，或尿频、腰膝冷痛等，常与鹿茸、补骨脂配伍；若治肾不纳气，虚喘冷哮，配鹿茸、蛤蚧、补骨脂等；若治阳虚寒盛之心腹冷痛，疝气腹痛，常配丁香、胡椒等，以温阳散寒止痛；若治虚寒久泻，配人参、白术等同用；治疗老人虚冷便秘，配半夏同用。

2. 用于疥疮、顽癣、湿疹瘙痒。本品外用，有解毒杀虫止痒功效，尤治疥疮有效。治疥疮，硫黄配油胡桃及水银少许，如臭灵丹。治顽癣，配石灰、铅丹等同研成细粉外用。治阴疽恶疮，配玄参、肉桂等。治疗阴部湿疮，湿疹瘙痒，可单用硫黄粉外敷；或配蛇床子、明矾同用，以增祛湿、止痒之效。

此外，硫黄现代还用于治疗慢性气管炎、鼻前庭炎、慢性湿疹、毛囊炎和小便失禁等。

【用法用量】外用适量，研末油调敷患处。内服入丸、散，

1.5～3g。

【使用注意】孕妇及阴虚火旺者慎服。内服宜用炮制品。

五、药物分析

通过归纳可以看出，温热药在性能和药理上具有下述共同点：

1. 性味

所列三十六味中药均为温热性质药物，从性味来看，以辛味最多。三十六味温热性质药物中三十三味是有辛味的，可见"辛味"与"热性"有着一定的关联。

"辛味"主要是指药物的辛辣刺激或芳香的滋味。中医理论认为，辛能散能行，能升能通。作为"寒证"的主要特点，就是"寒主凝滞，主收引"。因气血凝滞不通而为病，"辛"能散能行，能改善因寒而造成凝滞不通的病证，故"辛味"可以治疗"寒证"。

从现代药理学来分析，"辛味"与挥发油、皂苷有关，即"辛味"药物可能含有挥发油和皂苷。挥发油是指中草药经蒸馏所得到的挥发性油状成分的总称。挥发油大多具有挥发性及芳香气味。中草药中挥发油是一类活性成分，都有一些共同的药理作用。如都有祛风的作用和局部刺激作用，内服可以促进胃肠蠕动，排出大肠的积气，并能促进泻药的泻下作用，可治疗消化不良及肠胃系统疼痛、胀气等。有这方面作用的中草药多为中医所说的理气、温里类药物，如陈皮、青皮、木香、香附、乌药、厚朴、砂仁、丁香、豆蔻等理气药；干姜、肉桂、吴茱萸、高良姜、小茴香、花椒、八角茴香、艾叶等为温里药。有不少含挥发油的中草药具有治疗肢体麻木、关节疼痛和不思饮食等症状的作用，如五加皮、威灵仙、徐长卿、苍术、草豆蔻、草果、石菖蒲等多为祛风湿类药。

皂苷是一类比较复杂的苷类化合物，皂苷类植物成分大多有苦而辛辣的味感。据报道，皂苷的药理作用有：①溶血作用；②

抗微生物作用；③抑癌作用；④镇咳与祛痰作用；⑤局部刺激作用和抗水肿作用；⑥抗炎症作用；⑦抗消化性溃疡作用。这些作用可能与"辛味"药物的药理作用有关。

从上述有关皂苷与挥发油的作用，可以看出"辛味"药物治疗"寒证"是有其物质基础的，亦可证明中医学关于性味划分是有其科学依据的，值得进一步深入研究。

2. 归经

从三十六味温热性药物归经来看，有二十八味药归脾胃经，说明温热药物对脾胃经有选择性的作用。有研究者认为："中医'脾'的本质主要是包括消化系统以及与能量代谢、转化和水代谢有关的一切器官系统（包括神经体液调节）的综合功能单位或结构，这个结构的基本功能是将外界食物中潜在能量转变为机体本身所能利用的能量，并将这些能量输送给全身各器官系统以进行生命活动。"温热性药物入脾经，而温性又多具有兴奋作用，故能兴奋脾胃功能，加强脾胃消化食物、输布精微的作用，脾胃功能加强，使全身所需能量亦相应增多，因此有利于改善机体由于热量不足所产生的一系列证候——"寒证"。

3. 功用

温热药物大都具有散寒、理气、止痛等功用。

4. 药理

温热性中药的药理作用有四。第一，具有兴奋作用，如附片、干姜、艾叶、麝香、苏合香、石菖蒲等有兴奋中枢作用；肉桂、干姜、高良姜、吴茱萸、川椒、小茴香、丁香、荜茇、荜澄茄、胡椒、橘皮、木香、乌药、甘松、砂仁、白豆蔻、厚朴、沉香、檀香、柿蒂、香橼、青皮、香附、麝香、石菖蒲、威灵仙、硫黄等大多数药物都具兴奋肠胃，促进肠胃蠕动的作用。另外，附片、青皮、麝香、威灵仙、乌药、橘皮还有强心作用，这些兴奋作用的发挥有利于改善全身功能低下的状态。第二，具有镇痛作用，可以解除由于"寒邪凝滞"所致各种痛证，这一点和中医理论相一致。第三，有抗菌消炎作用，有利于慢性炎症的恢复。

第四，其他作用，如止吐、祛痰、镇静、扩张血管等，这些均有利于"寒证"症状的改善。

第四节　常用方剂

一、温补阳气

（一）温补心阳

桂枝甘草汤

【组成】桂枝四两，炙甘草二两。

【用法】上药二味，以水 600mL，煮取 200mL，去滓，顿服。

【功效】补心气，温心阳。

【主治】主治心阳虚、心无所主之"心下悸、欲得按"，舌淡、苔白、脉虚数，为温壮心阳之祖方。"治发汗过多，其人叉手自冒，心下悸，欲得按者。"汗出过多，内伤心阳，心中阳气受损则心下悸动，喜得按捺，故叉手冒心。方中用桂枝入心，辛温助阳，甘草甘温益气，再助心中阳气复生。二药合用，辛甘化阳，阳复而阴济，使心得以安宁。

【方解】仲景桂枝甘草汤，为发汗过多、心下悸之阳伤证设。汗为心液，伤心气则虚，桂枝甘草，甘温相得，取法桂枝汤。但不用姜之辛散，枣之泥滞，芍之酸收，只用桂枝之温，甘草之甘，法在和阳，其效明显。若心阳虚甚、心神浮越而出现心悸、"烦躁"者，可加龙骨、牡蛎以潜镇安神。若病情更重而兼阳虚痰浊内生、扰乱心神见"惊狂"者，则在前方基础上再加蜀漆、干姜、大枣，以祛痰浊、调营卫、益中焦。若心阳虚不能制下，下焦寒气上逆心胸而发奔豚，见"气从少腹上冲心"，或兼见心悸、惊恐不安，"发作欲死复还止"，反复发作者，当用桂枝加桂汤，重用桂枝温通心阳、平冲降逆。

【应用】若心阳虚损，不敛神气，心神浮越，烦躁不安，仲景则用桂枝甘草龙骨牡蛎汤，一面温复心阳，一面潜敛神气；若内伤心阳，水寒乘虚上冲，心气散乱，失其震慑，引发奔豚，《伤寒论》用桂枝加桂汤温通心阳，祛散寒凝；至于心阴阳俱虚，仲景则用炙甘草汤化生气血以复脉之本，以充脉之体，故能安心定志而宁神。上述诸证，虽轻重有别，但其治法则同，皆旨在温通心阳，以桂枝甘草汤为基本方。

（二）温补脾阳

1. 甘草干姜汤

【组成】炙甘草四两，干姜二两。

【用法】上二味，以水600mL，煮取300mL，去滓，分2次温服。

【功效】复阳气

【主治】脾胃阳虚，手足不温，口不渴，烦躁吐逆；老年虚弱尿频，下半身常冷，咳唾痰稀，眩晕短气，脉沉无力；现用于胃脘痛、吐酸、肠鸣腹泻、胸背彻痛、眩晕、喘咳。

【方解】见"自汗出、小便数、微恶寒"、手足厥冷、胃脘冷痛、吐逆、舌淡苔白等症，宜用甘草干姜汤以温中复阳。干姜与附子，俱为纯阳大热之药，俱能振起功能之衰减。惟附子之效，偏于全身；干姜之效，限于局部。其主效在温运消化器官，而兼于肺，故肺寒、胃寒、肠寒者，用干姜。

【应用】若胃寒明显者，加附子、肉桂，以温暖阳气；若呕吐者，加半夏、陈皮，以降逆止呕；若大便溏者，加扁豆、莲子肉，以健脾止泻。

2. 理中丸

【组成】人参90g，干姜90g，炙甘草90g，白术90g。

【用法】蜜丸，每次服10g，开水送服。若作汤剂，剂量可酌减。

【功效】温中健脾。

【主治】中焦虚寒，吐利腹痛，口不渴，舌淡苔白或黑苔湿嫩，脉象沉迟者。

【方解】中焦阳虚，健运失职，升降无权，脾之清阳不升则自利；胃之浊阴不降则呕吐；阳虚阴盛，寒邪凝聚则腹痛；口不渴，舌质淡嫩，苔白或黑苔湿嫩，则为里虚里寒确据。脉沉主里，迟则为寒，亦为里虚里寒脉象。治当温中阳以散寒邪，健脾胃以复升降。故方以干姜温中散寒；人参、白术、炙甘草健脾益气，共奏温中健脾之效。俾中焦得温，则寒邪去而腹痛除；脾胃健运，则升降复而吐泻止。此方治吐泻腹痛，而不用止吐、止泻、止腹痛药物，重在调理脏腑功能，充分体现治病求本原则，与只着眼于药物功效而忽视病机的时方相较，有天壤之别。

【应用】

（1）病后喜唾，属于脾肺阳气未复，津液不布者，用本方其唾自止。

（2）《金匮要略》以本方治"胸痹，心中痞气，气结在胸，胸满，胁下逆抢心"之偏于虚寒者。

（3）本方亦治阳虚失血，寒嗽痰稀，以及因吐泻伤脾而致的小儿慢惊。

（4）现代常用本方治疗胃肠功能衰弱所致的急、慢性胃炎，胃及十二指肠溃疡，胃扩张，胃下垂，慢性结肠炎、慢性肠炎、溃疡病便血，及功能性子宫出血等属脾胃虚寒者。

3. 小建中汤

【组成】桂枝 9g，白芍 18g，生姜 9g，甘草 6g，大枣 6 枚，饴糖 30g。

【用法】前五味，水煎，去滓，加饴糖溶化，温服。每日3 次。

【功效】温中补虚，柔肝缓急。

【主治】阴阳俱虚，脾虚肝乘，腹部挛痛，喜温喜按，面色无华。舌质淡嫩，脉象弦涩。

【方解】此为中焦虚寒，脾虚肝乘病证。脾胃为后天之本，营卫气血生化之源。中焦虚寒，气血生化不足，于是形成阴阳俱虚的病机。中焦虚寒，肝木侮土，则腹部挛急作痛。腹痛喜冷为热，喜温属寒；拒按属实，喜按为虚。此证腹痛喜温喜按，自是虚寒之象。其余面色无华，舌质淡嫩，均属虚象。治宜温中补虚，柔肝缓急，本方由桂枝汤倍芍药，加饴糖组成。方用桂枝、生姜、甘草、大枣温中补虚；芍药、饴糖益阴柔肝，缓急止痛；共奏建中柔肝之效。

【应用】本方用治中焦虚寒、脾虚肝乘之证，以腹部挛痛、喜得温按、面色无华、舌质淡嫩为辨证要点。如有上述主证而自汗、短气困倦者，加黄芪，名黄芪建中汤；产后体虚，腹中时痛，少气或少腹拘急者，宜加当归，名当归建中汤。

本方作用不限于建中柔肝。方中桂枝、生姜、甘草、大枣补气温阳；芍药、饴糖补血益阴，既可双补气血，也可调理阴阳；故本方还可用于中寒虚劳所致的气血不足、阴阳失调之证。

现代运用本方治疗溃疡病、神经衰弱、慢性肝炎、再生障碍性贫血以及功能性发热等属气血不足、阴阳失调者。

4. 大建中汤

【组成】蜀椒 6g（炒去汗），干姜 12g，人参 6g，饴糖 30g。

【用法】前三味煎水，去滓，加饴糖，温服。

【功效】温中散寒，补脾缓急。

【主治】中阳式微，阴寒内盛，脘腹剧痛，上冲皮起，出见有头足，不可触近，呕不能食，苔白腻，脉弦迟或沉弱者。

【方解】阴寒凝聚，气机不通，故脘腹剧痛；寒主收引，寒甚引起肠道挛急，故上冲皮起，如有头足而拒按；肠剧烈蠕动，以致浊阴不得下行而上逆，故呕不能食；苔白腻，脉弦迟或沉弱，均属寒象。故此证属本虚标实的中阳式微，阴寒内盛病证。治宜温中散寒，俾中焦得温，则阴寒消而痛可止。方用大辛大热的干姜、蜀椒为主药，以温中散寒、振奋中阳，使寒邪散而疼痛止，浊阴降而呕逆除；人参、饴糖补脾缓急，四味共奏温中散寒、补脾缓急之功。

【应用】本方温中散寒止痛，用治阴寒腹痛以脘腹剧痛、疼痛拒按、呕不能食、苔白腻、脉弦迟为辨证要点。为加强温中散止痛之功，可加桂枝、吴茱萸、细辛；若兼气滞，可加砂仁、檀香、香附等行气止痛。

由于蜀椒具有杀虫作用，故对于中焦虚寒、蛔虫内扰而致的腹痛，亦可应用本方。

5. 厚朴温中汤

【组成】姜厚朴 30g，陈皮 30g，茯苓 15g，草豆蔻 15g，木香 15g，干姜 2g，炙甘草 5g，生姜 3 片。

【用法】水煎，分 2 次服。

【功效】温中理气，燥湿除满。

【主治】脾胃寒湿。脘腹胀满，便溏，或胃脘时痛，泛吐清水，舌苔白滑或腻，脉濡滑。

【方解】脾胃素虚，寒湿凝滞，致气机不畅，故脘腹胀满疼痛，脾虚湿盛，故泛清水而大便稀溏。厚朴辛苦温燥，能下气除胀、燥湿泄满，为首选之主药。气与湿关系至为密切，气行则湿化，湿化则气顺，故用陈皮之辛燥，以理气燥湿；草豆蔻辛温专入脾胃，以温胃燥湿；干姜辛热，善于温中祛寒；木香辛苦温，善调脾胃之气而止痛；共辅主药，以济脾胃升降转输之机；更佐茯苓渗湿健脾；炙甘草、生姜益气和中并协调诸药同为之使。诸药合用，可使寒湿祛，气滞行，痞满胀痛诸症自除。

【应用】

（1）本方温中化湿，兼行气滞，凡属脾胃寒湿、脘腹胀满之症，均可用本方化裁治疗，其辨证要点为脘腹胀痛、舌苔白滑、泛吐清水、大便溏稀等。

（2）本方亦可用于慢性肠炎、妇女白带等属于寒湿气滞者。

6. 丁香柿蒂汤

【组成】丁香 6g，柿蒂 9g，人参 3g，生姜 6g。

【用法】水煎服。

【功效】温胃散寒，下气降逆。

【主治】胃气虚寒，呃逆不止，胸脘痞满，舌淡苔白，脉沉迟。

【方解】本方为温中降逆治疗寒性呃逆的常用方剂。寒证呃逆，乃由中阳不振、胃有虚寒而成，因脾胃职司运化，能升清降浊，胃气虚寒，失于和降，寒阻气逆故呃逆、胸闷。方用善于降气止呃的丁香、柿蒂温胃散寒，下气降逆为主，专治呃逆；辅以人参补气益胃，生姜温胃散寒，助丁香、柿蒂增强其温胃降逆作用。用于胃气虚寒而作呃逆者较为适宜。

应用本方为治胃虚寒呃的要方，如胃气不虚者，可去党参；气郁有痰者，可加竹茹、橘红。近年有用治腹部手术后膈肌痉挛，或神经性呃逆偏于虚寒者。

（三）温补肾阳

1. 金匮肾气丸

【组成】干地黄24g、山药120g、山茱萸120g（酒炙）、茯苓90g、牡丹皮90g、泽泻90g、桂枝30g、附子30g（炙）。辅料为蜂蜜。

【用法】口服。一次1丸，每日2次。

【功效】温补肾阳，化气行水。

【主治】用于肾虚水肿，腰膝酸软，小便不利，畏寒肢冷。

【方解】以附子、桂枝为主药，各取少量，取"少火生气"之意，意在微微补火以鼓舞亏虚的肾中阳气，补命门之火，引火归原；再辅以地黄等六味药物滋补肾阴，促生阴液；如此配伍组方是本着阴阳互根的原理，阴阳并补，使得"阳得阴助，而生化无穷"，补阳效果更稳固、更持久。为进一步治疗肾阳虚水肿，本药还配伍了牛膝、车前子以清热利尿、渗湿通淋、引血下行，治疗水肿胀满、小便不利、腰膝酸软等肾阳虚水肿症状。十种药物精当配伍，使其具有温补下元、壮肾益阳、化气利水、消肿止渴、引火归原的功效。

【应用】除治疗上述病症外，凡中医临床辨证为肾阳虚型的慢性肾炎、慢性肾盂肾炎、前列腺炎、尿潴留、甲状腺功能低下，营养不良性水肿、糖尿病等病症，均有明显的治疗和改善症状作用。

2. 四神丸

【组成】补骨脂120g，五味子60g，肉豆蔻60g，吴茱萸30g，大枣50枚，生姜120g。

【用法】前4味共研细末，枣、姜同煎，待枣煮烂，去姜，取枣肉合药末捣为丸，如梧子大，每服6～9g，空腹温水送下，日服2～3次。

【功效】温肾暖脾，固肠止泻。

【主治】脾肾虚寒。见五更泄泻，不思饮食，食不消化，或腹痛，肢冷，神疲乏力，舌淡，脉沉迟无力。

【方解】久泻不能专责脾胃，亦有因于肾阳虚衰，不能上温脾阳，导致脾气衰弱，运化失职，而成泄泻者。此证多以五更泄泻、肢冷、神疲乏力、舌淡、脉沉迟无力为其特点，治宜温补脾肾以止泻。方用补骨脂温补肾阳为主药；辅以肉豆蔻以暖脾止泻，行气消食；吴茱萸合生姜温中祛寒；五味子收敛止泻；大枣补脾养胃。诸药合用，成为治疗脾肾虚寒五更泄泻的常用方剂。

【应用】

（1）若久泻气陷兼见脱肛者，宜加益气升提之品，如党参、黄芪、升麻等。

（2）若肾阳虚甚，泄泻无度，腰酸肢冷者，可加附子、肉桂以温肾阳。

（3）若兼少腹痛甚者，可加小茴香、木香以暖肾行气止痛。

（4）可用于慢性结肠炎、肠结核、过敏性肠炎等证属脾肾虚寒或五更泄泻者。

（四）温肝暖胃

吴茱萸汤

【组成】吴茱萸9g，生姜18g，人参9g，大枣4枚。

【用法】水煎，分2次服。

【功效】温肝暖胃，降逆止呕。

【主治】肝胃虚寒，干呕吐涎沫，颠顶头痛，脘腹痛，舌质淡，苔白滑，脉弦迟。

【方解】足厥阴与督脉会于颠顶，颠顶疼痛，病在厥阴。脘腹疼痛，恶心呕吐，病在阳明胃腑，故按脏腑经络辨证，可以确定病变部位在肝胃，舌淡、苔白、脉迟均属虚寒征象，故按八纲辨证，可以确定本病病性属于虚寒。因此，颠顶疼痛，脘腹痛，呕吐，是因肝胃虚寒、浊阴上逆而致。本证治宜温肝暖胃，降逆止呕。方中吴茱萸苦辛大热，为温肝主药，本品尤为温胃散寒，降逆止呕要药，故对于厥阴头痛，阳明呕吐之属于虚寒者，有止呕止痛功效。生姜助吴茱萸温胃降逆，人参、大枣补虚安中，是温肝降逆的方剂。《金匮要略》说："温法有二，外入之寒，温必兼散，内生之寒，温必兼补。"寒邪伤肝，当用温药辛散；肝脏本身阳虚，则重在温养，虽同属温一法，配伍却有所不同。当归四逆汤用桂枝、细辛等辛散之品，即为外寒伤肝而设；吴茱萸汤用吴茱萸之属与补气药配伍，即为肝脏本身阳虚而设，二者在选药和配伍上有所不同，故方义亦略有差异。

【应用】本方为温寒降逆常用方。临证若寒盛痛甚，加附子、干姜、川椒；呕吐甚，加半夏、砂仁；头痛甚，加当归、川芎。现代用治急、慢性胃炎，神经性头痛，神经性呕吐，梅尼埃综合征属肝胃虚寒者。

二、温阳利水

（一）温心利水

茯苓桂枝甘草大枣汤

【组成】茯苓半斤，桂枝四两（去皮），甘草二两（炙），大枣15枚。

【用法】上四味，以甘澜水1L，先煎茯苓减至800mL，纳诸药，煮取300mL，去滓，温服100mL，每日3次。

【功效】温通心阳，化气行水。

【主治】伤寒发汗后，其人脐下悸，欲作奔豚者。

【方解】此方即苓桂术甘汤去白术加大枣倍茯苓也。彼治心下逆满，气上冲胸，此治脐下悸，欲作奔豚。盖以水停中焦，故用白术，水停下焦，故倍茯苓。脐下悸，是邪上干心也，其病由汗后而起，自不外乎桂枝之法。仍以桂枝、甘草补阳气，生心液；倍加茯苓以君之，专伐肾邪；用大枣以佐之，益培中土；以甘澜水煎，取其不助水邪也。土强自可制水，阳建则能御阴，欲作奔豚之病，自潜消而默化矣。

（二）温脾利水

1. 茯苓甘草汤

【组成】茯苓二两，桂枝二两，炙甘草一两，生姜三两。

【用法】上药以水 1L，煮取 500mL，去滓，分 3 次温服。

【功效】温中化饮，通阳利水

【主治】治伤寒水气乘心，厥而心下悸者。先治其水，却治其厥，不尔，水渍入胃，必作利也。太阳证饮水过多，水停心下必悸；火畏水，故心惕惕然动，不自安也。亦治伤寒汗出不渴者。经曰：伤寒汗出渴者，五苓散主之；不渴者，此汤主之。汗而不渴为邪热未入里，故但解表利水而兼和中。亦治膀胱腑咳，咳而遗溺。

【方解】此足太阳药也。淡能渗水，甘能宁心助阳，故用茯苓；辛能散饮，温能发汗解肌，故用姜桂；益土可以制水，甘平能补气和中，故用甘草。本方去生姜，加白术，名茯苓桂枝白术甘草汤。仲景治伤寒吐下后，心下逆满气上冲胸，起则头眩，脉沉紧，发汗则动经，身为振摇者。逆满气冲，寒邪伏饮，上搏于膈也，故令头眩；沉为在里，且既经吐下，复发其汗，则阳益虚而津液耗，故身振摇也；与此汤导饮和中，益阳固卫。《金匮要略》用治心下有痰饮，胸胁支满，目眩。

2. 实脾散

【组成】白术30g，厚朴30g，木瓜30g，木香30g，草果30g，大腹子 30g，茯苓 30g，干姜 30g，炮附子 30g，炙甘草 15g，生姜 5 片，大枣 1 枚。

【用法】每日 1 剂，水煎，分 2 次服。

【功效】温阳健脾，行气利水

【主治】阴水。见肢体水肿，色悴声短，口中不渴，身重纳呆，便溏溲清，四肢不温，舌苔厚腻而润，脉象沉细者。

【方解】用于脾阳不足，水湿内停，而见尿少水肿下半身尤著、腹泻便溏、胸腹胀满，或身重肢冷。舌苔白腻而润，脉沉迟者。脾湿，故以大腹子、茯苓利之；脾虚，故以白术、茯苓、甘草补之；脾寒，故以姜、附、蔻温之；脾满，故以木香、厚朴导之；然土之不足，由于木之有余，木瓜酸温，能于土中泻木，兼能行水，与木香同为平肝之品，使木不克土而肝和，则土能制水而脾实矣。经曰："湿胜则地泥，泻水正所以实土也。"

【应用】本方与五苓散合用也可治疗慢性肾炎水肿、心脏病水肿或肝硬化腹水之轻症而属于脾阳虚者。瘀血甚者加三七粉、赤芍、泽兰、丹参；见黑便者去干姜，加炮姜、侧柏叶、蒲黄炭、地榆；气滞甚者加鸡内金、郁金、青皮、八月札；夹湿热者去干姜、附片，加白花蛇舌草、石见穿、虎杖、碧玉散、淡竹叶；腹水甚者去草果，加椒目、楮实子、沉香、路路通、黑丑、白丑；阴虚者去干姜、附片、草果，加当归、白芍、女贞子、生地黄、熟地黄；脾虚者加黄芪、党参、山药；肾虚者加菟丝子、淫羊藿、肉苁蓉；乙肝表面抗原阳性者加露蜂房、猪苓、土茯苓、土鳖虫。

（三）温肾利水

真武汤

【组成】炮附子 9g，生姜 9g，白术 6g，白芍 9g，茯苓 9g。

【用法】水煎，分 2 次服。

【功效】温肾扶脾，助阳利水。

【主治】

(1) 少阴阳虚，水气内停，腹痛下利，小便不利，四肢沉重疼痛，或咳，或呕，或下利甚，或肢体浮肿，舌苔白滑，脉象沉细。

(2) 汗出过多，阳气耗损，脾失健运，水湿泛溢，心悸，头眩，身体动，摇摇欲倒，舌苔白滑，脉细而弱。

【方解】本方是温阳利水的著名方剂，适用于肾阳虚衰水湿泛滥的多种病证。肾为水脏，得阳始化，若肾阳衰微，不能化水，水气内停则小便不利；水气浸渍于外，则四肢沉重疼痛，或肢体浮肿；水寒浸渍于内则腹痛下利；水气犯肺则咳；水寒犯胃则呕；脾肾阳衰，阴寒内盛则下利甚；水气上扰清阳则头眩；凌于心下则心悸；水气浸淫筋肉则肌肉跳动，摇摇欲倒。方中以熟附子温肾阳，祛寒邪；配茯苓、白术健脾利水，导水下行；佐生姜温散水气，至于芍药一味，有两种作用：一是和营止腹痛，一是酸收敛阴，使阳气归附于阴，并可缓解姜、附之辛热伤阴；总的说来，本方具有回阳固卫、温肾逐寒、扶脾利水的作用，对于肾阳亏虚，下焦有寒，以及表虚阳微欲脱，脾阳衰微，水湿泛溢的证候，用之适合。

【应用】

(1) 若咳者，加五味子以敛肺气，加细辛以散寒饮，加干姜以温肺气；若小便利者去茯苓，恐过利伤肾；若下利者去芍药，嫌其益阴助泻，加干姜以温运脾阳；若呕者，为水停于胃，病在上焦，可去附子，倍生姜，温胃散水而止呕。

(2) 本方可用于慢性肠炎、慢性肾炎、心性水肿、肠结核、耳源性眩晕等属于脾肾阳虚者。若有腹水，呼吸气促，可加车前、泽泻、薏苡仁等，以增强利尿作用。

【使用注意】方中生姜一药，应按比例使用，不可作药引使用而忽略之。

（四）温肺化饮

小青龙汤

【组成】麻黄9g（去节），芍药9g，细辛6g，干姜6g，甘草炙6g，桂枝9g（去皮），五味子6g，半夏9g（洗）。

【用法】上八味，以水一斗，先煮麻黄，减二升，去上沫，内诸药，煮取三升，去滓，温服一升（现代用法：水煎温服）

【功效】解表散寒，温肺化饮

【主治】主治外寒里饮证。恶寒发热，头身疼痛，无汗，喘咳，痰涎清稀而量多，胸痞，或干呕，或痰饮喘咳，不得平卧，或身体疼重，头面四肢水肿，舌苔白滑，脉浮。

【方解】本方主治外感风寒，寒饮内停之证。风寒束表，皮毛闭塞，卫阳被遏，营阴郁滞，故见恶寒发热、无汗、身体疼痛。素有水饮之人，一旦感受外邪，每致表寒引动内饮。《难经·四十九难》说："形寒饮冷则伤肺。"水寒相搏，内外相引，饮动不居，水寒射肺，肺失宣降，故咳喘痰多而稀；水停心下，阻滞气机，故胸痞；饮动则胃气上逆，故干呕；水饮溢于肌肤，故水肿身重；舌苔白滑，脉浮为外寒里饮之佐证。对此外寒内饮之证，若不疏表而徒治其饮，则表邪难解；不化饮而专散表邪，则水饮不除。故治宜解表与化饮配合，一举而表里双解。方中麻黄、桂枝相须为君，发汗散寒以解表邪，且麻黄又能宣发肺气而平喘咳，桂枝化气行水以利里饮之化。干姜、细辛为臣，温肺化饮，兼助麻、桂解表祛邪。然而素有痰饮，脾肺本虚，若纯用辛温发散，恐耗伤肺气，故佐以五味子敛肺止咳、芍药和养营血，二药与辛散之品相配，一散一收，既可增强止咳平喘之功，又可制约诸药辛散温燥太过之弊；半夏燥湿化痰，和胃降逆，亦为佐药。炙甘草兼为佐使之药，既可益气和中，又能调和辛散酸收之品。药虽八味，配伍严谨，散中有收，开中有合，使风寒解，水饮去，宣降复，则诸症自平。

【应用】若外寒证轻者，可去桂枝，麻黄改用炙麻黄；兼有热象而出现烦躁者,加生石膏、黄芩以清郁热;兼喉中痰鸣,加杏仁、射干、款冬花以化痰降气平喘;若鼻塞,清涕多者,加辛夷、苍耳子以宣通鼻窍;兼水肿者,加茯苓、猪苓以利水消肿。

三、温阳散寒

1. 当归四逆汤

【组成】当归12g,芍药9g,桂枝9g,细辛3g,甘草6g,通草6g,大枣8枚。

【用法】水煎,温服,每日3次。

【功效】温经散寒,调营通滞。

【主治】寒伤厥阴,血脉凝滞,手足厥寒,脉细欲绝。

【方解】寒伤厥阴,血脉凝滞,以致血运不利,出现手足厥寒、脉细欲绝之证,病位在厥阴,病因为寒,主证为手足厥冷。其病机为:因寒伤厥阴而血脉凝涩,因血脉凝涩而产生诸症。治宜温经散寒、调营通滞,方用辛温活血的当归、桂枝,合细辛以温经散寒、通利血脉。三药的辛通作用,可使寒之自外入者,仍然使其外出,血脉之运行不利者,仍然使其畅通。芍药能除血痹,止痛;通草能通利九窍血脉关节,二药亦为血脉运行不利而设。佐以甘草、大枣,扶助正气,共奏温经散寒、调营通滞之功。

【应用】本方临床可用于风湿痹痛、冻疮,以及妇女的月经不调、痛经而属血虚有寒者。对偏于任何一侧的腹痛,肢体疼痛,如系寒证,亦可使用本方。

2. 黄芪桂枝五物汤

【组成】黄芪9g,芍药9g,桂枝9g,生姜18g,大枣4枚。

【用法】水煎,分2次服。

【功效】益气温经,活血利痹。

【主治】血痹证,见肌肤麻木不仁,游走性痹痛,脉微而涩紧。

【方解】本方证因正气不足、营卫不和,感受风邪,使血气闭阻不通所致。本方即桂枝汤去甘草倍生姜加黄芪，是一首振奋阳气、温运血行的方剂。由于营卫不和，卫不外固，故以黄芪益气固卫为主药；营阴内虚，故以芍药调血养营为辅药；佐桂枝以温经通阳，助芪、芍达表而运行气血；倍用生姜以宣发其气，气行则血不滞而痹除；大枣益脾，亦所以调营卫，用为使药，合而为剂，可使气行血畅，则血痹诸症自愈。

【应用】

（1）对中风后遗症，手足无力，肢体不仁者，可以应用；如半身不遂可加当归倍黄芪以补气养血；上肢软则倍桂枝，下肢软加牛膝，筋软加木瓜，骨软加虎骨，元气虚加党参，阳气虚加附子，于临床时灵活运用。

（2）血痹久病入络，筋挛、麻痹较甚者，本方加地龙、蕲蛇等以通络祛风；血痹而夹瘀者，本方加桃仁、红花、丹参以活血消瘀。

3. 阳和汤

【组成】熟地黄 30g，鹿角胶 9g，肉桂 3g，炮姜炭 2g，白芥子 6g，麻黄 2g，生甘草 3g。

【用法】水煎服。

【功效】温阳补血，散寒通滞。

【主治】一切阴疽、贴骨疽、流注、鹤膝风等，属于阴寒之证。见局部漫肿无头，皮色不变，不热，口不渴，舌淡苔白，脉沉细或迟细。

【方解】此为治疗阴疽、流注等证的主方。阴疽发于筋骨，以患部漫肿无头、皮色不变、不发热为特征，为少阴阳虚，寒凝血滞，痰湿内阻而成。治宜温阳补血，散寒通滞。故本方重用熟地黄，以滋阴补血、填精补髓，鹿角胶补血益精、温肾助阳，二药相伍，则鹿角胶得补阴的熟地黄而有充足的物质基础，供其生化；熟地黄得补阳的鹿角胶才有生化之机，亦即阳无阴无以生，阴无阳无以化之意。肉桂温肾阳，姜炭温肌肉，二药均能入营血，以温散寒凝。白芥子善祛皮里膜外之痰，宣通腠理。佐少量麻黄，开泄腠理毛窍，宣通阳气。甘草解毒，调和诸药。如此配伍，从筋骨、血脉、肌肉以至腠理、皮毛，均有温药层层温煦，逐层宣通以化阴凝而布阳和，使气血津液流通，则阴疽等证可愈。方中鹿角胶、熟地黄虽滋腻，得姜、桂、芥、麻之宣通，则补而不滞；麻、芥、姜、桂性虽辛散，得熟地黄、鹿角胶则宣发而不伤正，温阳而不偏亢，相辅相成，相得益彰。

【应用】

（1）本方为治疗阴疽的主方。以患部不红，不热，漫肿，酸痛，舌淡，脉细为辨证依据。运用时要注意几点：熟地黄宜重用，目的在于滋阴养血；鹿角胶亦可用鹿角霜，既能祛瘀滞，又能补血补阳；用麻黄的目的，不在于解表发汗，而在于通阳，故用量宜轻；肉桂亦可改为桂枝，温阳功效虽稍逊，但温通血脉、和营通滞的力量较强。

（2）近代，用本方治疗骨结核、腹膜结核、慢性骨髓炎、骨膜炎、慢性淋巴结炎、类风湿关节炎、血栓闭塞性脉管炎、肌肉深部脓疡等属阴疽范畴者。

（3）本方对于血虚寒盛之慢性气管炎，慢性支气管哮喘，妇女痛经，慢性关节炎，用之恰当，亦有效。

4. 乌头汤

【组成】制川乌9g，生麻黄9g，炒杭芍9g，炙甘草9g，生黄芪9g，蜂蜜60g（2次兑煎）。

【用法】水煎，分2次服。

【功效】温阳散寒，除湿止痛。

【主治】痛痹。遍身关节剧烈疼痛，痛有定处，不可屈伸，脉弦紧。

【方解】寒邪偏盛，凝滞经络，气血受阻，而为痛痹。寒为阴邪，其性凝滞，以致气血运行不畅，疼痛剧烈，痛有定处；寒性收引，故关节不可屈伸，脉弦紧为寒痛之证。方用川乌大辛大热，配麻黄以温阳散寒止痛；黄芪补气，白芍养血，蜂蜜、甘草解乌头毒而且止痹痛。诸药合用，为治疗痛痹之代表方。

【应用】

（1）痹痛剧烈而不能缓解者可选加散寒、祛风、化湿、活络的草乌、桂枝、五加皮、威灵仙、海桐皮、海风藤，以及活血止痛的乳香、没药、延胡索等。

（2）本方可用于风湿性关节炎寒重型。

5. 附子汤

【组成】炮附子15g，白术12g，茯苓9g，人参6g（或党参15g），白芍9g。

【用法】水煎，分2次服。

【功效】扶元阳，温脾肾，除寒湿，止疼痛。

【主治】背恶寒，手足冷，身体痛，骨节痛，腹痛，口不渴，舌苔白滑，脉沉微细。

【方解】脾肾阳虚，寒湿不化，凝滞经络，则身体痛，骨节痛；阳虚失于温煦，则手足冷，背恶寒；腹痛，口不渴，脉沉微细而无力，当是里寒之征。方中重用附子温肾祛寒，燥湿止痛；配人参大补元气，可增附子助阳之力；配白术、茯苓健脾化湿，可助附子除湿之功；一派刚燥之品，故佐芍药和营止痛，并制附子辛燥之性，不但可收刚柔相济之效，且可引阳药入阴以散寒邪，五味共成温肾助阳、祛寒化湿之剂。

【应用】

（1）本方可用治慢性心功能不全、慢性肾炎、肝炎、慢性肠炎、盆腔炎、带下病、月经后期，与某些功能减退引起的脏器下垂（胃下垂、子宫脱垂），证属脾肾阳虚、寒湿内阻者，每奏效甚捷。

（2）用本方加减治疗风湿性关节炎、类风湿关节炎之关节疼痛，属阳虚寒盛者。上肢重加桂枝；湿重加薏苡仁，重用白术30～60g；寒盛者重用炮附子30～45g。类风湿关节炎可加黄芪、乳香、没药等益气化瘀止痛之品。

【使用注意】"背恶寒"一症，阳明白虎加人参汤证亦可见之，但彼则阳热内炽，汗出太多而致表气不固或津气两伤所致，且有一系列燥热证候；此则阴寒内盛，阳气不能外布，以致体表御寒无力使然，并有一派阳虚阴盛之象，两者病因病机迥别。临床之际，应加注意。

四、温阳解表

麻黄细辛附子汤

【组成】麻黄 6g，细辛 3g，炮附子 9g。

【用法】水煎温服。

【功效】助阳解表

【主治】素体阳虚，外感风寒证。

【方解】本方是为素体阳虚，复感风寒之证而设。阳虚之体，应不发热，今反发热，并见恶寒甚剧，虽厚衣重被，其寒不解，是外受风寒，邪正相争所致；表证脉当浮，今脉反沉微，兼见神疲欲寐，是知阳气已虚。此阳虚外感，表里俱寒之证，若纯以辛温发散，则因阳虚而无力作汗，或虽得汗必致阳随液脱，治当助阳与解表并行。方中麻黄辛温，发汗解表，为君药。附子辛热，温肾助阳，为臣药。麻黄行表以开泄皮毛，逐邪于外；附子温里以振奋阳气，鼓邪达外。二药配合，相辅相成，为助阳解表的常用组合。细辛归肺、肾二经，芳香气浓，性善走窜，通彻表里，既能祛风散寒，助麻黄解表，又可鼓动肾中真阳之气，协附子温里，为佐药。三药并用，补散兼施，使外感风寒之邪得以表散，在里之阳气得以维护，则阳虚外感可愈。

若少阴阳虚而见下利清谷、四肢厥逆、脉微欲绝等，则应遵仲景"先温其里，乃攻其表"的原则，否则误发其汗，必致亡阳危候。

【应用】阳虚又见气虚甚者，加黄芪、人参；兼咳嗽者，加半夏、杏仁；兼湿滞经络，加苍术、独活。

五、温阳固脱

1. 四逆汤

【组成】附子 15g，干姜 6g，炙甘草 6g。

【用法】加水久熬，温服。

【功效】回阳救逆。

【主治】少阴阳气式微，四肢厥逆，恶寒蜷卧，神疲欲寐，脉沉微者；中焦虚寒，或吐或利，或吐利交作，脉迟弱者；误汗或过汗亡阳，恶寒汗出，舌淡苔白者。

【方解】肢冷脉微，或吐或利为本方主证；少阴阳虚，是本证病机；其余舌脉证象，则为阳气衰微的客观反应。少阴阳虚，阳气不能达于四末，故四肢逆冷；不能鼓动血液运行，故脉沉微欲绝。中阳衰微，升降失调，故或吐或利，或吐泻交作；不能腐熟水谷，故下利清谷。若素体阳虚而误汗或过汗亡阳，则恶寒自汗。上述见症，均属阳气衰微征象。根据寒者热之的治疗原则，阳虚寒盛而致肢冷脉微，法当回阳救逆，以振奋欲绝的微阳，本方即体现这一法则。附子大辛大热，回阳力量很强，使少阴之阳振奋，阳气能达于四末，则肢冷、脉微可除。干姜温中散寒，使脾阳得温，能运化水谷，则下利清谷可愈。本品与附子同用，少阴与太阴兼顾，回阳力量特别显著，所谓附子无姜不热，就说明两者相须为用，相得益彰，是附子的辅助药。甘草通经脉，利血气，用于回阳剂中，自有其相当的辅助作用。此方药简效宏，是较好的古方之一。

【应用】本方是回阳救逆的代表方剂，但使用不限于少阴病，王晋三指出："凡三阴一阳证中有厥者皆用之，故少阴用以救元海之阳，太阴用以温脏中之寒，厥阴薄厥阳欲立亡，非此不救。至于太阳误汗亡阳，亦用之。"真热假寒而证见厥逆者，忌用本方。

本方能兴奋心脏及胃肠功能，促进血液循环，而治疗新陈代谢功能低下或衰竭的虚脱。可用于急性胃肠炎吐泻过多，或急性病大汗出而呈现虚脱者。以本方为基础加减，治胃下垂亦有效。

2. 四逆加人参汤

【组成】炙甘草6g，附子15g，干姜9g，人参6g。

【用法】水煎，分2次服。

【功效】回阳救逆，益气固脱

【主治】少阴病，四肢厥逆，恶寒蜷卧，脉微而复自下利，利虽止而余症仍在者。

【方解】亡血本不宜用姜、附以损阴，阴虚又不当用归、芍以助阳。此以利后恶寒不止，阳气下脱已甚，故用四逆以复阳为急也。其所以用人参者，不特护持津液，兼阳药得之，愈加得力耳。设误用阴药，必腹满不食，或重加泄利呕逆，转成下脱矣。

3. 参附汤

【组成】人参11g，附子9g（炮）。

【用法】水煎，分2次服。

【功效】回阳救脱。

【主治】正气大虚，阳气欲脱，上气喘急，汗出如珠，肢冷脉微者。

【方解】正气大虚，阳虚欲脱，少阴阳微，不能鼓动血流以温养四肢，故肢冷脉微；"阴在内，阳之守也，阳在外，阴之使也"，在正常情况下，阴得阳的固护，才能安守于内，今因正气大虚，阴液随阳气衰微而外泄，故上气喘急，汗出如珠。阳虚欲脱，病情危急，宜急用大温大补之品，以回阳救脱，庶几可以转危为安。方中人参大补元气，强心救脱；附子温中回阳，振衰起废。参附同用，能奏强有力的回阳救脱功效。本方药味虽少而用量较重，功力专而见效速，对阳虚欲脱，病情危急者，可速用此方急救。方中人参不能用党参等代替。

【应用】本方为回阳救脱代表方剂，临床上常用于抢救心力衰竭而致的肢冷汗出、脉搏微弱之亡阳危证。对于妇科暴崩、外疡溃脓以致血脱阳亡者，亦可用本方救治。

4. 回阳救急汤

【组成】熟附子9g，干姜6g，肉桂3g，人参6g，炒白术9g，茯苓9g，制半夏9g，陈皮6g，炙甘草6g，五味子3g（打碎），生姜3片，麝香0.1g（冲服）。

【用法】水煎，分2次服。

【功效】回阳救逆，益气复脉。

【主治】寒邪直中三阴而见四肢厥冷，恶寒蜷卧，腹痛吐泻，不渴，或指端口唇发绀，舌淡苔白滑，脉来沉迟无力甚或无脉等症。

【方解】本方是以四逆汤、六君子汤以及生脉散去麦冬加肉桂、麝香而成，方用四逆汤回阳救逆，更加肉桂益阳消阴，六君补益脾胃、和中益气；同时人参配五味子，能益气生脉，尤其配一点麝香芳香走窜能通脉，助参、附、姜、桂，以迅奏殊功。

【应用】

（1）本方可根据临床兼症予以加减，若呕吐涎沫或少腹痛，加盐炒吴茱萸3g；无脉者加猪胆汁1匙；泄泻不止加升麻6g，黄芪12g；呕吐不止加姜汁10滴。

（2）为了保护阴液，可于本方去茯苓，加麦冬9g，因麦冬不仅保护阴液，还能配合参、味增强复脉的作用。

注意本方中麝香一味用量不能过多，只可暂服，待服后手足转温，脉较有力，便不用麝香。

六、潜阳育阴

桂枝加龙骨牡蛎汤

【组成】桂枝三两，芍药三两，生姜三两，甘草二两，大枣十二枚，龙骨三两，牡蛎三两。

【用法】水煎，分2次服。

【功效】调阴阳，和营卫，兼固涩精液。

【主治】调理阴阳，交通心肾，主治虚劳阴阳两虚，男子失精，女子梦交，自汗盗汗，遗尿。少腹弦急，阴头寒，目眩（一作目眶痛），发落，脉极虚芤迟，为清谷亡血，脉得诸芤动微紧。心悸多梦，不耐寒热，舌淡苔薄，脉来无力者

【方解】本方用于阴阳俱虚，营卫不和，卫虚失于护外，营虚失于内守，故时时自汗出，阳虚甚则恶风、恶寒、乏力嗜睡。方以桂枝汤滋阴和阳、调和营卫，龙牡以收敛正气、固表涩汗，

加黄芪、浮小麦等，以益气固表，加附子以扶阳固表，诸药共奏
温阳益阴、护卫和营之功。

【应用】本方用于治疗癔症、失眠、遗精或滑精、不孕症、
先兆流产、久泻、更年期综合征、盗汗、小儿支气管炎等属上述
病机者。有报道用本方加当归、全蝎治疗癔症；加川断、杜仲、
枸杞子治疗神经衰弱；加附片、紫云英、干姜治疗不孕症；加姜
半夏、陈皮治疗小儿支气管炎；加减治疗更年期综合征、肺炎、
小儿心脏病、不射精等疾病均取得良好效果。

七、温阳清热

附子泻心汤

【组成】大黄二两，黄连一两，黄芩一两，附子一枚（炮，
去皮，破，别煮取汁）。

【用法】上四味，切前三味以麻沸汤400mL渍之，须臾，绞
去滓，内附子汁，分温再服。

【功效】温经回阳，扶阳固表，泄热消痞。

【主治】阳虚于外，热结于胃。心下痞满，而复恶寒汗出，
脉沉者。

【方解】附子泻心汤所主之病，其心下之痞与大黄黄连泻心
汤所主之病同，因其复恶寒，且汗出，知其外卫之阳不能固摄，
且知其阳分虚弱不能抗御外寒也。夫太阳之根底在于下焦水府，
故于前方中加附子以补助水府之元阳，且以大黄、黄连治上，但
渍以麻沸汤，取其清轻之气易于上行也。以附子治下，则煎取浓
汤，欲其重浊之汁易于下降也。是以如此寒热殊异之药，浑和为
剂，而服下热不妨寒，寒不妨热，分途施治，同时奏功，此不但
用药之妙具其精心，制方之妙亦几令人不可思议也。

第五节 应用注意事项

一、适应证

"温法"是治疗"寒证"的。"寒证"的含义是什么？即什么样的病证才叫"寒证"？"寒证"的病因、病机和临床上的表现如何？"温法"为什么可以治疗"寒证"？只有把这样一些问题搞清楚，对"寒证"的全貌有了清楚的认识，才能更好地运用"温法"治疗"寒证"。

（一）寒证的概念

什么是"寒"呢？"寒"的含义怎样呢？《黄帝内经》里关于"寒"有以下的论述：《素问·调经论》说："阳虚则外寒……阳受气于上焦，以温皮肤分肉之间，今寒气在外，则上焦不通，上焦不通，则寒气独留于外，故寒栗。""阴盛生内寒……厥气上逆，寒气积于胸中而不泻，不泻则温气去，寒独留，则血凝泣，凝则脉不通，其脉盛大以涩，故中寒。"《素问·生气通天论》说："冬伤于寒，春必温病。"《素问·至真要大论》说："诸病水液，澄澈清冷，皆属于寒。"《素问·痹论》说："痛者，寒气多也，有寒故痛也。"《素问·举痛论》说："寒则气收。"

关于"寒"的论述，《黄帝内经》尚多。从上述内容来看，"寒"是一种致病的因子。从机体反应来看，"寒"造成阴阳平衡失调，机体处在阴偏亢的阶段。从临床症状来看，"寒"的表现是以"澄澈清冷""痛""收引"为其特点。

清代程松龄首先明确地提出用寒、热、虚、实、表、里、阴、阳作为辨证的纲领，即八纲辨证。他在《医学心悟》中指出："假如口不渴，或口渴而不能消水，喜饮热汤，手足厥冷，溺清长，便溏脉迟此寒也。"从而把疾病在临床上表现为上述症状者称之为"寒"。

从上述有关内容来看，中医学古医籍认为：凡因外界"寒邪"入侵机体或者机体自身阴阳平衡失调以致在身体表现出一组"口不渴、喜热饮、手足冷、尿清长、便溏、脉迟"等症状就称为"寒"，具有"寒"的一切病证的总称"寒证"。

综上所述，"寒证"是机体在阴阳平衡失调时，处于阴偏盛的情况下所产生的一切症状的总称。现代研究认为，其机体阴偏盛的病理学基础是一系列慢性炎症和一部分血循环障碍病变，在能量代谢上表现为机体热量供给不足，在临床上以自主神经功能紊乱、副交感神经功能偏亢的一系列症状为主，这些都是"寒证"的内容。因此，作为治疗"寒证"的"温法"必须着手纠正机体阴阳失调，而根据阴阳不同的偏亢偏衰进行恰当的调整，使一系列慢性炎症疾病的热量不足的症状，以及副交感神经功能偏亢的症状，迅速得以纠正。

（二）寒证的病因、病机

"寒证"的主要病机，是"阴盛"或"阳虚"。如《景岳全书·寒热》中说："寒热者，阴阳之化也。""阴盛则寒，阳虚则寒。"造成机体处于"阴盛"或"阳虚"的病因有以下几种：

1. 外感寒邪

由于气候寒冷，或应暖反寒，以致机体受凉着寒而为病。或者外界的寒邪（包括现代医学的一些感染性致病物质）入侵机体，以致在卫分阶段出现恶寒发热之"表寒证"。或者寒邪直中三阴，而出现"里寒证"。外感寒邪，因其肺主皮毛，主一身之表，首先犯肺，以致出现肺寒咳嗽流涕的症状。其次，寒邪留滞经脉，则出现肢体疼痛的症状。

2. 过食生冷

寒食冷饮太过，寒伤脾胃之阳，以致升降失调，不能运化腐熟水谷，则见肠鸣、呕吐等症。

3. 素体阳虚或久病伤阳

由于阳气虚弱，寒从内生，如《素问·逆调论》中"寒从中生者何……阳气少，阴气多，故身寒如从水中出"即是此意。

（三）寒证的主要表现

"寒证"的临床特点有三。

1. 寒为阴邪，易伤阳气

如寒邪外束，卫阳受损，就会出现恶寒。若寒邪中里，直伤脾胃，或伤肺肾之阳，以致不能发挥温养肢体、腐熟水谷、蒸化水液的作用，便会出现肢冷、身寒、下利清谷、呕吐清水、痰涎稀薄等症。《素问·至真要大论》中"诸病水液，澄澈清冷，皆属于寒"则是指此。

2. 寒主痛

寒性凝滞，寒邪入侵机体，使其气血凝结阻滞，不通则痛。所以"寒证"的临床主要症状之一是疼痛，如《素问·痹论》所说："痛也，寒气多也，有寒故痛也。"寒之所以致痛，《素问·举痛论》讲得明白："寒气入经而稽迟，泣而不行，客于脉外则血少，客于脉中则气不通，故卒而痛。""寒证"疼痛的特点是：痛处固定，得温则痛减，遇寒则痛增。另外，还兼有身寒、舌苔白、脉迟等全身症状。

3. 寒主收引

收引，即收缩牵引的意思。《素问·举痛论》说："寒则气收。""气收"也就是气机收敛闭塞。寒客血脉，使血脉收缩凝涩，可见脉紧、疼痛等症；寒在皮毛腠理，则毛窍收缩，卫阳闭束，故恶寒、发热、无汗；在筋肉经络，则拘急不伸，冷厥不仁。

另外，从"寒证"的性质来分，可分为"实寒证"与"虚寒证"。由于外感寒邪或过食生冷，以致机体阴寒过甚而致的寒证为"实寒证"。其主要特点是，其在表者，则恶寒甚，头项强痛，咳嗽，流清涕，脉浮紧。以寒邪伤肺为其主要病机。寒滞经脉，则肢节冷痛不移，得热则舒。寒伤脾胃，则脘腹冷痛，身寒肢厥，尿清长，便溏，脉迟而有力，苔白。

由于素体阳虚或久病伤阳或劳作太过，以致阳气虚弱而致的

"寒证"为虚寒证。其主要特点是形寒，肢厥，面㿠，神疲，下利清谷，舌胖，脉迟弱无力或微细。若以上焦心肺阳虚为主，则兼胸背疼痛、咳逆短气、面青唇紫等。若以中焦脾胃阳虚为主，则兼见下利清谷、脘腹冷痛而喜按、呕吐清水等。若以下焦肾阳不足为主，则见腰背冷痛、少腹阴冷、阳痿、妇女带下清稀等。若阳气欲绝，则兼见四肢厥冷，出冷汗，面色㿠白，头晕气短，脉微欲绝等症。

二、注意事项与禁忌证

使用温阳法，必须针对寒证，但寒证有虚实，表象有真假，病势有缓急，病情有轻重。而温法用药辛热燥烈，易伤阴血，用之失误或失当，反致变证骤起，预后难期，故在临床应用时，宜注意以下几点：

1. 辨识假象

使用温法要审慎辨识假寒真热的证候，勿为假寒所惑，而误用温法。前人有"寒热易分，真假难辨"的说法，故辨识寒热的真假，要以内部、中心的症状为准、为真，肢末、外部的症状是现象，可能是假象。例如，患者自觉发热，但胸腹冷而无灼热，下肢厥冷，欲盖衣被，口干不欲饮，疲乏无力，颧红如妆而非满面通红等，属真寒假热，方可用温法。反之，表现为真热假寒者，或素体阴虚，内热火炽者，均不可误投温法。

2. 掌握缓急

寒证较重，温之宜峻剂，急救回阳；寒证轻浅，温之宜缓剂，温阳散寒。寒而不虚，当专用温；寒而兼虚，则温而兼补。假如兼瘀、兼滞、兼痰者，均宜兼治。

3. 因时制宜

运用温法不能忽略季节气候对患者的影响，如盛夏暑热，温剂宜轻；隆冬严寒，温剂宜重，但也要视实际情况而运用。

4. 避免耗血伤津

各种火热证、阴虚火旺证、阴血不足证均不宜使用本法。温热之药，性皆燥烈，久用或用量较大时应避免耗血伤津。

第二部分 温阳法的临床应用

第一节 温阳法在呼吸系统疾病中的应用

一、清宣肺金、降气化痰、温阳利湿治肺胀

邓某，女，48 岁。1963 年 6 月 15 日初诊。

因水肿气短半年，1 周来加重而入院。患者于 1961 年 1 月感冒后，开始咳嗽气短，下肢水肿，经治疗好转，但常感心悸。近来病情加重，动则心悸气短，下肢逐渐水肿，心下痞满，咳吐白痰，尿少，既往有 8 年慢性咳嗽史。刻诊：脉弦细数，苔白。半卧位，呼吸较促，颜面微肿，唇色发绀，颈静脉怒张，左心界稍扩大，两肺满布细湿啰音，二尖瓣可闻及 II 级吹风样收缩期杂音，肝右肋下可触及 2 指，剑下 4 指，中等硬度，腹部移动性浊音阳性，下肢高度水肿。X 线胸部摄片：右心室段显示延长膨隆、两肺广泛性索状及斑片状模糊阴影，心电图为肺型 P 波。

辨证：心肾阳虚，水饮内停，痰湿阻遏，肺气壅塞。

治法：清宣肺金，降气化痰，温阳利湿。

处方：生石膏 12g，麻黄 3g，甘草 9g，云苓 12g，白术 9g，杭芍 9g，附子 6g，生姜 9g，大枣 5 枚，车前子 15g（包），白茅根 30g，杏仁 9g。

二诊：上方药服 3 剂后，尿量增加每日达 1500~1900mL，下肢水肿明显减退；服 5 剂后，水肿不显，肝大回缩，咳嗽减轻；于上方加入厚朴 6g，陈皮 6g。

三诊：药后气喘亦减，仅有胸闷，故上方去白茅根、车前

子、厚朴，加苏子9g。

四诊：服药5剂后，症状减轻，但咳嗽未愈，乃肺气不宣所致，故改投宽胸理气清肺之法，方用厚朴麻黄汤加减。

处方：厚朴6g，麻黄3g，半夏9g，杏仁9g，甘草9g，沙参18g，小麦30g，茯苓9g，细辛3g，五味子6g，生姜4.5g。

五诊：服上方药后症状大减，两肺底有少许湿啰音，病情稳定。

按语：西医的"慢性肺源性心脏病"，属中医的"肺胀""痰饮""咳喘""水气"等范围。其病机多属心肾阳虚为本，痰饮停蓄、肺气壅塞为标。治疗原则应标本兼顾。本案证属心肾阳虚，水饮内停，痰湿阻遏，肺气壅塞，故从肺肾并治，宣肺化痰、温阳化湿为法，《医宗金鉴·订正金匮要略注》曰："咳而上气，则其气之有冲而不下，其咳之相连不止，此皆属肺胀使之。"邪气入肺则造成气机壅塞，气机壅塞则欲喘而不止，若喘咳急甚则出现唇色发绀等危象，正所谓"所以贻害于肺，正未有已，故必以辛热发之，亦兼以甘寒佐之，使久合之邪，涣然冰释，岂不快哉？"故首方以越婢汤宣肺降气以化痰浊合真武汤温通肾阳以利水湿，以麻黄散表邪，石膏清内热，甘草大枣养正气，真武之义重以制水之中又可通利水道，从而使咳喘减，水肿消。后调整投以宽胸理气清肺之厚朴麻黄汤，是以厚朴辛温能助表，小麦甘平，五味子收敛以安正气佐麻黄，桂枝发表之剂则咳止病去。

〔王永炎. 中国现代名中医医案精粹（第二集）. 北京：人民卫生出版社，2010〕

二、温肺益肾、摄敛止涕治多涕

王某，女，54岁，工人。

体禀素虚，稍受风寒，即喷嚏频频，流清稀涕如水液状，绵绵不绝，头昏神疲，颇以为苦。苔薄质淡，脉细软。

处方：炙黄芪20g，炒白术10g，怀山药10g，台乌药10g，益智仁10g，苍耳子10g，辛夷10g，茯苓10g，甘草4g。4剂。

药后清涕即显著减少，再剂而敛。随后嘱服"玉屏风口服液"，每次 2 支，1 日 3 次，连服 1 个月，即获根治。

按语：吴昆曰："脾胃者，土也，土为万物之母，诸脏腑百骸受气于脾胃而后能强，若脾胃一亏，则众体皆无以受气，日渐羸弱，故治杂证者，宜以脾胃为主。"《黄帝内经》云："劳者温之，损者益之。"故大忌苦寒之药，凡脾胃一虚，不能制湿，肺气先绝，不能摄涕，肾未得后天之气而水竭，清气不升，浊气不降，而人之脾胃，喜甘而恶苦，喜补而恶攻，喜温而恶寒，喜通而恶滞，喜升而恶降，喜燥而恶湿，故当辨证为肺肾阳虚，乏于固摄，治宜温肺固表，益肾健脾，摄敛止涕，方中黄芪、白术益气固表，山药以补脾益肺肾，益智仁辛温入肾、温补脾肾、固涩精气，乌药辛温、调气散寒，再合苍耳、辛夷以通鼻窍止清涕，温中有升，温中以涩，不仅顾护脾胃而且温阳散寒，后行益卫固表之法，投以"玉屏风散"，《灵枢·本脏》云："卫气者，所以温分肉，充皮肤，肥腠理，司开阖者也。"服首方后脾胃得护，但卫气虚弱，腠理空疏恶风，营阴不得内守，外泄而为自汗，取黄芪、白术、防风，三药相伍，固表气，温腠理，补中寓散，散邪不伤正，补中不留邪，故寒中之病自可愈。

〔朱良春. 朱良春用药经验集. 长沙：湖南科学技术出版社，2007〕

三、温经止血治咯血重症

徐某，男，60 岁，干部。1962 年 2 月初诊。

患咳喘病 20 余年，每年冬春发病，且伴咯血。半个月前因外感诱发咳嗽、大咯血，经北京某医院诊为支气管扩张咯血、肺结核瘤、肺不张。经用西药、输血、吸氧、控制感染，止血镇静，以及中药十灰散、咳血方等均未奏效，特邀余赴京会诊。

诊查：精神委靡，面色苍白，形态虚浮，烦躁汗出，呼吸困难，不能平卧，语声低微，喉有痰声，咳中带血，其色浅红或暗红有块，每次 100 ~ 200mL，心悸乏力，不欲进食，二便尚可。

舌质淡而胖嫩苔黑而润，脉象虚数。

辨证：阳虚夹寒不能摄血。

治法：温经止血。

处方：侧柏叶 20g，炮姜 15g，艾叶 10g，西洋参 25g。水煎频服。童便 100mL，每次药前先服 5～10mL。

药后咯血渐少。翌日会诊，诸医皆有悦色。服至 6 剂，血已全止，选用生脉散加阿胶，以西洋参代人参扶阳，以资善后，服药 10 余剂，患者纳增体健，神采奕奕，诸症霍然而平。

按语：本案前医用十灰散、咳血方，凉血止血之剂而不效，改温药敛血而获奇效。其理安在？盖吐衄病者，一般属血热妄行者居多，法当凉血以止血。但亦有因失血过多，热随血去，阳气亦虚，不能摄血者，则其治法当用温药温经以止血。以柏叶、干姜、艾叶、西洋参立方，方简意深，吐血致病总不离热伤阳络，阳络于外，在上为盖，致之理应清热，然观此人吐血病史之长，又兼有吐血不止，当辨证为劳损夹热损伤肺之本络，当治理其损伤之肺络，故取温阳散寒之品柏叶、炮姜、艾叶，《神农本草经》云："柏叶主吐血，干姜主唾血，艾叶止吐血。"取童便微温止吐血，四味皆辛温行阳之品合西洋参清热之效，用此宣发是热行阳分，血归于本经，血不为热所迫，清则血自止，故仲景立方如柏叶汤之用干姜、艾叶；黄土汤之用炮附子；甘草干姜汤之用干姜皆属此法。本案之辨证要点，高龄久病，今咯血反复发作，气阴必虚。临诊面色苍白、少气、声微、心悸、舌淡苔黑而滑，脉象虚数，皆系阳气虚弱不能摄血之证。其中脉数属"膈气虚，脉乃数也"之虚数脉。若不识脉证，误用清热止血之品，虽塞流而血不能止。本方以柏叶汤温经止血，童便代马通汁，咸寒降逆而消瘀。加西洋参以补气敛血，养阴益血而又无人参升发之弊。惟嫌干姜辛热刚燥，故炒黑取其苦温收涩。继以生脉散加阿胶补肺之气阴而善其后。药证相符，故收预期效果。

〔王永炎．中国现代名中医医案精粹（第六集）．北京：人民卫生出版社，2010〕

四、温肾纳气、温阳化饮治痰饮

许某，男，53 岁。2002 年 11 月 16 日初诊。

素有痰饮喘促，久治无效。刻下：咳嗽咳痰，痰质清稀，喘促无力，难于平卧，不耐久行，言语低微，脊背佝偻，纳少便溏，夜尿频多，畏寒肢冷。舌淡晦，苔白滑，脉细弱。

辨证：肾阳亏虚，水饮泛肺。

治法：温肾纳气，温阳化饮。

处方：生地黄 24g，怀山药 15g，山茱萸 10g，桂枝 8g，制附子 9g，牡丹皮 10g，泽泻 10g，茯苓 15g，干姜 6g，麻黄 6g，五味子 10g，甘草 3g。4 剂。

二诊：11 月 20 日。以上各种症状均见减轻，续上方 5 剂。

三诊：11 月 25 日。患者诉经前述治疗后，咳嗽咳痰及喘促明显减轻，痰质已不似从前清稀，较黏稠，量明显减少，能平卧，但纳食仍少，大便糊，1 日 2 行，舌淡晦，苔白，脉力稍复。

处方：生地黄 15g，怀山药 30g，山茱萸 10g，桂枝 3g，制附子 3g，牡丹皮 10g，泽泻 10g，干姜 6g，芡实 30g，麦芽 10g，稻芽 10g，党参 15g，陈皮 10g，甘草 3g，5 剂。

服上药后，渐改用金匮肾气丸、香砂六君子丸等口服 4 个多月，病情大有好转，惟稍有咳嗽咳痰，余无大碍。

按语：患者素有痰饮，久咳致喘，久病及肾，肾不纳气，饮邪犯肺，则喘促无力，难于平卧，言语低微，脾肾阳虚，故见畏寒肢冷，纳少、夜尿、便溏等症，苔白滑，脉细弱是阳虚水停的表现。《金匮要略·痰饮咳嗽病脉证并治》提出："病痰饮者，当以温药和之。"，《景岳全书》也说："夫痰（饮）即水也，其本在肾，其标在脾。在肾者，以水不归源，水泛为痰（饮）也，在脾者，以食饮不化土不制水也……故治痰（饮）者，必当温脾强肾以治痰（饮）之本，使根本渐充，则痰将不治而自去矣。"本例初诊即以金匮肾气丸加减以温补脾肾，化除水饮，但原金匮肾气丸中重用生地黄，配伍小量桂枝 3g，附子 3g 以温阳暖肾，生发肾气，寓少火生气之意，而本例患者由于脾肾阳虚甚重，故而初诊时加大桂、附用量，另加予干姜，暗含真武之意，共奏温暖脾肾、除寒化饮之功，另以牡丹皮清泻肝火，监制桂、附之温燥，免却壮火食气之忧，茯苓、泽泻利水渗湿，麻黄以利水平喘，五味子以敛气平喘，麻、味二品一散一收，相得益彰。本例以温肾健脾为主，待阳气稍复，渐加健脾之力，以助运化，运化得权，饮邪易化，调以丸剂，徐徐收功。

〔王永炎. 中国现代名中医医案精粹（第六集）. 北京：人民卫生出版社，2010〕

五、温肾之阳，辅以益肺之气治咳喘

阮某，男，63 岁。1980 年 1 月 27 日初诊。

咳喘六载，耐夏不耐冬，近年来作多止少。2 个月前稍感风寒而咳喘增剧，喘甚于咳。近日来喉中嘤吼有声，痰白多沫，咳吐无力，声低息短，暮夜端坐倚息，张口抬肩，动则呼吸若不相接，面色㿠白，额上汗出，四末不温，脸肿，肢肿没胫，按之如泥，不饥少纳，溲清便溏。脉沉细，尺部尤著；舌淡边紫暗，苔白滑根部腻。

辨证：肺胀，肺气耗损于先，肾阳亏虚于后也。证在险途，慎防厥脱。

治法：论治之计，前贤虽有平时治肾、发时治肺之说，然肺虽为气之主，而肾乃气之根，故其本在肾而其末在肺，根本动摇，治之难矣。应重培其本，仿上病下取，拟肺肾同治。主以温肾之阳，辅以益肺之气。

处方：真武汤合皱肺丸加减：淡附片 9g，红参 10g（另煎冲入），冬白术 10g，紫菀茸 10g，黑苏子（杵）10g，熟地黄 15g（砂仁 1.5g 拌），赤茯苓 15g，白茯苓 15g，北五味子 15g（杵），桂枝木 3g，胡桃肉 1 具，生姜皮 1g，3 剂。

日 3 服，2 日内服完。另蛤蚧 1 对（焙干研末，分为 6 包，每日 3 次，每次 1 包）。

复诊：1月29日。前投温肾纳气、补肺行水之剂，喘势已衰，今夜渐能平卧，肢肿已消其半，且思进食，前方加赤白芍各10g，3剂，每日1剂，此后即逐渐缓解，于2月2日出院。

按语：阮姓患者以慢性肺源性心脏病合并肺部感染收治住院。经过抗感染、缓解支气管痉挛、吸氧等治疗，体温虽下降，而气喘、水肿症状并无改善。经过会诊，笔者考虑其病当属肺胀。《丹溪心法·咳嗽》指出："肺胀而嗽，或左或右，不得眠，此痰夹瘀血碍气而病。"《张氏医通·卷四》记载："治孙起柏肺胀，服耗气药过多，脉浮大而重按豁然，饮食不入。"认为"肺胀实证居多，此脉虚大，不当以寻常论也"。方用《千金要方》七气汤，每剂用人参9g，肉桂、半夏曲、炙甘草各3g，生姜4片，4剂霍然。从方中用肉桂看出，张氏已知肺胀与命火式微及心阳不振有关。就本例而言，咳喘六载，病情逐年加重，其病机当属肾阳不足，水气不化，上凌心肺，导致痰阻、水停、血瘀、气滞无疑。此际本虚标实，法当消补兼施。拟温心肾之阳，补肺之气，佐以祛痰、行水、活血、降气。方选真武汤温肾阳，消阴翳，利水道，祛痰浊。合《百一选方》皱肺丸补肺气，纳肾气，壮心阳，化水饮。这里"皱肺"二字，含有使肺胀患者因病而扩张的肺叶得以收缩，如此则一张一弛，重新恢复其呼吸功能之意。用皱肺丸治肺胀，不仅药名的效用形象、生动、贴切，其疗效亦称满意。

〔王永炎．中国现代名中医医案精粹（第六集）．北京：人民卫生出版社，2010〕

六、温心阳止咳治心系内伤之外感咳嗽

樊某，女，56岁。2001年9月21日初诊。

着凉后咳嗽，痰多，夜间不能平卧1个月，曾有寒热，现热退咳存，咳大量白黏痰，双下肢不肿，咳嗽夜间重，平躺时重，疲乏欲寐。慢性支气管炎病史10年，肺气肿病史5年，冠心病病史、交界性心律不齐病史5年。舌淡红略暗，苔薄少津，脉沉

细结。

辨证：素体阳虚，心气不足，痰饮阻肺，复感寒邪，引动伏饮肺气上逆。

治法：温阳化饮，扶正达邪。

处方：炙麻黄6g，炮附子6g，细辛3g，生艾叶9g，党参10g，苏子10g，苏叶10g，炙甘草10g，黄芩12g，椒目6g，郁金10g，知母10g，金沸草15g，紫菀15g，熟大黄5g，赤芍12g，白芍12g，炒杏仁9g，百部10g，6剂，阴阳水煎，每日1剂。

二诊：9月28日。咳嗽减轻，仍是夜重或平卧时易诱发，痰量减少，仍有疲乏。舌略淡，苔薄，脉沉细。X线胸片示：双下肺纹理增多，符合慢支合并感染。症已减，病机仍存，加强扶正及泻肺之力，上方加减。

处方：椒目9g，黄芪15g，银杏肉10g，车前子10g（包），炙麻黄6g，炮附子6g，细辛3g，生艾叶10g，党参10g，苏子10g，苏叶10g，炙甘草10g，黄芩15g，郁金10g，知母10g，金沸草15g，紫菀15g，熟大黄5g，赤芍12g，白芍12g，炒杏仁9g，百部10g，6剂，阴阳水煎，每日1剂。

因国庆长假，上方6剂服完后，嘱服下方：

瓜蒌30g，象贝母15g，炒杏仁9g，黄芩15g，沙参15g，黄芪15g，百合15g，百部10g，当归15g，紫菀15g，丹参15g，6剂。

三诊：10月12日。咳嗽明显减轻，夜间能平卧入睡，痰量减少，略有喘息，偶有心慌，体力有改善，舌淡红，苔薄，脉沉细。外邪已除，仍气虚痰阻，治以益气化痰。

处方：黄芪20g，川贝母9g，瓜蒌30g，丹参15g，牛蒡子15g，紫菀15g，当归10g，炙甘草6g，黄芩15g，椒目9g，干姜9g，苏子15g，葶苈子15g，知母10g，炒杏仁9g，7剂。

后继以上方加减调治，患者病情平稳。

按语：《素问·咳论》云："五脏六腑皆令人咳，非独肺也。"本例咳嗽，属心系内伤基础上外感咳嗽，《黄帝内经》进一步具体阐述："心咳之状，咳则心痛，喉中介介如梗状，甚则咽肿，喉痹。"虽然提出了五脏六腑皆令人咳，但总的治法上仍"聚于胃，而关于肺也"。脾阳亏虚，所归肺之津液皆不能清，水精难以四补，不仅为生痰之本，又为咳嗽之源。肺居华盖之位，主气之清肃。或为风寒外感，或有痰热内干，更有久病成劳咳嗽不已，失于肃降，气因之上逆终成疾患。故本例患者素体脾阳虚损、心阳不足，肺系宿疾不愈，阳虚则内寒，复感寒邪，两寒相感，内外相合，一身诸阳尽衰，引动痰浊致肺气上逆而咳喘。故予炙甘草、黄芪、党参、椒目辛温脾阳，脾阳得助，心阳自盛，辅以车前子、黄芩、金沸草、炒杏仁、紫菀、百部等入肺之品对症以止咳喘，仲景谓"病痰饮者，当以温药和之"，而虚人外感，亦当扶正达邪，故以附子等药温通心阳，振奋一身阳气，以化痰浊寒邪，诸药相辅，以扶正散寒止咳。但患者本虚与标实并存，在温阳益气的同时，兼以化痰活血。初诊、二诊重点在温阳益气，待阳气渐复后，继以益气活血化痰缓调收功。

〔王永炎. 中国现代名中医医案精粹（第五集）. 北京：人民卫生出版社，2010〕

七、温阳补肾、纳气平喘治喘证

李某，男，60 岁。1994 年 1 月 1 日初诊。

有支气管哮喘病史 25 年，每因气候变化诱发。本次发作 1 日，自服氨茶碱片无效。刻下：痰鸣气喘，张口抬肩，气短不足以息，咳嗽无力，咳痰白黏，面色苍白，汗出肢冷。查体体温 36.1℃，两肺布满哮鸣音，舌质淡胖，苔白滑，脉沉细。

辨证：肾阳亏虚，肾不纳气。

治法：温阳补肾，纳气平喘。

处方：肉桂 6g，淫羊藿 12g，熟地黄 12g，当归 15g，细辛 3g，炙麻黄 6g，杏仁 10g，法半夏 12g，苏子 10g，五味子 6g，橘红 12g，炙甘草 6g。水煎服。

2 剂后痰鸣气喘减轻，再进 3 剂，诸症皆平。

按语：呼吸气出急促者，谓之喘急，若其喉间有声响者，谓之哮，仲景所谓"喉中水鸡声"是也，吴谦曰："气粗胸满不能布息而喘者，实邪也，而更痰稠便硬者，热邪也。气乏息微不能续息而喘者，虚邪也，若更痰饮清冷，寒邪也。"吴谦将哮病的病因归纳为热邪、实邪、虚邪和痰浊。本例患者因年高而复感外邪，素体肾阳不足，外邪乘虚侵袭肺系。肺主气，司呼吸，痰涎壅阻于肺，肺失宣降，则气机上逆而咳喘；痰涎壅盛，气机不畅而胸膈满闷；肾主纳气，肾不纳气，则喘促气短，甚则张口抬肩，动则尤甚。故本病的主要发病机制为肺失宣降并肾阳不足，气化不利痰浊内停，舌质淡胖，苔白滑，脉沉细等症皆可佐证。故其证之痰涎壅盛与肺，为标曰上实；肾阳不足于下，为本曰下虚。治之必降气祛痰，止咳平喘，上下兼顾，不失偏颇。《素问·脏气法时论》曰："肺苦气上逆，急食苦以泻之。"故以苏子、半夏、苦杏仁之苦以泻逆气也。肉桂、仙灵脾、熟地黄温补下元，金水相生，标本兼治，则咳喘自平。

〔罗和古．内科医案（上册）．北京：中国医药科技出版社，2005〕

八、温阳化痰、宣降肺气、止咳平喘治哮喘

于某，女，24 岁，未婚。2000 年 5 月 19 日初诊。

支气管哮喘病史 15 年，近 7 年来频繁发作，常发于午夜至凌晨之间，长期服用定喘止咳片，症状严重时使用喘康速喷雾剂及地塞米松、氨茶碱等静脉滴注。5 天前因受凉而宿疾又作，每于凌晨 2 ~ 3 时胸闷喘逆，不能平卧，咳吐大量白色泡沫痰，鼻塞流涕，喷嚏，汗出畏寒。刻下：喘息不甚，胸闷咳嗽，咳痰色白，鼻塞流涕，形寒肢冷，汗出纳差，舌淡红，苔白滑，脉细滑重按无力。

辨证：阳虚痰凝，肺失宣降。

治法：温阳化痰，宣降肺气，止咳平喘。

处方：阳和汤合三子养亲汤加减：熟地黄 15g，炙麻黄 4g，

肉桂 3g, 白芥子 10g, 炒苏子 10g, 莱菔子 10g, 桔梗 8g, 炙黄芪 40g, 煅龙骨 10g, 煅牡蛎 10g, 黄芩 10g, 全蝎 5g, 粉甘草 4g, 7 剂

二诊: 5 月 26 日。服药 3 剂咳喘大减, 定喘止咳片由 2 片减为 1 片; 7 剂后喘平, 汗出、咳嗽、咳痰诸症均较前为轻, 仍感腰背冷, 纳差, 续以前方化裁。

处方: 熟地黄 15g, 炙麻黄 4g, 肉桂 3g, 白芥子 10g, 炒苏子 10g, 莱菔子 10g, 炙黄芪 40g, 桔梗 8g, 煅龙骨 10g, 煅牡蛎 10g, 黄芩 10g, 巴戟天 8g, 仙灵脾 8g, 砂仁 3g, 粉甘草 4g, 7 剂。

服上方 7 剂后停定喘止咳片, 又服 7 剂, 诸症皆失, 舌淡红, 苔白, 脉细。转予益肺补肾, 扶正固本膏方 1 个月, 随访 1 年未有大发作。

按语: 咳喘日久, 肺肾两虚, 气不布津, 凝滞为痰, 肺失宣降, 夜半乃阴中之阴, 阳气当至不至, 寒痰蕴肺, 肺气上逆, 咳喘遂作。是证反复发作, 本虚标实, 治当温阳化痰、止咳定喘为法。阳和汤虽为外科阴疽而设, 然冀其温阳化痰之功, 亦可补肾元之虚, 化肺中寒痰。初诊以阳和汤去鹿胶之腻、姜炭之燥, 合三子养亲汤以助降气化痰平喘治标之力, 再加煅龙骨、煅牡蛎镇逆平喘, 敛汗固表; 黄芪益气补肺, 固表止汗; 全蝎搜风止痉, 桔梗助宣肺化痰之力, 黄芩制温药之燥。二诊寒痰渐化, 邪气已衰, 故加巴戟天、仙灵脾以助温阳益肾治本之功, 加砂仁理气醒胃以启化源。全方虚实并治, 标本兼顾, 刚柔相济, 滋而不腻, 温而不燥, 与久病虚实错杂之证甚合。俟标证渐失, 转以膏方补益肺肾, 扶正固本。综观本案治疗过程, 始终贯以温阳化痰之法, 同时针对阳虚与痰阻气逆的主次病机变化, 由降气化痰为主逐渐过渡到温阳固本为主, 法随证转, 方随法变, 宛若抽丝剥茧, 数年痼疾顽证应手而效。

〔王永炎. 中国现代名中医医案精粹 (第六集). 北京: 人民卫生出版社, 2010〕

九、温阳化饮、健脾祛湿化痰治咳嗽

范某，男，8个月。

咳嗽2个月，痰声辘辘，寐后汗多，纳谷不香，二便尚调，就诊前曾用青霉素、卡那霉素以及中药治疗，一直未愈。刻下：喉中仍痰声辘辘。形体虚胖，肌肉松弛，面㿠，四肢冷，舌质淡，苔薄白、湿润，脉软，两肺满布痰鸣音。

辨证：脾阳不足，脾虚运化失司，泛痰上贮于肺。

治法：温阳化饮，健脾祛湿化痰。

处方：附子5g（先煎），茯苓10g，桂枝5g，白术10g，陈皮5g，姜半夏10g，制南星10g，白芥子3g，竹节白附子5g（先煎），甘草5g。4剂。

二诊：咳减，喉中痰声已消，苔脉如前，上方合度，再予原方4剂。

三诊：咳停，汗减，四肢已暖，苔薄，脉缓。邪去六七，改予健脾化痰。

处方：党参10g，白术10g，茯苓10g，陈皮5g，姜半夏10g，麻黄根10g，甘草5g。5剂。

按语：湿痰者，因小儿过食生冷、油腻之物，有伤脾胃，遂致脾土虚弱，不能运化而成痰湿，脾虚不运，故懒食；脾主四肢，故倦怠嗜卧；故方以苓桂术甘汤化裁而来。茯苓淡渗利湿，遂饮出下窍，因利而去，故用之为君药。桂枝通阳输水走皮毛，从汗而解，故以为臣。白术燥湿，佐茯苓消痰以除满，甘草补中，佐桂枝健脾土以制水邪也。赵良注曰："夫短气有微饮，此水饮停蓄，呼吸不利而然也。"本例首方中加用附子、白芥子、禹白附、陈皮、半夏，取三子养亲合二陈汤之意，温中阳而又化寒饮。然《黄帝内经》有云："小毒治病，十去其八，无毒治病，十去其九。"故其病稍有好转，根据小儿"脾常不足"则去攻逐痰饮之物，主以调养脾胃、健脾化痰，以异功散加减，病必除之。

〔罗和古．儿科医案．北京：中国医药科技出版社，2004〕

十、温阳化饮治咳嗽

邓某，女，64 岁，已婚。1998 年 12 月 10 日初诊。

咳嗽频作，痰多而稀 2 个月余。因左侧乳腺癌术后化疗而致放射性肺炎。咳嗽较甚，痰多清稀，绵绵不断，精神差，二便正常，纳食尚可。面色无华，少气懒言，舌淡，苔薄白，脉细。

辨证：痰饮上犯，肺失宣降。

治法：温阳化饮。

处方：茯苓 15g，干姜 15g，甘草 10g，五味子 15g，细辛 3g，法半夏 15g，杏仁 10g，白芥子 10g，苏子 10g，前胡 30g，川贝 15g。2 剂。

二诊：12 月 15 日。服药 2 剂后，咳嗽减轻，痰量明显减少，舌脉同前。效不更方，上方继用。

连续服上方 2 个月余，咳嗽、咳痰基本消失，精神大好。

按语：患者因乳腺癌放疗，放射线作为外邪直中于肺，致肺宣降功能失调，肺为水上之源，宣降失常，水湿内停，上干于肺，则为咳、为痰，属"痰饮"范畴。"病痰饮者当以温药和之。"予以苓甘五味姜辛半仁汤加减正合此意。肺宣降功能失调，故表现为咳嗽呼吸气促不得卧，久病多属于"痰饮"范畴，若新病兼形寒肢冷，仲景提出应以小青龙汤汗之，以散内饮外寒，但小青龙汤辛温大散，惟有"有余之人"宜之，若施加于不足之人，辛热更伤阴也，故独取小青龙汤中"姜辛夏"配伍之法，使寒与水俱从汗解，佐半夏逐痰饮，以清不尽之饮，佐五味子收肺气，以敛耗伤之气。辅以杏仁、前胡、苏子、川贝母等化痰止咳之品以共奏温阳化饮之功。有医者言外邪（放射线）多伤肺阴，故治当以滋阴清热之法，况且痰饮其脉当弦何以细也？答曰诊病者当明"舍证取脉"或"舍脉取证"之辨，其人症状为痰饮上犯，肺失宣降，虽外邪易伤肺阴，但本例患者饮邪不除则咳喘不解，况仲景曰："肺饮不弦，但苦喘短气。"若一味滋阴清热必使咳嗽越甚、痰量越多，诊者当辨明证型加以施治。

〔王永炎．中国现代名中医医案精粹（第六集）．北京：人民卫生出版社，2010〕

十一、温阳健脾、化湿祛痰治哮喘

张某，女，56 岁。1996 年 8 月 20 日初诊。

哮喘40 余年，加重 1 年。四季反复发作，近日哮喘夜间发作，伴感胸闷不适，痰多，色白，质黏，四肢困重，畏寒，纳呆，大便溏薄。舌淡胖，质偏暗，苔白腻，脉细。

辨证：脾胃虚寒，痰湿阻肺。

治法：健脾温中，化痰平喘。

处方：熟附块 9g，川桂枝 6g，赤芍 18g，白芍 18g，细辛 4.5g，厚朴4.5g，青陈皮 9g，姜竹茹 9g，吴茱萸 4.5g，荜澄茄 9g，谷麦芽 9g，焦六曲 9g，嫩射干 12g，胡颓子叶 9g，煨木香 9g，仙灵脾 12g，炙甘草 9g。7 剂。

二诊：8 月 27 日。胸闷痰多明显好转，胃纳渐增，大便次数减少。原方去嫩射干、胡颓子叶，加茯苓 12g，炒白术 15g，再进 14 剂。

三诊：夜间喘平，胸闷痰多缓解，精神振作。守方14 剂。继续中药巩固治疗半年，哮喘未作，病情稳定。

按语：本例为痰湿体质哮喘患者，吴谦曰："多而易出，是湿痰属脾也。"程应旄曰："阳之动始于温，温气得而谷精运，若脾胃阳气亏虚，则中期失于主宰，膻中无发宣之用，六腑无洒陈之功，犹如釜薪失焰，故下致清谷，上失滋味，五脏凌夺，诸证所由来也。"该型哮喘患者大多病期较长，哮喘发作时轻时重，缠绵难愈。且常伴有胸闷不适、身重乏力、口淡乏味、胃纳不振、泛恶欲吐、大便溏薄症状，舌苔呈白腻，舌体淡胖，脉濡细。这类患者往往脾胃本虚，运化无力，饮食不归正化，湿从内生；又不耐饮食之寒湿生冷相侵，内外湿相聚，凝集成痰，上阻于肺，形成了脾胃虚寒、痰湿阻肺的证候特点。"脾为生痰之源，肺为贮痰之器"，痰性胶固，湿性黏滞，痰湿形成，每多迁延难却。故治之必用健脾温中、化痰平喘之法，邵师在治疗这种体质的患者时，无论是在哮喘发作期还是缓解期都加入健脾化湿、和胃利湿之品，故重用苍术如青陈皮、姜半夏、苍白术、姜竹茹、厚朴、吴茱萸、荜澄茄、焦六曲。若寒湿日久难化，则酌加温阳散寒之品，如附子、肉桂之类，以助除湿之功。

〔王永炎. 中国现代名中医医案精粹（第五集）. 北京：人民卫生出版社，2010〕

十二、温阳蠲饮、活血平喘治喘肿

王某，男，54岁，已婚。1997年3月1日初诊。

反复咳嗽30余年，加重3个月。每年冬季发病为多。3个月前因受寒诱发，经用抗生素、解痉平喘药等效果不佳。频咳喘息，甚时不得平卧，吐痰色白，厚黏如胶，量多，畏寒背冷，口干不欲饮，纳差便少。神清，气急，面色晦暗，唇色暗紫，两下肢水肿，舌暗，苔白腻，脉沉细数。

辨证：肺肾阳虚，寒饮内停；心阳不振，痰瘀交阻。

治法：温阳蠲饮，活血平喘。

处方：熟附块9g，黄荆子12g，赤芍18g，白芍18g，川桂枝9g，细辛6g，丹参12g，川芎9g，石菖蒲9g，茯苓9g，车前草12g，陈葫芦30g，紫菀9g，款冬花12g，鸡内金4.5g，7剂。

二诊：3月8日。药后气喘稍平，畏寒减轻，余症同前。舌暗，苔白腻，脉沉细数。再以原方去紫菀、款冬花，加补骨脂15g，鹅管石15g，继服7剂。

三诊：3月15日。药后喘肿减轻，痰质转稀，咳吐已畅。纳有增加，大便尚调。再以原方加巴戟天15g，服用14剂。

患者坚持服药达2年余，症状逐年减轻。

按语：本例"喘肿"久病三十载，遇寒发作。寒饮内伏，伤阳凝血，痰瘀交阻，病成痼疾。《黄帝内经》曰："卫气之在身也，常然并脉循分肉行，阴阳相随，何病之有？若其人内伤七情，外感六气，饮食失节，劳役过度，则正邪相攻，荣卫失和。"卫气与风寒之邪客于脉中留在分肉则为肿胀。寒，非温不化；饮，非利不去；瘀，非通不散。喘肿者，其标在肺，其制在脾，其本在肾。尤在泾曰："卧则喘息有音，此肿胀，乃气壅于上。宜用古人开鬼门之法，以治肺通表。"故方用川桂枝、细辛、黄荆子、紫菀、款冬花等"宣肺"；命门阳衰，脾失温养，不克健运，食入则胀，法当温补中下二焦。熟附块、补骨脂、巴戟天、车前草、陈葫芦等"温肾"；茯苓、鸡内金等"健脾"，以通利三焦、祛痰逐饮。"久病入络""久病必有瘀"，细辛、丹参、川芎、石菖蒲可温通心阳，通络活血化瘀。标本兼治，获取全效。

〔王永炎. 中国现代名中医医案精粹（第五集）. 北京：人民卫生出版社，2010〕

十三、温阳培本、兼疏表邪治阳虚感冒

杨某，女，34 岁，已婚。1987 年 10 月 15 日初诊。

感冒 5 天，咽红干痛，患者 5 年来因人工流产后身体日虚，手足不温，畏寒近暖，颇易感冒。近几日又发寒热，鼻塞咳嗽，体痛脉浮。初服荆防之剂而见汗出，然汗后恶寒反甚，背冷尤显，且口咽干燥。某医再诊以银翘合白虎，加重剂板蓝根，3 剂后表证未解，反致咽红干痛，食不得入。就诊时自述背冷如冰，咽干而痛，身楚鼻塞等表证如故。详察其恶寒乃畏寒厚衣，身肢俱冷，口干而不渴。面色苍白，舌淡胖大，苔薄白而滑，脉濡弱。

辨证：阳虚之体感受风寒，误用温燥重伤气阴，以致寒盛于内，格阳于上，发为真寒假热之证。

治法：温阳培本，引火归原，兼疏表邪。

处方：炮附子 10g，上肉桂 5g，生黄芪 25g，台党参 15g，炒白术 15g，北防风 6g，紫苏叶 6g。2 剂。

二诊：表证已解，咽中干痛尽除，续用温补之剂调治而愈。

按语：太阳中风，本当解肌，若大发其汗，如水流漓，因而

遂漏不止。其人必腠理大开，表阳不固，故恶风也。津液伤于内，膀胱津少，必有小便难也。津液伤于外，复加风邪，身肢俱冷，故本例阳虚感寒，初起误用温散伤阳夺液，再诊未识假热，重剂寒凉折伤中阳，津液不能升濡于上，致有寒盛格阳之假热。表现为格阳于上，真寒假热之象，治之必于固阳敛液中加用和营卫解风邪之品。方用再造散加减助阳解表，加肉桂以增引火归原之力，诸药使阳气振奋、清津得升，且能托邪外出而收效。细细品之，此阳气与阴液两亡，复加外风袭之，本例再造加肉桂之意与真武证有细微差别：真武汤是救里寒亡阳之失，急于回阳者；而本方是救阳虚兼表证恶风之失，急于温经是也。

〔王永炎. 中国现代名中医医案精粹（第五集）. 北京：人民卫生出版社，2010〕

十四、温阳行水、养心宣肺治水气凌心

案例一

董某，女，56岁。1963年12月28日初诊。

经常咳嗽气喘，已历20余年，屡治均未见效。最近3日，咳嗽气急，吐白色泡沫痰，卧床不起，不能平卧，夜间尤重，食欲减退，上腹胀满，口渴不欲饮。经西医检查诊断为高血压性心脏病、Ⅲ度心力衰竭、甲状腺腺瘤、双侧胸腔积液。

诊查：患者咳促日久，形瘦神惫，不得卧，动则喘息更甚，咳声低弱，吐白色泡沫痰，夜间咳喘加重，心悸纳呆，心下痞满，食后尤甚，口渴不欲饮，小溲不利，夜寐不安。脉象细数无力，舌苔薄白、质淡。

辨证：肾者气之根，命门之所在，下元不固则气不摄纳，动则喘息更甚；肾阳虚衰，水无所主，水气上逆，上凌心肺，致使肺气失降，而症见喘咳心悸，不得平卧；溲少肢肿说明心阳亦衰。正如《素问·逆调论》所云："不得卧，卧则喘者，是水气之客也。"

治法：温阳行水，养心宣肺。

处方：真武汤合生脉散合越婢加术汤加减：黑附片9g，杭芍12g，生姜9g，大枣5枚（擘），党参18g，麦冬12g，五味子6g，鲜白茅根60g，生石膏15g，麻黄4.5g，甘草9g，云苓15g，白术9g。

二诊：配合吸氧，上方药服2剂后，喘咳气短悉减，睡眠好转，夜间阵发性呼吸困难减轻，但仍胸胁满闷，血压170/120mm-Hg。前方加入 苏木12g，枳壳6g，龙骨15g，牡蛎15g，活血理气镇摄。

三诊：入院后第19天已不喘，活动如常，心率减为90次/分，一般情况较好；仍有胃脘作胀，头痛，心下痞硬，血压180/130mmHg。故改用通阳宣痹、利湿化痰之品。

处方：全瓜蒌30g，薤白12g，半夏12g，云苓12g，陈皮9g，枳实6g，竹茹12g，丹参12g，杜仲12g，桑寄生30g，牛膝12g。

四诊：前方药服2剂后，患者感冒，头痛项强，胁下苦满，改用和解之剂。

处方：桑寄生30g，钩藤12g，白薇12g，菊花12g，柴胡12g，葛根18g，半夏9g，枳壳6g，杭芍9g，甘草6g。

五诊：服前方2剂后，表证已解，亦无心悸气短、胸痞等症，已能起床活动，欲思饮食。胸部X线摄片：心影较前缩小，肺淤血征减轻，胸腔积液消失。肝由肋下5cm缩小为2cm，心率75次/分，律齐，说明心衰已控制。故出院返家疗养。

案例二

邓某，女，48岁。1963年6月15日初诊。

水肿已半年，1周来加重而入院。患者于1961年1月感冒后，开始咳嗽气短，下肢水肿，经治疗后好转，但常心悸。2个月前症状又加重，动则心悸气短，下肢逐渐水肿，心下痞满，咳嗽吐白痰，尿少。经西医检查，诊断为慢性气管炎、阻塞性肺气肿、慢性肺源性心脏病，心力衰竭Ⅲ度。

辨证：心肾阳虚，痰湿阻遏，肺气壅塞。

治法：宜温阳宣肺，豁痰利湿。

处方：附子 6g，杭芍 9g，白术 9g，云苓 12g，甘草 9g，麻黄 3g，生石膏 12g，生姜 9g，杏仁 9g，白茅根 30g，车前子 15g（包），大枣 5 枚（擘）。

上方药服 3 剂后，尿量显著增加，每日达 1500～1900mL，下肢水肿明显减退。用药至第 5 剂后肿退，仅小腿略肿，咳嗽减轻，故上方加入宽胸理气之品：厚朴 6g，陈皮 6g。服药至第 6 剂后，水肿消失，心率减慢，两肺底可闻及湿性啰音；考虑还有胸闷咳嗽气短等症，上方去白茅根、厚朴、车前子，加入止咳降气之苏子 9g。再服药 5 剂后咳嗽已止，仅微有气喘，心下稍有痞满，又以厚朴麻黄汤清肺泻热、豁痰平喘。服药 1 周后，诸症均除，心率 83 次/分，食纳正常，二便自调，故出院返家。

按语：仲景在《金匮要略》中记载："心水者，其人身重而少气，不得卧，烦而躁，其人阴肿。"心为五脏之主，统率一身血脉，若邪犯心脉，心系久病，老年脏虚，妊娠分娩等原因损伤心气，致脉道阻遏，心阳不振，则血凝水停，水气凌心，则形成"心水"，此两例西医诊断为充血性心力衰竭，中医认为是水气凌心。凌，侵犯的意思。由于脾肾阳虚，气化障碍，水液停留体内，不能正常排泄，产生痰饮、水肿等水气病。水气上逆，停聚胸膈影响心阳时，可致心阳不振、心神不宁，出现心悸、气促等症状。治宜温阳益气、宁心涤饮。两例的病机与症状虽不相同，但治疗时均采用温阳利水合开鬼门（即宣肺透邪）之法，即仲景所言"诸有水者，腰以下肿，当利小便，腰以上肿，当发汗乃愈"。以真武汤合越婢汤加减奏效。不同的是，前者为心阳衰弱，阳虚水逆，上凌心肺，肺气不宣之证，故于方中加生脉散以养心扶正；而后者为心肾阳虚、痰湿阻遏、肺气壅塞之候，故方中加杏仁、车前子以增化痰利湿之力。临床参考，当细分辨。

〔王永炎．中国现代名中医医案精粹（第二集）．北京：人民卫生出版社，2010〕

十五、温养气血、纳气化饮治哮喘

王某，女，25 岁，社员。1971 年 6 月 7 日初诊。

哮喘经常发作，发时气不接续，动则更甚。畏寒恶风，少腹隐痛，时觉心悸。脉沉细，苔白。

辨证：肾不纳气，阳虚水泛。

治法：温养气血，纳气化饮。

处方：桂枝 6g，炒白芍 9g，炙甘草 6g，生姜 4 片，大枣 5 枚，龙骨 15g，牡蛎 24g，党参 12g，黄芪 15g，炒白术 9g，茯苓 12g，干姜 3g，5 剂。

二诊：服药后哮喘渐平，心悸好转，少腹不痛，诸症大减，又以本方再服 5 剂而安。同年 10 月患者又发哮喘，仍投本方加减而获效。

按语：仲景立"桂枝加龙骨牡蛎汤"主治虚劳失精，是方以桂枝加龙骨牡蛎汤温养气血、调和营卫，以降冲逆。这正体现了中医"异病同治"之道理，究其原因，在于病机的一致性：仲景所论其病机为"阴阳两虚"，《金匮要略》中记载："脉沉小迟，名脱气，其人疾行则喘渴，手足逆寒，腹满，甚则溏泻，食不化也。"吴谦注曰："此脾、肺、肾三经俱病也。肺主气，气为阳，沉、小、迟皆为阳气虚衰之脉，故为脱气。疾行则喘渴，以肺主出气，而肾主纳气，为生气之源，呼吸之门，若真元耗损，则气虚不能续息，肺无所出，肾无所纳，故喘渴，此肺肾病也。腹满者，脾经入腹，气虚中满也。"故用参、芪、术补养元气，气足则喘自平。干姜、茯苓则为标本兼治之品，既可温阳，又可化饮。沈仲圭评：哮喘虚证属命门火衰者，有破故纸胡桃肉蜜调酒服之方；属肝肾亏损，脉细微者，有贞元饮；肺肾两虚者，有人参蛤蚧散；肾阴虚损，面赤足冷，脉细舌红者，宜七味都气丸。今以桂枝加龙牡汤合参、芪、术、苓、姜治喘，别具巧思，堪供临床医家借鉴。

〔王永炎. 中国现代名中医医案精粹（第六集）. 北京：人

民卫生出版社，2010〕

十六、温中健脾、清肺化痰止咳治肺胀

杜某，女，86 岁。2002 年 9 月 19 日初诊。

咳嗽、咳痰 20 余日。自 8 月下旬开始出现咳嗽、咳黄稠痰，在北京某医院住院治疗，诊断为：左下肺炎，慢性阻塞性肺病急性加重期Ⅱ型呼衰，慢性肺源性心脏病失代偿期，心功能Ⅳ级，高血压Ⅱ期（极高危组），慢性咽炎，胆囊切除术后，脂肪肝病史。血压 160/95mmHg。刻下：咳大量白色黏痰，咳嗽，纳少怕冷，眠差，夜间不能平卧，双下肢不肿，舌淡暗，苔薄黄白腻，脉细滑，沉取无力。

辨证：心肾阳虚复感外邪而发为太少两感，外邪引动伏邪兼有郁热壅塞于肺。

治法：温阳益气化饮，兼以清热化痰泻肺止咳。

处方：炮附子 5g（先煎），炙麻黄 5g，细辛 2g，煅龙骨 20g，煅牡蛎 20g，车前子 10g（包），天竺黄 9g，葶苈子 12g，黄芩 15g，黄芪 15g，知母 10g，枳壳 15g。7 剂。

二诊：9 月 26 日。药后痰减，咳嗽，咳白痰，怕冷，眠可，夜间可平卧，夜间流涎，纳少，咽中不适，大便 5~6 日一行，血压 115/70mmHg，轮椅推入。舌暗苔略水滑，舌下瘀络重。方药中的，继以前法加减。

上方加熟大黄 3g，12 剂。

三诊：10 月 17 日。药后咳喘明显缓解，可平卧睡觉，仍气短乏力、大便干，纳呆，偶有恶心。查血压 120/80mmHg。

上方改熟大黄为 5g，加生白术 15g，焦三仙 15g（各），茯苓 15g，肉苁蓉 30g。7 剂。

四诊：11 月 7 日。痰量大减，纳寐可，夜能安然平卧，大便偏干，2~3 日一行，活动后气短，舌暗，苔略黄，脉弦细。查血压 150/95mmHg。

上方改熟大黄 6g，加生地黄 15g，7 剂。

服上药后夜卧安，偶咳嗽，咳少量白黏痰，纳增，大便基本畅通，肺胀进入稳定期。

按语：本例肺胀，缘于年老体衰，肺系宿疾不愈，肺病日久及脾及肾。脾肾阳虚，水液饮食不化，则留痰生饮；心阳不振，血行不利，停而为瘀，痰瘀互结阻于气道肺络。心肾阳虚于内，外邪引动伏痰夹瘀血化热阻于肺而发本证。初诊予仲景少阴寒化证主方麻黄附子细辛汤以温通太少二经，佐以黄芪补益肺气，煅龙牡助肾纳气以治本；车前子、天竺黄、葶苈子、黄芩、知母、枳壳清热化痰利饮以泻肺治标。全方寒热并用，各有所主，故能奏效。肺与大肠相表里，痰饮瘀阻于肺，大肠传导失司，出现大便干结，5～6日一行，故二诊加入熟大黄通腑，肺肠同治；三诊更加入生白术、焦三仙、茯苓、肉苁蓉以温中健脾通便，突出了扶助正气的重要性。整个治疗过程体现了标本兼顾的原则，故能尽愈其病。

〔王永炎. 中国现代名中医医案精粹（第五集）. 北京：人民卫生出版社，2010〕

十七、温肺化湿、益气降浊治小儿迁延性肺炎

钱某，男，3岁。

肺炎反复发作8个月，数次使用抗生素和麻杏石甘汤制剂治疗缓解，本次发病严重，抗生素治疗效果不明显，西医给予激素治疗，病情日益加重而前来治疗。刻下：气息低微，咳嗽多涎，形体瘦弱，纳少便溏，畏寒，四肢末端发凉，舌淡，苔白水滑，脉沉细弦，指纹沉淡。

辨证：小儿稚阳之体，受邪之后易虚易实，肺之体属阴，功能属阳，外邪情志等因素损伤了肺阴亦伤及肺阳，见气息低微，咳嗽多涎，形体瘦弱。子病及母脾阳亦有损伤，小儿肺脾常不足，故见纳少便溏，畏寒，四肢末端发凉，舌淡，苔白水滑，脉沉细弦，指纹沉淡。虚阳外越，通调失司故发热。

处方：制附子5g，干姜5g，莱菔子15g，白芥子5g，桔梗

5g，茯苓 30g，白参 10g，甘草 5g。

按语：《金匮要略·肺痿肺痈咳嗽上气病脉证治》曰："肺痿吐涎沫而不咳者，其人不渴，必遗尿，小便数。所以然者，以上虚不能制下故也。此为肺中冷，心眩，多涎唾，甘草干姜汤以温之。"吴谦注曰："所以然者，以上焦阳虚，不能制约下焦阴水，下焦之水泛上而唾涎沫，用甘草干姜汤以温散肺之寒饮也。"小儿稚阳之体，受邪之后易虚易实，肺之体属阴，功能属阳，外邪情志等因素损伤了肺阴亦伤及肺阳，见气息低微，咳嗽多涎，形体瘦弱。子病及母脾阳亦有损伤，小儿肺脾常不足，故见纳少便溏，畏寒，四肢末端发凉，舌淡，苔白水滑，脉沉细弦，指纹沉淡。因此虚阳外越，通调失司故发热。肺阳受损则不能化水为雾，别浊下输，致湿邪侵袭，外邪稽留不去，故身热不退，反复发作，故以姜、草、参、附、桔救肺回阳；莱菔、芥、苓降浊利水。阳复湿去，疾病自消。患儿服药后见熟睡少醒，此为阴去阳会，正气虚极渐复之佳兆。

〔赵士魁．医肺温阳法的临床运用．中医药学报，1985，(05)：53〕

十八、培土生金法治哮喘

杨某，女，32 岁，工人。

6 年前初患哮喘，当时虽治愈，但以后每年因感冒，受凉而病发，多用氨茶碱等药物暂时缓解。今夏劳作犯疾，先后 6 次在不同医院治疗，服药 80 余剂偏于降气之剂，病情未见改善反而加重。咳嗽无力，短气难吸，吸多呼少，语言低微，讲话则咳且伴有哑声矢气，咳痰白黏，量少难出，倚思不卧数月之久，胸脘胀闷，纳差，口干渴，饮水不多，形体消瘦，耳目微张，舌淡无苔，中有波状干裂深痕，脉濡细右甚。

辨证：肺主肃降，然并非不升只降，而是亦升亦降，正如《黄帝内经》所云"升降出入，无器不有"。因此，气逆不降之喘，以苏子降气汤治疗，气陷不升之喘以升陷汤治疗，本例患者因劳力发病，为"劳则气耗"，气虚之体妄用降气之品攻伐，肺病未除，脾气先陷，所以病情日益严重，根据《黄帝内经》"陷者举之""损则益之"，以补中益气汤加减，温脾益肺，力促其清阳升，浊阴降，升降自如。

处方：黄芪 50g，桔梗 20g，升麻 5g，柴胡 10g，山药 50g，白参 10g，五味子 15g，制附子 25g，陈皮 10g，甘草 10g。水煎服，每日 2 剂，分 6~8 次服用。

按语：脾属土，肺属金，根据五行生克关系，肺之所以能够正常发挥其呼吸、温煦、肃降等应有功能，多有赖于脾为其输布津液，若脾胃虚寒，纳少乏源，欲输无物，肺失所养，阳气日衰，或纳谷虽多，不能运化，清阳不升，统摄无权，三种病机都能导致肺部疾病的发生，因此虽病在肺，却不直接治肺，而是遵照"虚则补其母"，母强则子壮是也。肺主肃降，然并非不升只降，而是亦升亦降，正如《黄帝内经》所云"升降出入，无器不有"。因此，气逆不降之喘，以苏子降气汤治疗，气陷不升之喘以升陷汤治疗，本例患者因劳力发病，"劳则气耗"气虚之体妄用降气之品攻伐，肺病未除，脾气先陷，所以病情日益严重，根据《黄帝内经》"陷者举之""损则益之"，以补中益气汤加减，温脾益肺，力促其清阳升，浊阴降，升降自如，故效果明显。

〔赵士魁. 医肺温阳法的临床运用. 中医药学报，1985，(5)：53〕

十九、温肾升津、润肺解毒治肺脓肿

孙某，男，41 岁，工人。

因重感冒引起肺化脓半年。罹患此疾住院治疗，初期有效，以后渐加重，遂转至省级医院治疗，使用抗生素类药物及百合固金汤等中药治疗 2 个月余，其炎性病灶、空洞等在影像学检查时反而增大扩张，为此医生建议切除左肺，患者不从而出院，1980年 4 月 16 日，来院治疗。刻下：胸痛，咳吐脓血如米粥，量大味

腐臭，口鼻气热，干渴，饮一溲一，下肢凉，畏冷，形体消瘦，肌肤粗糙舌暗无苔，脉细弱而迟。病属肺痈。

处方：乌药 20g，补骨脂 20g，制附子 20g，枸杞子 30g，山药 50g，熟地黄 50g，败酱草 20g，桔梗 15g，甘草 10g。水煎频服。

按语：痈虽属阳，但不尽然，且阴阳互易，脓未成应着重清肺消痈，脓已成需排脓消痈，如仲景先师治痈既有大黄牡丹皮汤之实火证，也有"其身甲错，腹皮急，按之濡如肿状，腹无积聚，身无热，脉数"的薏苡附子败酱散之虚寒证。对于肺痈脓已成的病机可归纳为阳气不足，痈脓未溃，余毒未清，体虚邪恋。分析其内在原因是肺为娇脏，不耐寒热湿燥等侵袭，一旦染病，其变化较其他脏腑更加迅速，此患者的肺痈已经转化而至"阴燥"。阴无阳不化，燥非津不濡，故投以上温润之法，既能化险为夷，且又能促进全身康复。肺娇喜润，有赖于肾水的滋养而朝百脉。肺主行气，得肾纳气始能呼吸自如。因而，肾阳若虚衰，不能濡养上焦，失于纳气，肺之功能也会紊乱，所以对其证候采用温肾益肺之法。

〔赵士魁．医肺温阳法的临床运用．中医药学报，1985，(5)：53〕

二十、温肝濡肺、益气祛邪治肺结核

籍某，女，27 岁，医师。

咳嗽胸痛 1 个月，患者既往有肝炎病史，前日体检确诊为双肺上、中为浸润性肺结核。刻下：咳痰质黏量少，夹杂暗红色血丝，脘腹胀闷，口苦咽干，饮食量少，背寒腰酸，手足不温，经水 4 个月未行，其颜面青色晦暗，形体瘦弱，舌暗红，中央裂纹，左侧无舌苔，右侧舌苔薄白，脉沉细弦

处方：黄芪 40g，桂枝 20g，柴胡 5g，青皮 15g，香附 15g，木瓜 40g，紫菀 20g，党参 30g，桔梗 10g，炙甘草 10g。水煎服，每日 1 次。

按语：《黄帝内经》曰："五脏六腑皆令人咳，非独肺也。"描述咳则两胁痛，甚则不可以转动者为"肝咳"。《素问·咳论》曰："肝咳之状，咳则两胁下痛，甚则不可以转，转则两胠下满。"《诸病源候论·咳嗽诸病候》曰："肝咳，咳而引胁下痛是也。"诚然，肺部其他疾患，确非皆出于肺肝心脾肾等，亦是累其致病之源，肝火久旺，尤其是肝郁有年，往往由阳亢转化为肝阳虚，则进一步侮肺引起肺痨、咳喘等，因此不宜直接益肺而是以煦木宁金之法。此例肝病新愈，阳气未得全复，痨虫则乘虚而入，既往之治，未能认清病机，仅以治痨则独医肺之常，欲除肝虚为主因之变，弃重就轻，故久治不愈，观其证乃肝阳虚衰、侮肺致痨，法当温肝濡肺、益气祛邪，因此初用温肝汤，配以紫菀、白参、桔梗润肺为辅，药后待肝阳渐回，则易法医肺救痨。

〔赵士魁．医肺温阳法的临床运用．中医药学报，1985，(5)：53〕

二十一、温心运血、逐瘀利肺治肺痿

赵某，女，67岁，农民。

心前区疼痛1个月，上月因雨淋突发胸痛，医院检查为"冠心病心绞痛"合并"肺不张"。住院治疗3周，用止痛、化痰、利气及补液等方法初期治疗有效，后日渐加重而转院求诊。刻下：心区隐痛，胸右侧时闷时痛，牵引至后背，入夜疼痛加剧，加剧时咳吐白色黏痰，量少不畅，其中夹杂紫色血块，手足发凉，身寒畏冷，口干不渴，纳少，面色晦暗，口唇发绀，呼吸急促，舌暗少苔边有瘀斑，心脏听诊心音弱而缓，脉沉细迟。

处方：制附子30g，党参30g，干姜10g，甘草10g，当归30g，川芎10g，赤芍10g，柴胡10g，桔梗15g，枳壳15g。水煎服，每日1剂，昼夜均3次温服。

按语：此妇人年高体衰，暴受雨淋之寒，引动内虚，乃两因之患，所以病情急迫严重，此系心阳虚衰，血瘀气滞，肺窍受阻，宜温心运血、逐瘀利肺。"寒伤血"，血通心，心受寒则血瘀气滞而闭肺；肺受痹则收引不张而阻血，血气互结，故心肺同病。但相比之下，心为君主，肺为相傅。因此，用四逆加当归，重在宗心运血，配芎、芍、柴、桔、枳逐瘀疏气兼利其肺，其急立解。心主血，并助肺行气，肺主气，且助心行血，血气互佐，昼夜循环，荣百脉，润全身，以保证机体之健康生存。然心阳若衰，主血无权，血行不畅，其影响气的循环，故往往导致疾病发生，据此，惟以温心利肺之法除之。

〔赵士魁. 医肺温阳法的临床运用. 中医药学报，1985，(5)：53〕

二十二、温肾健脾、肃肺化痰治喘证

陈某，男，72 岁。1998 年 12 月 6 日初诊。

咳嗽胸痛 2 天，既往有慢性咳嗽病史 20 余年，经常反复咳嗽、气喘、双足踝部水肿，于 2 天前因着凉，突然心悸，气喘加剧，呼多吸少，气不得续，动得喘甚，肿势益甚，延及大腿，按之凹陷，咳嗽痰多，咳痰不爽，四末不温，面青，尿少，脉沉细，苔厚腻，舌质暗。西医诊断为肺心病。

处方：茯苓 12g，芍药 9g，白术 6g，炮附子 9g，杏仁 15g，法半夏 15g，生姜 9g，炙黄芪 15g，水蛭 20g，葶苈子 10g，大枣 7枚，炙麻黄 6g。水煎服，日 1 剂。

服药 2 剂后心悸明显好转，上药加减再服 30 余剂，诸症悉除。药后改服附子理中丸温肾健脾，资以调理，以善其后。

按语：其人素体虚弱，正气不充，又外感寒邪，脾肺阳气受损，故见四末不温、咳嗽痰多；咳痰不爽，肺虚及肾，气失摄纳，故呼多吸少，动则喘甚；阳虚气不化水则水肿，肾阳虚衰，不能温养于外则肢冷、面青；久病水气上犯心胸以致心下悸。脾肾阳虚，气不摄纳，水浊泛滥，肺失肃降。总体为正虚邪盛，治宜温肾健脾以利水，肃肺化痰以平喘。本例系久病，真武汤缘水之所主在肾，今肾脾之阳俱衰，寒水泛溢忘形，故方中以温壮肾阳之峻药炮附子为君，合白术双健脾肾、运化水饮，伍云苓健脾渗利兼宁心，生姜散水气兼降逆，白芍制附子、姜等辛燥，用水蛭活血通络取"久病入络"之意，全方则补阳而不烈，顾阴而不敛邪。加葶苈大枣泻肺汤以泻肺行水下气平喘，加炙黄芪健脾益气以利水，加杏仁、法半夏、炙麻黄平喘化痰止咳。

〔罗卫东. 仲景温阳法临床应用举隅. 内蒙古中医药，2003，(S1)：36〕

二十三、温补肾阳、益气固正治肺源性心脏病

孙某，女，58 岁。

盗汗咳嗽 3 年。既往有肺结核、气管炎病史，经常低热，盗汗，咳嗽。近 3 年来，气喘加重，入冬尤甚，经西医院检查确诊为肺源性心脏病，久病缠绵，时轻时重，由于咳即遗尿而来院诊治。刻下：形体消瘦，咳吐白痰，自觉痰凉，咳即遗尿，浸湿棉裤，胸闷气喘，不能平卧，四肢欠温，舌质淡，苔白腻，脉沉细。

处方：熟地黄 24g，山萸肉 12g，山药 12g，陈皮 12g，半夏 12g，牡丹皮 9g，茯苓 9g，黄芪 30g，白术 15g，桂枝 4.5g，附子 4.5g。3 剂。

按语：肺主气司呼吸，肾主纳气又司二便，肺与肾在五行上又是金水相生之象，所以肾阳一损则肺失温煦，出现形体消瘦，咳吐白痰，自觉痰凉；肺气失于通调水道，反过来影响的肾司二便的功能导致咳而遗尿；又四诊合参诊为肾阳虚衰、气虚下陷，法以温补肾阳。此乃中阳虚衰，运化无权，土不生金则肺痿，肺痿失去肃降之力，不能通调水道，故咳而遗尿，病机为肺中虚冷，阳气不振，上虚不能制下也，乃甘草干姜汤证无疑。服药后，咳喘稍减，但饮食欠佳，余症同前。观其脉症在原方基础上加甘草、干姜各 30g。3 剂，遗尿、咳嗽均减轻，二诊时，原方增甘草为 60g，3 剂，症状基本控制，继用肾气丸加减调治。

〔许保华. 唐祖宣运用温阳法的经验. 世界中西医结合杂志，2008，3 (2)：72 - 73〕

第二节 温阳法在循环系统疾病中的应用

一、补气温阳强心、活血化湿利水治心力衰竭

庄某，男，66 岁，已婚，干部。2001 年 11 月 4 日初诊。

胸闷心悸，气喘乏力，脘腹膜胀，下肢水肿 4 个月余。西医诊断为"风湿性心脏病，心房纤颤，心力衰竭"。曾用"地高辛、双氢克尿噻等"治疗。病情未见好转，且有加重之趋势，而就诊。刻下：呈二尖瓣病容，面色晦暗，呼吸喘促，张口抬肩，语音低微、缓慢。腹部尚软但肝脾明显肿大。两下肢凹陷性水肿，舌质紫暗，有瘀斑，苔白厚腻，脉滑数、结代，强弱不等。患者40 年前曾患风湿性心脏病。

辨证：此属心气（阳）不足，鼓动无力，血脉运行不畅而流缓、瘀滞；水湿停滞不化而凌心、射肺。

治法：补气温阳强心，活血化湿利水。

处方：强心汤加减：制附片 10g，黄芪 30g，炒白术 20g，益母草 30g，北五加皮 10g，桂枝 10g，红花 10g，车前子 10g，桃仁 10g，泽兰 10g，丹参 15g，川芎 15g，薏苡仁 30g。3 剂。水煎服，每日 1 剂。

二诊：11 月 7 日。服药 3 剂，呼吸平稳、水肿减轻。原方去车前子，3 剂，水煎服，每日 1 剂。

三诊：11 月 11 日。诸症明显缓解，自觉体力倍增，11 月 7 日方去桂枝加党参 15g。北五加皮减为 5g，6 剂，水煎服，每日 1 剂。

按语：遵从以上治法，药物稍作增减，治疗月余，心衰控制，症状消失。吴师认为，本病属于怔忡、喘证范畴，以气虚、阳虚，血瘀、水停为主要病机。应用自拟之强心汤加减化裁，补气温阳强心、活血化湿利水。标本同治，收效颇著。

吴师一再强调用温阳强心之制附子，一定要先煎以减缓其毒

副作用。现代研究亦证实，制附片的强心作用不因久煮而减弱，其致心律失常的副作用，则因久煮而减弱或消失；用强心、利水、祛风湿之北五加皮治疗"风心衰"最为合拍。因其毒性与洋地黄类药物相似，故不可过量或长期服用。病情危重，当慎思酌处。

〔王永炎. 中国现代名中医医案精粹（第五集）. 北京：人民卫生出版社，2010〕

二、活血化瘀、益气温阳治胸痹心痛

余某，男，45 岁，干部。2001 年 3 月 8 日初诊。

既往 3 年，每年发生 2 次胸闷气紧，持续约 30 秒。去年出差迎风行走出现心前区不适，有紧缩感及压迫感，心率有时慢至每分钟 40 多次。2000 年在某院做冠状动脉造影：左前支主干中段约 80% 狭窄，诊断为冠心病。2001 年 1 月 7 日 ECG 心率 52 次/分，Ⅱ、$V_{3\sim5}$ 导联 ST 上斜形上移，T 波变尖；2001 年 1 月 21 日 24 小时动态心电图（HOLTER）示：窦性心律，偶发多频室性期前收缩（4 个/24h），最快心率 119 次/分，最慢 47 次/分（夜），56 次/分（昼）。无高血压、高血脂、高血糖，血压偏低。曾服络活喜、丽珠欣乐、舒降脂、抵克力得、安心脉、冠脉宁、硝酸甘油、复方丹参滴丸及麝香保心丸等药物，效果不显。

诊查：时有胸闷胸痛，持续几秒至半小时，短气，口干欲饮，近 2 日左侧前胸疼痛明显，手足有冷感，舌淡红苔薄白，脉弦。

诊断：胸痹。

辨证：气损及阳，心脉瘀阻。

治法：益气温阳，活血化瘀。

处方：党参 15g，黄芪 20g，白术 12g，桂枝 12g，仙灵脾 15g，巴戟天 12g，丹参 12g，川芎 12g，郁金 12g，红花 9g，制首乌 20g，甘草 9g，7 剂，每日 1 剂。

二诊：3 月 19 日。服药后胸闷及疼痛减轻，疼痛程度不剧烈，可以忍受，持续约 30 分钟。停服其他中西药物。

治法及方药同初诊，再进 7 剂，每剂服 2 天。

三诊：4 月 4 日。病情明显好转，已无胸痛。时有左胸发闷，持续时间不明确。眠食尚可。舌红苔薄白，脉弦，心率 76 次/分。

治疗及方药同初诊，再进 7 剂，每剂服 2 天。

四诊：4 月 25 日。症状明显好转，昨日在院外做心电图示：正常心电图，心率 64 次/分。说明疗效是确实的。仍用 3 月 8 日方继服 7 剂。

五诊：5 月 10 日。偶有胸痛，模糊不清的不适感，以夜间发生较多。胸闷不适时服 2 粒麝香保心丸。舌正红，苔薄白，脉弦。

治法：益气活血。

处方：党参 15g，黄芪 15g，白术 12g，黄精 15g，五味子 9g，丹参 15g，郁金 12g，红花 9g，赤芍 12g，制首乌 15g，焦山楂 15g，甘草 9g。7 剂。

六诊：6 月 25 日。偶有胸部不适。服药后觉精力旺盛，头发、胡子都长得快。心率 80 次/分。

治法及方药同五诊，再进 7 剂。

七诊：9 月 3 日。出差新疆，停药 10 余天，有时胸部略感不适，自觉心跳加快，心率 92 次/分，舌尖红，苔白薄。

治法：益气活血兼以养阴。

处方：党参 15g，黄芪 15g，玄参 15g，麦冬 12g，五味子 9g，丹参 15g，川芎 12g，郁金 12g，制首乌 15g，合欢皮 12g，焦山楂 15g，甘草 9g，7 剂。

八诊：9 月 24 日。目前无特殊不适，病情稳定，心率 72 次/分，舌正红，苔白薄。最近在院外检查，医生称"心电图一次比一次好"。治法和方药同七诊，再进 7 剂。

追访至今，胜任工作，身体情况较好，无明显不适。

按语：本例病案为患者自觉胸闷、心前区不适并经冠状动脉造影确诊为"冠心病",属中医"胸痹心痛"范畴。中医对冠心病主要病机的认识是心脉痹阻,病理变化本虚标实,本虚以气虚、气阴两虚及阳气虚衰为主,标实以血瘀、寒凝、痰浊、气滞多见。本例胸痹心痛病理变化的标实之证,从临床表现及检查都提示心脉痹阻;而本虚之证,主要从以下几个症状加以考虑:心率缓慢为心阳不足,无以鼓动血脉;短气为气虚不足以息;手足冷感为阳气虚弱,不达四末,故诊为本虚之阳气虚。故以益气温阳,活血化瘀为治法。方中党参、黄芪、白术补益脾气;桂枝、仙灵脾、巴戟天温补阳气;丹参、川芎、郁金、红花活血化瘀;制何首乌养血安神;甘草调和诸药。初诊至四诊历时1个半月,患者服药28剂,并从二诊起就停服所有其他药物,胸部闷痛感缓解明显,故效不更方,守方治疗。五诊时阳气已有来复,故方中减少了温阳益气之品,而酌配黄精、五味子益气养阴。七诊时自觉心跳加快,并有舌尖红之象,故配玄参、麦冬、五味子,以加强滋阴之力。本例病案从临床表现及心电图改善来看,确实取得满意疗效。惜患者不愿复查冠状动脉造影,其左前支主干中段狭窄情况未能有所对照。

〔王永炎.中国现代名中医医案精粹(第六集).北京:人民卫生出版社,2010〕

三、散寒温阳、活血化瘀治胸痹

崔某,男,81岁。1997年5月12日初诊。

胸前区疼痛,伴胸闷心悸半年,1周来胸痛、胸闷加重,下午及晚间为甚,疼痛如刺如绞,固定不移,或有气短,神疲少力,夜间少寐,时有形寒,四肢不温,食欲如常,二便尚调。

诊查:面色暗滞,形体偏胖,舌紫暗,苔薄白,脉象沉涩夹有结代。心电图检查示:多发性房性期前收缩,偶见室性期前收缩,T波轻度改变。

辨证:心气素虚,寒凝气滞,阳气不振,瘀血内阻。

治法:散寒温阳,活血化瘀。

处方：炙桂枝8g，炒白芍12g，北细辛5g，淡干姜5g，炒当归12g，失笑散30g（包），紫丹参30g，紫降香10g，白檀香5g，三七粉3g（分吞），红参6g（另炖冲），炙甘草8g。5剂。

二诊：5月17日。服第1剂后胸痛缓解，胸闷减轻。服完第3剂胸痛、胸闷明显好转。服至第5剂，胸痛、胸闷尽除，心悸、气短、畏寒、肢清好转，精神渐振。原方去白芍，加炙黄芪30g，嘱服7剂。

三诊：5月24日。又服7剂后，胸痛、胸闷未作，气短明显好转，形寒、肢清已除，但仍有心悸、少寐，面色暗，舌质紫，脉沉缓，偶有结代。此为寒凝渐化，阳气略振，瘀血去而不净，治以原方化裁。

处方：炙桂枝5g，炒当归12g，炒党参30g，炙黄芪30g，紫降香10g，白檀香5g，紫丹参20g，三七粉3g（分吞），辰茯神20g，琥珀屑5g（入煎），酸枣仁20g，炙甘草8g。7剂。

四诊：6月2日。上方服7剂后，胸中舒适，疼痛未作，心悸好转，气短已除，夜间能寐，面黑减退，舌紫转淡，脉弦缓，或有结代。乃为寒凝已去，阳气已振，瘀血未净，新血少生，治以祛瘀生新，益气养阴，安神宁心。

处方：炙甘草8g，炒党参20g，大生地15g，炙桂枝5g，阿胶珠10g，炙黄芪30g，炒麦冬20g，紫丹参20g，三七粉（分吞）3g，紫降香10g，酸枣仁20g，辰茯神20g。7剂。

此后又来诊3次，均以四诊方略作加减服用，五诊时减去三七粉，加片姜黄12g；六诊时减去辰茯神，加五味子6g。前后共诊7次，诸症消失，精神振作，睡眠如常，后改用成药黄芪参麦饮合复方丹参片连服2个月，并嘱冬季进补别直参2~3支，以增强心气。随访1年余，病情稳定，未见胸痛发作。

按语：胸痹之名，始见于汉代张仲景《金匮要略》。《黄帝内经》则称为心痛或心痹，心痛重者称为真心痛、卒心痛、厥心痛，而后代则称谓不一，有称心痛者，有称胸痹者等。《诸病源候论·胸痹候》谓："寒气客于五脏六腑因虚而发，上冲胸间，则胸痹。"是说明内因胸阳先自衰微,外因寒气乘之而成胸痹。《金匮要略》云:"脉阳微阴弦,即胸痹而痛,所以然者,责其极虚也,今阳虚,知在上焦,所以胸痹心痛者,以其阴弦故也。"明确指出了胸痹心痛的病位在上焦,系由胸阳不振,浊邪上乘阻遏胸阳,脉络瘀滞所致。

　　本例属心气素虚,损及心阳,阳气不足,寒邪凝滞,瘀血内阻,故曾投瓜蒌薤白半夏汤、枳实薤白桂枝汤、丹参饮、生脉饮等,疗效不显著,胸痛不止。阳虚则阴盛,阴盛则寒凝,寒凝则血滞,血滞则成瘀,故见胸前区疼痛,如刺如绞,固定不移;心阳不足,血运不畅,气机阻滞,而为胸闷;心气不足,神失安宁,因而心悸时作,夜间少寐;心肺同居膈上,心虚累及于肺,则见气短;心为君主,心虚累及于脾,故神疲乏力;阳气不足,则时有形寒、四肢不温;瘀血内阻,络脉不畅,故出现面暗滞、舌紫暗、脉沉涩。

　　气之与血犹水乳之交融,凡气血调节则营卫和谐,气血乖离则虚瘀共见,故胸痹心痛病证属阳虚血瘀者比较多见,治疗上需采取散寒温阳、活血化瘀为主。取桂枝、细辛、干姜散寒温阳,血得温则行,瘀血自化;当归、丹参、三七、失笑散化瘀活血,去旧生新;降香、檀香调气和血,宽胸止痛。红参、炙甘草补益心气,气足则血自行。此外,白芍配桂枝能调和营卫,以去形寒;红参配失笑散中五灵脂取其相畏相成,以增强活血化瘀作用。诸药相合,故疗效显著。二诊时,胸痛已止,形寒好转,故去白芍,加黄芪,以加强补益心气作用。三诊以后,逐渐减少温药;以寒去故也;素体心气不足,再则久痛必耗气伤阴,故酌加养血益阴之品,使其阴生则阳亦长。后以用成药黄芪参麦饮合复方丹参片连服2个月,巩固疗效;并适时服别直参进补,是温补阳气,使正气存内,邪不可干。

　　〔王永炎.中国现代名中医医案精粹(第六集).北京:人民卫生出版社,2010〕

四、温补肾阳、温肺化饮治脉结代

刘某，女，77 岁。2001 年 11 月 26 日初诊。

患肺气肿、冠心病 20 余年。咳嗽，痰白量多，胸闷，气短 20 天，动则心悸、气紧、气喘，不能平卧，下肢肿，按之凹陷，纳少，大便稀，小便量少，舌淡胖，苔薄白润，脉缓结代。

辨证：阳虚饮停。

治法：温补肾阳，温肺化饮。

处方：制附片 15g（另包，先煎 1 小时），茯苓 20g，生姜 20g，白术 20g，白芍 10g，五味子 10g，北细辛 6g，法半夏 16g，红参 10g，黄芪 20g，桂枝 10g，炙甘草 10g。

上方连续服 15 剂后诸症平息，整个冬天未再复发。

按语：中医学子皆知《伤寒论》中有炙甘草汤可以治疗"脉结代"，不知尚有真武汤可以治疗脉结代。炙甘草汤证阴阳两虚而偏于阴虚，故重用生地黄滋阴，然脉结代之证并非阴虚一端也。本病虽病位在心，其病本则根于肾。因肾阳为诸阳之根，心脉循行也自然"资始于肾"，肾中真阳不足则心阳式微，不能温运血脉而呈之脉。结代究其脉结代之理，实因脉管时有痉挛，气血失于通利，不能相续所致，而脉管痉挛除有阴血不足，不能濡养外，阳虚饮停也常可见。此证一派肺肾阳虚、水饮停滞之征，确非炙甘草汤可缓。故宗"治病求本"原则，用真武汤温阳利水，阳复水去，脉道无饮内阻，自然血行通畅；再加炙甘草与芍药合用，柔肝缓急，使脉管恢复正常，不呈痉挛，则气血通利，脉来连续，结代可愈。而咳嗽痰多色白，是肺寒有饮之象，故用苓甘五味姜辛夏汤温肺化饮。患者年事已高，动则气紧气喘，是心气亏虚也，故加人参、黄芪益气补虚。恩师反复教导：临床思维应当"面面俱到"，考虑周全，患者的年龄也是临证不可忽略的一个方面，如若不辨，则有顾此失彼之嫌。又谓：脉律不匀，并非心气虚损所致，实因脉络时挛使然，伤寒注家咸谓炙甘草汤是用甘草补心气之虚达到治疗脉象结代目的，如属心气虚损，导致脉呈结代，何不加重人参而重用甘草？重用甘草者，实乃缓其脉络之急也，只考虑流通之气血津液变化，不考虑固定之组织结构变化，以致有些证象解释，似是而非，不可不明。

〔王永炎．中国现代名中医医案精粹（第六集）．北京：人民卫生出版社，2010〕

五、温经散寒、养血通脉、益气和胃、平肝降逆治伤寒血虚寒厥

王某，女，50岁。1959年12月1日初诊。

患者突发心口难受。刻下：恶心欲呕，出气迫促，张口呼吸，四肢厥冷，神情苦楚，颜面口唇手指色青，舌苔白滑，脉微欲绝。

辨证：伤寒血虚寒厥证（克山病慢型急性发作、心肌缺氧）。

治法：温经散寒，养血通脉，益气和胃，平肝降逆。

处方：当归四逆汤加味：当归18g，桂枝18g，白芍18g，生姜30g，大枣8枚，通草12g，炙甘草12g，细辛10g，人参9g，吴茱萸18g，白酒60mL。

服第一煎后约2小时，患者手足温暖，脉转有力，呼吸转平稳，心口难受和恶心症状消失。服药第二煎后，精神明显好转，症状消失，患者已脱险。

按语：本例系克山病之厥证。实由患者平素心营亏损、心阳不振，中气不足，导致肾阳虚衰，突然过度受寒，机体无力抗御外邪，心气被遏导致全身功能降低，各脏器功能无力代偿而成。心主血脉，为气血运行之主宰，心气虚，无力主宰血液运行，阳气不能随血脉通达于四肢体表，则见四肢厥冷、脉微欲绝。本患者由于中气不足，脾胃虚弱，不能输水谷之精于肝以养心肺，心肺失养则血瘀，气虚则无力吸清吐浊，因而形成缺氧缺血现象，故呼吸迫促，颜面口唇手指色青，此为气衰血瘀运行障碍之表现。肝藏血，肝脾失调，肝血失养则肝郁气逆，肝气横逆犯胃，胃虚失养则心口难受，恶心欲呕。方中以温经散寒、养血通脉之

当归四逆汤加人参、生姜、吴茱萸，以益气和胃、平肝降逆。妙在加入白酒60mL，使诸药借助白酒上行之力，故1剂而效。

〔王永炎．中国现代名中医医案精粹（第二集）．北京：人民卫生出版社，2010〕

六、温肾健脾、利水化瘀治心衰水肿

丁某，女，80岁。2002年5月20日初诊。

罹患冠心病、心功能不全、心律失常（房颤伴室性期前收缩）4年。然3日来下肢凹陷性肿胀没指，身体困重，伴气短、乏力、胸闷，夜难平卧，纳差，小便短少，手足不温、畏寒，无咳嗽。舌质淡、苔薄、脉细结代。

辨证：脾肾阳虚，水停瘀阻。

治法：拟温肾健脾、利水化瘀。

处方：熟附片12g，炒白术12g，陈皮3g，猪苓30g，茯苓30g，泽泻30g，桂枝3g，赤芍15g，白芍15g，益母草15g，桃仁10g，丹参15g，车前子30g（包），水红花子6g，生黄芪30g，党参15g，麦冬9g，鸭跖草15g，滑石15g（打），白河车9g，元明粉6g（分冲），葶苈子30g（包），沉香3g（后入），灵芝草10g。7剂。

二诊：5月27日。服药2剂后，大便每日数次，皆如水泻，肿退气息皆平，停服元明粉，余药继服。苔薄微腻，脉细结代，治以前法化裁。

处方：上方去元明粉，加苍术9g，生山楂30g。7剂。

上药服后无不适，纳馨，寐安，二便调，继以补益调中以善后。

按语：《素问·水热穴论》指出："故其本在肾，其末在肺。"《素问·至真要大论》又指出："诸湿肿满，皆属于脾。"《景岳全书·肿胀》所云："凡水肿等证，乃肺脾肾三脏相干之病。盖水为至阴，故其本在肾；水化于气，故其标在肺；水惟畏土，故其制在脾。今肺虚则气不化精而化水，脾虚则土不制水而反克，肾虚则水无所主而妄行。"本例心衰水肿，缘于高年体弱，久羁冠心病、心律失常、慢性心功能不全，其病脾肾已亏，偶遇衣食不慎，或受风寒之气，致外邪内虚相因为患。水之行赖阳气之温煦推动，水停为肿，乃阳虚气化不行的表现，肾为水脏，脾主运化水湿，故其病本为脾肾阳虚，水湿不化蓄积为患，病属阴水，以腰以下肿为甚，治应温肾健脾、化气行水；又肺为水之上源，主宣肃，通调水道，因水湿盛于里，泛溢不降而逆，上凌于心肺，致气促、胸闷、夜难平卧，故治应兼以泻肺通腑，使邪外出。宗病机处方以真武汤合五苓散以温阳利水治根本；水肿新发势急，以葶苈子、元明粉泻肺平喘、通腑利水以治标，医有"利小便以实大便"之说，反观之，通利大便亦有助于水湿外出；因患者年高久病，恐不耐攻伐，故祛邪同时以黄芪、党参、白术、麦冬、灵芝草等扶正顾本，并嘱患者服药得大便泄泻，肿消气平即停服芒硝，中病即止，兼以补益善后，邪去正不伤；又久病入络，瘀阻有碍水行，故伍以坤草、桃仁、丹参、赤芍等药活血化瘀，取血行水亦行之意，兼以桂枝温经通阳、沉香温肾纳气降逆，共奏扶正祛邪、标本兼顾之功。综观本病例，何师认为病本脾肾阳虚，水湿留积为标，治不囿于高年忌攻伐之常理，而"急则治标"、泻肺通腹，兼以扶正为助、中病即止，使邪祛正安。

〔王永炎．中国现代名中医医案精粹（第五集）．北京：人民卫生出版社，2010〕

七、温肾阳、升大气、导气行水治水鼓证（肺心病）

李某，女，36岁。1976年7月6日初诊。

患者短气不足以息，腹胀、水肿、尿少10天，加重5天，既往有慢性气管炎史。近10天来先眼睑，后脐腹，继之全身水肿。脐下胀而不痛，按揉得嗳气或矢气而稍舒。周身关节酸困，天冷则症状加剧，总欲进食，但饮食后腹胀加剧，故饮食少。大便时干时稀，小便不畅，量少色淡黄，曾用西药治疗。诊时颜面晦暗，气息微弱，肢体水肿有所消退而形体消瘦，腹胀如鼓。

诊查：体温 36.4℃，脉搏 100 次/分，呼吸 20 次/分，血压 110/70mmHg。精神差，半坐卧位，桶状胸，右侧较隆起，呼吸音低，两肺底散在湿鸣，偶及哮鸣音，心尖搏动在左第六肋间锁骨中线上，心尖搏动弥散；心尖区可闻及Ⅱ～Ⅲ级收缩期吹风样杂音。肺动脉瓣第二音大于主动脉瓣第二音，腹部膨隆，腹围 101cm，有移动性浊音。腹壁静脉曲张明显。肝在肋下 5cm，剑下 7cm，边缘钝，杵状指明显，肢体水肿，X 线胸片示：右上肺透光度增强，肋间隙增宽，肺动脉段向左突出明显。心电图示：电轴右偏，右心室肥大劳损。诊断：①慢性支气管炎，肺气肿；②肺源性心脏病失代偿期，心功能不全，心功能Ⅳ级。入院即抗感染，强心利尿，解痉平喘治疗。舌质暗红，苔薄白，脉沉细而滑。

辨证：肾阳虚，大气下陷，气滞水停。

治法：温肾阳，升大气，导气行水。

处方：升陷汤合导气汤加减：制附子 10g，生黄芪 15g，知母 10g，桔梗 3g，升麻 5g，柴胡 5g，山药 18g，川楝子 12g，木香 6g，吴茱萸 5g，小茴香 10g，泽泻 10g。12 剂。

7 月 22 日病情转佳，心衰纠正，腹围已降至 72cm，腹水征阴性，全身水肿已退，观察数日病情稳定出院。

按语：《医学衷中参西录》记载："胸中大气下陷，气短不足以息，或努力呼吸，有似乎喘；或气息将停，危在顷刻。"本证属中医"水鼓证""肺胀证""水肿"范畴。其气短不足以息，腹胀，脉沉，与张锡纯所说大气下陷相符。患者颜面晦暗，形寒肢冷，说明肾阳虚惫，而小便不畅，量少色淡黄，属肾阳不振，命门火衰，不能蒸化，导致肺气不足，膀胱气化不行，水为之不利。证属肾阳虚衰，大气下陷，在治疗上若峻下逐水的芫花、大戟、甘遂之类，则更伤肾阳，犯"虚虚"之弊，即茯苓、泽泻淡渗之品亦宜慎用少用为妥。这类药物其性下行，使下陷的大气更为下陷。用补肾阳，升大气，化气行水法；以升陷汤合导气汤加附子、山药、下行之药，仅用泽泻 10g，配附子以防虚火上越，亦引纳诸药归肾。此例切中病机,用药精当,终获良效。

〔王永炎. 中国现代名中医医案精粹(第五集). 北京:人民卫生出版社,2010〕

八、温肾助阳、佐以化瘀治痰饮

游某,男,24 岁。1964 年 4 月 29 日初诊。

3 年来心悸气短,近 7 个月来症状尤甚。于 1960 年查体时发现风湿性心脏病,当时无自觉不适,重体力劳动后稍觉心悸,未曾治疗。1964 年以来渐觉纳差,脘腹胀满,活动后心悸气短明显,同时出现下肢水肿。经治疗病情仍有反复发作,近因病情加重而来治疗。刻下:唇紫,巩膜黄染,结膜充血,经西医检查诊断为风湿性心脏病,二尖瓣狭窄关闭不全,心房颤动,心源性肝硬化,心力衰竭Ⅱ度,舌质暗红,面色黧黑少华,脉结代。

辨证:心肾阳衰,兼见血瘀。

治法:温肾助阳,佐以化瘀。

处方:附子9g,杭芍30g,云苓18g,白术15g,生姜9g,肉桂6g(后下),沉香6g(后下),当归12g,红花12g,白茅根30g,藕节 10 枚。

上药服 5 剂后,症状改善,尿量由 300 ~ 500mL/d,增到1300 ~ 1700mL/d。心衰情况明显好转,一般情况尚佳,活动后未见明显心悸,无咳喘,能平卧,腹水征(-),水肿消失,肝回缩,说明本次心衰得以控制。心电图检查:心房纤颤仍有,出院后继续观察。

按语:痰饮是体内水液代谢病理性产物,又是水液内停不得输化的病证,且有广义、狭义之分。广义的痰饮是诸饮的总称,狭义者是其中类型之一。由于水饮停积的部位不同,又分为痰饮、悬饮、溢饮、支饮等。散在于胃肠者为痰饮;饮流胁下者为悬饮;淫溢四肢肌肉者为溢饮;支撑胸肺者为支饮。《医宗金鉴·卷二十一》认为,溢饮者,"即今之风水、水肿病也"。关于支饮,陈修园将之与"隔上伏饮"的哮喘视为同一类病证。所以又当参见哮喘、水气病。而痰病的范围更为广泛，故应参见有关病证的论述。本证属心肾阳虚兼有血瘀，故用真武汤合"去菀陈莝"法。盖因日久为陈，瘀积为菀，腐浊为莝，所谓"去菀陈莝"者，此处系指散瘕通络，活血化瘀之意。概言之，赵氏治疗心衰，即以真武汤强心扶阳为主，配合治水三法（即开鬼门、洁净府、去菀陈莝），实属得其要领。

〔罗和古.内科医案（上册）.北京：中国医药科技出版社，2005〕

九、温心阳、补心气、滋心阴治迟脉证

刘某，男，50 岁，已婚。1985 年 9 月 10 日初诊。

近 10 年来常心悸气短，神疲乏力，头昏胸闷。天气寒冷时，症状加重，脉搏愈慢，每分钟 40 余次。

诊查：舌苔薄白，舌质淡红。脉象沉迟。心电图示："窦性心动过缓"，心率：48 次/分。

辨证：心阳不振，气阴两虚。

治法：温心阳，补心气，滋心阴。

处方：制附子 8g，细辛 3g，麻黄 6g，党参 20g，黄芪 20g，麦冬 15g，五味子 5g，当归 10g，生地黄 15g，炙甘草 5g，30 剂。

二诊：10 月 10 日。服药后，症状明显好转，脉搏由每分钟 50 次左右增至 60 次左右。尚稍感胸闷，嗳气。因思虚中兼有瘀滞。以原方增减续进。

处方：制附子 8g，党参 30g，黄芪 30g，麻黄 5g，当归 10g，丹参 20g，麦冬 15g，五味子 5g，生地黄 15g，枳壳 10g，桔梗 10g，炙甘草 8g。10 剂。

三诊：10 月 20 日。上方服后继续好转，脉搏有所增快。原方再进 20 剂。

四诊：胸闷、心悸气短消失，精神体力好。脉搏每分钟 65～70 次。心电图示：①窦性心律；②心率 66 次/分；③心电图在正常范围。

按语：窦性心动过缓，即中医之迟脉证。《证治准绳·悸》云："自悸之由，不越两种，一者虚也，二者饮也。气虚者阳气内虚，心下空虚，正气内动而为悸也。其停饮者，由水停心下，心为火而恶水，水既内停，心自不安，故为悸也。"认为上焦阳气不足，心阳不振，鼓动无力；下焦阳气亏虚，肾阳不足，温煦无权，不能蒸化水液，停聚而为饮，饮邪上犯，心阳被抑，因而引起心悸。明确提出心肾阳虚是本病的主要病因病机。日久阳损及阴，气阴两伤。麻黄附子细辛汤温阳祛寒。据现代药理研究，麻黄含麻黄碱，麻黄碱有兴奋心脏、收缩周围血管等作用，故能增快心率。阳虚气亦虚，患者气短明显，合保元汤补益心气；阳损及阴，配生脉饮滋养心阴；加当归、生地黄养血通脉。在治疗的后一阶段，心率不再增快。于滋补中加枳壳、桔梗和丹参理气活血，疏其壅滞，有助于气血流畅，心率增快明显。

〔王永炎．中国现代名中医医案精粹（第六集）．北京：人民卫生出版社，2010〕

十、温阳化水、活血化瘀治风心病慢性心衰

涂某，女，45岁。1973年5月11日初诊。

患风湿性心脏病二尖瓣狭窄10余年，加重3年。现面目水肿，脚肿更甚，胸腹胀满，心跳心累，四肢逆冷。服西药地高辛开始有效，现觉无功。刻下：两颧发红，足胫按之凹陷不起。舌质淡紫，尖边有黑色瘀点，舌苔白润，脉结代沉弱。

辨证：心肾阳虚，久病致瘀，水湿泛溢。

治法：温阳化水，活血化瘀。

处方：制附子30g（先煎2小时），生姜9g，白芍12g，白术12g，茯苓15g，槟榔15g，泽泻30g，白茅根30g，丹参15g，桃仁10g，甘草3g。3剂。

二诊：5月15日。连服3剂后，面肿已消，腹胀减轻，足肿消退大半。四肢仍冷，舌上瘀点仍在。

处方：上方加红花9g，6剂。

三诊：5 月 22 日。连服 6 剂后脚肿全消，腹已不胀，胸觉开阔，心跳心累好转，舌质开始红活，脉较前有力，仍有结象。

处方：原方去槟榔、泽泻、白茅根，加党参 15g，玉竹 15g。嘱每天 1 剂，连服 10 剂。

随访：患者 2 个月未来就诊，电话询问得知患者因症状除干活时感到心累外，余无不适，已自动停药。

按语：风心病二尖瓣狭窄用中药是无能为力的。但中医药对慢性心衰则有一定作用。本例患者在强心的西药地高辛无效的情况下，中药却能发挥效力，关键是重用了附子。附子毒性较大，但久煮 2 小时后，其毒性成分乌头碱已被破坏，而强心成分却不受影响，所以能代替地高辛发挥强心作用。本例是典型的阳虚水泛的真武汤证，但病久致瘀，若只用真武汤则难以获此佳效，因而活血化瘀药的作用也不可忽视。

〔王永炎．中国现代名中医医案精粹（第六集）．人民卫生出版社，2010〕

十一、温阳化饮治痰饮

王某，男，60 岁，工人。2002 年 10 月 10 日初诊。

无诱因自觉心悸胸闷、短气半年，伴头晕，乏力，纳差，夜难平卧，经心脏 X 线片、心脏彩超检查示大量心包积液，曾住院治疗，抽心包积液示漏出液，未找到癌细胞、结核杆菌及狼疮细胞，无胸水、腹水及肢体水肿，查肝功能正常，白蛋白未见减低，查 T_3、T_4、TSH 均在正常范围，曾予利尿、补充白蛋白、激素、抽心包积液治疗，疗效不满意，为此来诊。

诊查：舌淡苔白腻，脉沉细。心脏听诊：心率 72 次/分，律齐，心音遥远低钝，各瓣膜听诊区未及病理性杂音，肺（－），腹部无异常，双下肢无水肿。

辨证：心肾阳虚，水饮内停。

治法：温阳化饮。

处方：熟附片 3g，炙桂枝 15g，炒白术 15g，云茯苓 30g，炙甘草 3g，鹿角霜 10g，紫丹参 20g，益母草 15g，白芥子 9g，水红花子 15g，福泽泻 15g。7 剂。

二诊：10 月 17 日。服 7 剂后，一般状况明显好转，食欲好转。足见中阳来复，饮邪渐除，为善其后，去辛热之附片继服。

处方：云茯苓 30g，炙桂枝 15g，炒白术 15g，炙甘草 3g，鹿角霜 10g，紫丹参 20g，益母草 15g，白芥子 9g，水红花子 15g，泽泻 15g。14 剂。

继服 14 剂后，夜能平卧，胸闷气短不明显，头晕消失，舌淡苔薄白，脉缓，复查彩超示少量心包积液。宗此方，2 日 1 剂，至今未见心包积液增加。

按语：本证患者心肾之阳不足，湿聚成饮，阻遏气机，故短气；清阳不升，则头晕，乏力；饮邪凌心，则心悸，夜难平卧；中阳不振，脾失健运，故纳差；舌淡苔白腻亦为阳虚水停之佐证。《金匮要略》云"病痰饮者，当以温药和之"，俾"离照当空，则阴霾自散"，故拟苓桂术甘汤加味治之。附片、鹿角霜温补心肾之阳；白术、茯苓、泽泻淡渗利水；丹参、益母草、水红花子活血利水；白芥子性善走散，能通经络、逐水饮；炙甘草益气和中、调和诸药。因饮为阴邪，其性重滞，病势缠绵，须长期服药，二诊方温而不热，利而不峻，标本兼顾，正当适宜。

〔王永炎：中国现代名中医医案精粹（第六集）．北京：人民卫生出版社，2010〕

十二、温阳健脾化痰治胸痹

陈某，女。

胸闷不舒，饮食后干呕哕不得通彻，近 1 年。其下肢之肿，亦历久不消。

辨证：胃之不健，实基于心力之微弱。

处方：炮附块 15g，上官桂 1.2g，生白术 9g，云苓 12g，怀山药 9g，破故纸 9g，肉豆蔻 6g，姜半夏 9g，五味子 4.5g，炙甘草 2.4g。

按语：胸闷为冠状动脉硬化性心脏病之常见症状。中医认为，脾胃为后天之本，气血生化之源，脾胃气虚是胸痹之源，脾胃气虚是胸痹发病的重要条件。胸痹之发病，往往是气血先亏而后招致寒邪入侵，痹阻胸阳，清阳不展，心脉闭阻。而胸痹疼痛，要么是脾胃虚弱，气血不足，血脉运行迟滞，导致胸痹心痛；要么是脾肾阳虚，阳气不足，不能鼓舞心阳，心阳不展，胸阳不畅，导致胸痹疼痛；或是阳气虚衰不能运化水湿，蒸化水液，水饮停聚，聚湿生痰，上犯心胸，清阳不展，气机不利，心脉闭阻，致胸痹心痛。因此，冠心病的治疗，须权衡本虚标实，轻重缓急，以决定治本为主还是治标为主，或者标本同治。此病多由气滞血瘀、痰浊内阻，或胸阳痹阻、经脉不通而致。本例为心气不足而致心阳虚且饮邪踞胸、阻遏胸阳，以致气不宣畅之证，故以附子、官桂、补骨脂等温阳，茯苓、白术、姜半夏、山药以健脾化痰。冠心病之胸脘窒闷，或伴见干呕不舒，常与胃病混淆，但用健胃剂不能缓其苦。鉴别点在于："就寝胸脘窒闷，必欲起立乃舒"，且有"下肢水肿"，以供临床参考。

〔王永炎. 中国现代名中医医案精粹（第二集）. 北京：人民卫生出版社，2010〕

十三、回阳救逆固脱、温通心阳化瘀治厥脱重证

薛某，女，75 岁。1976 年 4 月 17 日初诊。

心前区绞痛突然发作历经 1 小时，头晕随即昏倒，面色苍白，神志不清，小便自遗，冷汗湿衣，四肢厥冷，血压 9.3/8 kPa。心电图示：急性下壁心肌梗死，脉细欲绝，舌淡苔薄白。心阳不振，血行失畅，厥脱重证，危在旦夕，急拟参附龙牡回阳救逆，配合西药共同抢救。

处方：红参 15g（另煎代茶），熟附片 15g（先煎），山萸肉 18g，全瓜蒌 12g，薤白头 6g，当归 18g，红花 6g，降香 4.5g，煅龙骨 30g，煅牡蛎 30g。

二诊：4 月 18 日。左胸痛暂止，胸闷，肢冷汗多，脉小不

匀，苔白，血压仍低。再守原方，慎防突变。原方 1 剂。

三诊：4 月 19 日。胸痛已除，血压未稳定，汗出减少，四肢较温，胃脘痞满不舒，脉细，舌质暗，苔灰腻。高龄而心阳、心气两亏，湿瘀痹阻，再拟温通心阳而化湿瘀。

处方：红参 15g（另煎代茶），熟附片 15g（先煎），山萸肉 18g，川朴 6g，当归 18g，枳实 15g，制半夏 9g，红花 6g，焦山楂 9g，焦神曲 9g。4 剂。

四诊：4 月 23 日。昨起停用阿拉明、氢化可的松，血压已稳定，汗止，四肢转温，胸痛已瘥，脉小滑，苔薄腻带灰，心阳渐复，湿瘀消化，再拟扶正活血化湿。

处方：红参 15g（另煎代茶），熟附片 9g（先煎），炒当归 15g，山萸肉 30g，红花 6g，云茯苓 9g，制半夏 9g，枳壳 9g，焦山楂 9g，焦神曲 9g。3 剂。

五诊：4 月 26 日。口干咽痛，虚烦不得眠，心电图示：下壁心肌梗死恢复期。脉细舌红。阳损及阴，心脏阴阳两亏，拟养心安神，佐以活血化瘀。

处方：党参 15g，麦冬 15g，五味子 4.5g，丹参 15g，当归 15g，朱茯苓 9g，炒枣仁 9g，淮小麦 30g，炙甘草 6g，茺蔚子 9g。稍加减服 30 余剂。

六诊：6 月 2 日。左胸稍闷无痛，寐安，纳增，二便正常，脉细舌转淡红。心脏损伤渐复，血行仍未通畅，再拟养心活血。

处方：党参 12g，麦冬 12g，五味子 4.5g，全瓜蒌 9g，薤白头 6g，丹参 15g，当归 15g，炒枣仁 9g，郁金 9g，茺蔚子 9g。稍做加减，服 20 余剂出院。

按语：该病案为真心痛之亡阳厥脱，真心痛是胸痹进一步发展的严重病证，其特点为剧烈而持久的胸骨后疼痛，伴心悸、水肿、肢冷、喘促、汗出、面色苍白等症状，甚至危及生命。如《灵枢·厥病》谓："真心痛，手足青至节，心痛甚，旦发夕死，夕发旦死。"患者心绞痛突然发作，出现一派厥脱证候，如面色苍白、神志不清、小便自遗、冷汗湿衣、四肢厥冷、舌淡苔薄白、脉细欲绝等，为一系列阴寒独盛、阳气暴脱、阴阳不相顺接之候，故予红参、附片、龙骨、牡蛎益气温阳固脱之际，合以红花、降香、当归活血之品，化险为夷，属补中寓通之法。服药后胸痛已除，阳气被固护，但湿瘀痹阻，予山萸肉、川朴、枳实、制半夏、当归、红花以化湿瘀。恢复期，阳损及阴，心阴阳两亏，予麦冬、五味子、酸枣仁以养心阴安神善其后，用药丝丝入扣，步步有法，邪祛正安。

〔罗和古. 内科医案（上册）. 北京：中国医药科技出版社，2005〕

十四、温阳利水、化瘀通脉治眩晕胸痹

陈某，女，74 岁。2003 年 2 月 22 日初诊。

头晕胸闷胸痛伴恶心腹胀、下肢水肿反复不愈 1 年余。精神萎靡，面部水肿，下肢凹陷性水肿，形体肥胖，行动气急，入夜不能平卧，近半年已反复住院 4 次。被诊断为原发性高血压、冠心病、房颤、心衰、心功能Ⅳ级。有脑血栓病史。近日出院而诸症未减。舌色紫暗，苔白厚腻，脉弦结，血压 146/90mmHg。

辨证：心肾阳虚，心脉瘀阻，水气内停。

治法：温阳利水，化瘀通脉。

处方：生黄芪 15g，汉防己 12g，猪苓 15g，茯苓 15g，桂枝 3g，红花 5g，益母草 15g，大腹皮 12g，冬瓜子 30g，冬瓜皮 30g，瓜蒌皮 12g，薤白 9g，法半夏 12g，丹参 30g，降香 9g（后下），淡附片 3g，干姜 5g，3 剂。

二诊：2 月 27 日。胸闷、胸痛、恶心、腹胀减轻，颧红，入夜不能平卧，口舌干燥，苔腻，血压 146/90mmHg，脉弦结。再拟原法化裁。前方去降香，加甘松 12g，水煎，3 剂。

三诊：3 月 6 日。血压 150/85mmHg，全身水肿，恶心、呕吐好转，近日夹感咳嗽，头痛，目赤，舌暗红质胖，脉弦。治拟平肝息风，温阳宣痹。

处方：天麻 12g（先煎），钩藤 15g（后下），炒白术 15g，猪

苓 15g，茯苓 15g，甘菊 10g，桑白皮 12g，炒赤芍 12g，冬瓜皮 30g，冬瓜子 30g，生黄芪 15g，汉防已 12g，淡附片 3g，干姜 5g，益母草 15g，制半夏 12g，陈皮 6g，广地龙 12g。6 剂。

四诊：3 月 13 日。水肿已退，入夜已能平卧，目赤、胸闷已除。头痛未已，脚抽筋。舌暗红苔薄，血压 151/75mmHg，心率 62 次/分。治拟原法化裁：去桑白皮，加夏枯草 15g，全蝎 5g。7 剂。

五诊：3 月 20 日。血压 124/64mmHg，心率 86 次/分，律齐，水肿今退，入夜已能平卧，偏头痛，有时右手臂及手指拘挛。舌红苔薄黄腻，脉弦。治拟平肝息风、通阳利水，用 3 月 13 日方去全蝎、淡附片，加当归 12g，川芎 10g，生牡蛎 30g。7 剂。

六诊：3 月 26 日。血压 120/75mmHg，心率 86 次/分，律齐，水肿今退，入夜已能平卧，右手臂及手指拘挛好转。咽喉发痒口咸，咳痰泡沫状，舌淡红苔薄白滑，脉弦滑。治拟原法。2003 年 3 月 20 日方去牡蛎，加桑寄生 15g，怀牛膝 12g，桑叶 12g。7 剂。

七诊：4 月 3 日。血压 130/70mmHg，药后诸症悉减，精神好转，已能上下楼梯行走，偏头痛已瘥，手指拘挛消失。口干，咽喉不适。舌红苔薄黄，脉弦偶有歇止。治拟原法，3 月 26 日方加野荞麦根 30g，厚朴 5g，桔梗 6g。7 剂。

八诊：4 月 10 日。病情稳定，已能从事日常生活起居。再拟原法，上方去野荞麦根、厚朴、桔梗，再进 7 剂。随访 1 年病情稳定。

按语：本案初诊以头晕、胸闷、胸痛伴恶心腹胀、下肢水肿为主症，伴见面浮气急，入夜不能平卧，乃属心肾阳虚、心脉瘀阻之证。以真武汤温阳利水，瓜蒌薤白半夏汤加桂枝、红花、益母草、丹参通阳涤痰化瘀。3 剂后胸闷胸痛好转。二诊加甘松以增强行气、开痹、通瘀之功。三诊诸症悉见好转，惟夹感后引动风阳上升而见头痛、目赤，故加天麻、钩藤、地龙平肝息风。四诊水肿已退，入夜已能平卧，目赤、胸闷已除，头痛未已，脚抽筋，加夏枯草、全蝎以增平肝通络之力。五诊心肾阳气已见恢复，偏头痛，有时右手臂及手指拘挛。此乃血虚肝失濡养之象，去附片加当归、川芎、生牡蛎、甘菊养血柔肝。六诊、七诊因有夹感，故加祛风清热之品。

〔王永炎．中国现代名中医医案精粹（第六集）．北京：人民卫生出版社，2010〕

十五、温阳利水、益气养阴安神治心悸水肿

某女，40岁。

患者少年时患风湿性关节炎，20岁时发现有风湿性心脏病。30岁有孕，生产时出现心衰，10年来心悸、气促、水肿反复发作，经中西医诊治不能完全缓解。此次复发急重，于1983年3月7日入急诊室留观治疗。入院时患者自觉心悸不宁，胸闷，喘促短气难续，咳白色泡沫痰，小便量少，下半身水肿。神情倦怠，急重病容，喘促声怯，强迫半坐卧位。面色苍白，暗晦，口唇、肢端轻度发绀。右下胸肋间饱满，叩诊呈实音，呼吸音消失；其余肺野可闻少量干湿啰音。心尖搏动弥散，心前区可扪及不规则搏动，有猫喘；心界向左下扩大，可闻及四级收缩期杂音、三级舒张期杂音，心律不规则，心率120次/分。腹软，肝上界叩不清，下界于右肋下4cm可扪及，质中边钝，有压痛，肝颈静脉回流征阳性。脾于左肋下仅可触及。臀部以下凹陷性水肿。肝功能：除血清谷丙转氨酶160U/L外，其余均正常。X线：心脏向两侧扩大，搏动不规则，右胸腔中等量积液。心电图：快速房颤伴室内差异传导，左右心室肥大、心肌劳损。超声心动图：二窄加二漏，全心各房室均扩大。

入院后，中药曾用真武汤加丹参，每日1剂。西药先后用过毛花苷C、地高辛、普萘洛尔、多巴胺、双氢克尿噻、氯化钾、肌苷、维生素B$_1$、氨茶碱、青霉素等。心悸、气促稍减轻，但水肿未消，仍房颤，心室率120次/分。遂请会诊。除上述见症外，舌淡胖暗，苔薄白，脉促，沉细无力。此为心痹悸喘水肿证。参考西医诊断所见肝脾大、右胸腔积液，为兼病癥瘕、悬饮。病情

复杂，形势危急。四诊合参，可知五脏俱病，标证实而本大虚，概括起来为痰、瘀、毒、虚。治疗上应从这四方面扶正祛邪，随变随应，方能救治患者渡过难关。

处方一：高丽参注射液 2mL 加 50% 葡萄糖 40mL，静脉注射，每日 1～2 次；或每日炖服红参 10g。

处方二：熟附子 15g，白术 20g，茯苓 15g，生姜 3 片，白芍 12g，桂枝 12g，炙甘草 9g，黄芪 30g，防己 15g，丹参 30g。

每日 1 剂，上午水煎服，下午复渣再煎服。并暂停西药。

二诊：病者经用上方药 7 天（西药逐步停用，单用中药，3 天后住院医生加用复方丹参注射液 4mL，肌内注射，每日 2 次）后，小便量每天增至 2000mL 以上，水肿逐渐消退，手足转暖，精神较佳，每餐能进食一小碗饭，心悸、气促、肝区痛等也明显减轻，可在病房内走动。但下肢仍有轻度水肿，夜晚失眠、梦多，觉心烦，心率 90 次/分；心律不齐，右胸腔还有少量积液，舌淡红仍暗，苔少，脉仍细数促、较前有力。此为胃气渐复，阳气能抵达四末，温化膀胱，病有转机，预后有望，但因利水过偏，渐现心阴不足、心神不宁之象。遂按上方减少温阳利水药，加入益气养阴安神药。

处方：党参 30g，麦冬 12g，五味子 9g，白术 15g，茯苓 20g，白芍 15g，桂枝 6g，枣仁 20g，黄精 20g，丹参 30g。

每日 1 剂。另参须 15g，每周炖服 2～3 次。

在调理上，教导患者思想乐观，避免六淫、七情所伤，注意饮食宜忌，劳逸适中。可行力所能及的活动和锻炼，如散步、气功、打太极拳等，促使气血流畅，增强抗病能力。

患者离院后遵上方加减服药，并按法调理。1 个月后随访，心率减慢至 80 次/分左右，仍房颤，水肿全消退。病情较稳定，可从事较轻的家务劳动。

按语：本案患者正气内虚，腠理空疏，致使风寒湿气杂至侵犯而成痹；"脉痹不已，复感于邪，内舍于心"，心系受病，血脉失主，五脏失养，虚之更虚，致使水湿内停，水气凌心射肺，引起心悸、气促、水肿。今又受精神刺激，导致气滞血阻，升降失常，使病情急转直下，若处理不当，随时有阴阳离决的危象发生。且又见唇面暗晦，肢端发绀，胁下癥瘕，胸胀支饮，舌暗紫，脉促等，此为痰瘀交结之征象。故本案之心悸，实由心阳衰弱、水饮上扰、痰瘀阻络所致；水肿（痰饮），为脾肾阳虚、土不制水、肾虚水泛而成；咳喘，是与正气虚弱，寒水射肺，肾不纳气有关；至于癥瘕，乃属心脾阳气不足、无力推动血脉运行，加之水湿不运，浸渍其中，水瘀停积而成。概括起来，本案为本大虚而标实盛。本虚，从五脏病变来看，以心脾肾为重点，从阴阳来看是以阳虚为主，而且达到心脾肾阳气欲脱的危重阶段。标实，为邪毒不解，成瘀成痰，血瘀、痰饮交结难解，外阻经脉，内迫脏腑。治疗必须权衡标本的轻重程度而有所侧重，适当兼顾其他相关脏腑；瘀血、水饮不可不除，但攻邪不能过急，宜时刻照顾正气，在补虚的基础上祛邪；补虚不能纯用呆补，否则会使瘀痰难消，变生他证，延误病情。故此，首先用高丽参固其欲脱之阳气。继而用真武汤为基础，加桂枝、炙甘草、防己、黄芪、丹参等。实践证明，这是治疗心衰水肿的有效方剂。与《伤寒论》的桂枝甘草汤（桂枝、炙甘草）合用，以增强温壮心阳之力，且寓苓桂术甘汤之意，为张仲景治痰饮的主要方剂。加黄芪、防己益心脾之气而利尿，祛经络之水湿，且与白术、生姜、甘草组成益气健脾、利水消肿的防己黄芪汤。这样，共熔数方于一炉；更重用丹参以活血祛瘀，因丹参有扩张冠状动脉以强心、扩张肾血管以利尿和减低血液黏稠度、疏通微循环等作用。经第一阶段治疗，心阳振奋，血脉温通，故心悸减轻，手足转暖，肝区痛减；肾阳渐复，膀胱气化，故尿量增多，水肿渐退，寒水得去，痰饮遂消，咳喘亦平；脾阳升发，胃气恢复，故胃纳改善。但由于利水过快，未注意"中病即止"的原则，致使心阴更显不足，而出现失眠、梦多、心烦、舌淡红、苔少、脉细等证候。由于病机已变，心阴不足已成为矛盾的主要方面，故第二阶段用药减少温阳利水药，加入益气养阴安神之品，意在调平阴阳，气血兼顾，标本同治。药证相合，使病者脱离险境而出院。

〔王永炎. 中国现代名中医医案精粹（第一集）. 北京：人民卫生出版社，2010〕

十六、温阳利水治风湿性心脏病

案例一

张某，女，51岁。1996年10月10日初诊。

患气短10余年，加重5天，伴心悸、胸闷，乏力，动则更甚，生活不能自理。刻下：患者呈二尖瓣面容，端坐呼吸，脉搏82次/分，心脏叩诊心界向左增大，听诊心音强弱不等，心率90次/分，节律不齐，心尖区可闻及收缩期Ⅲ级粗糙的吹风样杂音，双下肢轻度水肿，舌胖大、苔薄白，脉结代。

诊断：①风湿性心脏病（二尖瓣关闭不全）；②心衰；③房颤。

辨证：痰浊内阻。

治法：温阳利水。

处方：茯苓15g，桂枝12g，白术10g，甘草30g，附子6g，干姜6g，白芍10g，生地黄20g，丹参20g，苦参20g。

二诊：服10余剂后气短及端坐呼吸减轻，但仍心悸、胸闷。脉搏74次/分，心率84次/分，节律不齐，舌淡苔薄白脉结代，故上方去附子、白芍，加阿胶10g，大枣4枚、党参10g，麦冬20g，麻子仁10g，又继服15剂，患者症状好转。后又以苓桂术甘汤为主加减服用20余剂诸症消失，生活能完全自理。查脉搏72次/分，心率72次/分，心律较前整齐。

案例二

雷某，男，30岁。1995年10月初诊。

患气短5年，常在感冒或劳累后加重，伴间断咳嗽、咳粉红色泡沫样痰，乏力，双膝关节疼痛。刻下：双肺可闻及哮鸣音，心脏叩诊心界向左增大，听诊心音清楚，心率80次/分，律齐，心尖区可闻及舒张Ⅲ期隆隆样杂音，舌淡苔薄黄，脉浮数，胸片示左心房增大。

诊断：风湿性心脏病（二尖瓣狭窄）。

辨证：痰饮内阻，肺失宣降。

治法：温阳利水，宣肺平喘。

处方：茯苓 15g，桂枝 12g，白术 10g，甘草 6g，葶苈子 15g，大枣 4 枚，金银花 15g，连翘 15g，麻黄 6g，杏仁 10g，生石膏 30g。

二诊：服上方 20 余剂后气短减轻，咳嗽、咳痰症状消失。但仍关节疼，且有低热。故改用苓桂术甘汤合桂枝芍药知母汤加味。

处方：桂枝 12g，白芍 12g，知母 10g，白术 10g，川乌 10g，草乌 10g（先煎 60 分钟），防风 12g，麻黄 6g，甘草 6g，大枣 4 枚，茯苓 15g，地骨皮 15g。

服 20 余剂后患者关节疼痛消失，血沉降至正常。后以苓桂术甘汤加味治疗 1 个月，诸症消除。复查胸片：左心房较前有所缩小。

按语：风湿性心脏病由二尖瓣狭窄到闭锁不全乃至心力衰竭，皆由心脏器质性病变所致，其功能表现之心悸、胸闷、乏力、气短等亦受病变轻重而左右。中医认为，肺与心脉相通，肺气辅佐心脏运行血脉，肺虚治节失职，则血行涩滞，循环不利，血瘀肺脉，肺气更加壅塞，造成气虚血滞，血滞气郁，由肺及心的恶性后果，临床可见心悸、发绀、水肿、舌质暗紫等症。阳虚不能化气行水，成为阳虚水泛证。心阳根于命门真火，肾阳不振，进一步导致心肾阳衰，阳虚至极，出现肢冷、汗出、脉微弱等元阳欲脱现象。温阳利水是基本治法，盖水得温乃行，气得阳乃布。气畅则胸得舒，咳喘得平也。案例一方中用真武汤为主方，附子、干姜、桂枝温阳化气以行水；茯苓、白术健脾利水；白芍敛阴和阳，生地黄、丹参以行瘀利水。案例二方中苓桂术甘汤为主方以温阳利水，合麻杏石甘汤以宣肺平喘。

〔王永炎. 中国现代名中医医案精粹（第五集）. 北京：人

民卫生出版社，2010〕

十七、温阳散寒、扶正固本、理气活血、通脉开窍治无脉症

刘某，女，29岁。1963年3月21日初诊。

患者4年前曾在工作中突然昏倒，经抢救后苏醒，但高热达40℃，摸不到脉搏，经某医院诊断为"无脉症"。此后曾多次复发，常感头目眩晕，甚则昏厥，1年前开始腹部胀痛，服中药治疗3个月，效不显。刻下：形体消瘦，眩晕频作，时有晕厥，腹胀痛，按之有包块，不思食，口渴喜热饮，舌淡胖，苔薄白腻，两手无脉。

诊断：眩晕，无脉症。

辨证：阳虚寒凝，气滞血瘀，脉道不通。

治法：温阳散寒，扶正固本，理气活血，通脉开窍。

处方：真武汤加味：制附片12g（先煎），白芍15g，茅术9g，茯苓12g，生姜12g，当归12g，丹参12g，广木香5g，佛手9g，大腹皮9g，延胡索9g，鸡血藤30g，4剂。

通脉丸，每日2次，每次服2片或1丸，饭后开水吞服；定坤丹，每日化服1丸，早晚各半丸。

二诊：4月11日。患者服上方药及通脉丸、定坤丹后，眩晕减轻，胃纳及精神好转，腹仍胀痛且有包块，又增鼻衄。舌脉如前。处以理气活血、化癥逐瘀之剂，予四逆散加减。

处方：柴胡9g，枳壳9g，白芍15g，赤芍15g，甘草6g，五灵脂12g，川楝子9g，制乳香9g，制没药9g，小蓟15g，煅鳖甲21g。7剂。

续服通脉丸，服法同上；化癥回生丸，每日1丸，早晚各化服半丸。

三诊：4月25日。腹胀痛及眩晕好转，饮食见增。仍守前方，加丹参15g。7剂。并续服通脉丸。

四诊：5月9日。服上方药后，精神好，饮食大增，但睡眠

欠佳，已恢复工作，但易疲乏，工作久则腹胀。今日开始摸到脉搏，左脉细、右脉弱。患者因无脉3年，陡然发现有脉非常高兴。续服上方药加合欢花15g，葱白5g。7剂。

五诊：5月16日。患者开始上班工作，但连续工作后腹胀满不舒，胃纳差，苔垢腻，脉濡数。当时辨为湿阻脾胃，处以醒脾和胃之剂，方以平胃散加减。

处方：鸡血藤24g，苏梗9g，砂仁5g，厚朴9g，茅术9g，陈皮9g，广木香5g，香附9g，大腹皮9g，炒山楂30g，炒神曲30g，炒麦芽30g，葱白9g，生姜12g，6剂。

六诊：6月6日。自感体力日渐复原，腹胀痛等症消失，两手脉搏搏动明显。再予疏通气血之剂。

处方：柴胡12g，枳壳9g，赤芍9g，白芍9g，甘草3g，吴茱萸5g，丹参24g，佛手9g，陈皮9g，木香3g，茅术9g，大腹皮9g，炒山楂30g，炒麦芽30g，炒神曲30g，10剂。

化癥回生丸4丸，每日早晚各服半丸。

停药1年后随访，患者体重增加，并生一子，母子均健，无脉症未复发，亦未再发生昏厥。

按语：对于"无脉症"，中医有两种认识，一种认为无脉症即《黄帝内经》所指的"脉不往来"或"脉绝不至"，如《素问·三部九候论》说："脉不往来者死。"《素问·平人气象论》说："脉绝不至曰死。"都说明无脉症病情极重，预后极差；另一种认为无脉症即所谓"伏脉"。如《难经·十八难》说："伏者，脉行筋之下也。"《脉经》说："伏脉，极重按之，著骨乃得。"《难经》以伏脉主积聚，《诊家枢要》以伏脉主营卫气闭而厥逆等，也说明无脉症病情疑难，预后不良。张师根据50余年临床体会，认为无脉症是伏脉的认识较为妥当，其病机主要是正气不足，气机郁伏，闭塞不通，脉遂潜伏不显。根据辨证求因、审因论治的原则，治以扶补正气、理气活血、开闭通脉，正如《脉诀汇辨》所云：伏脉"其主病多在沉阴之分，隐深之地，非轻浅之剂所能破其藩垣也，诸证莫非气血结滞。""气血结滞"四字，堪称画龙点睛，一语道破。张师的理气活血、通脉开窍法则恰到好处。

无脉症系疑难病之一，此两例无脉症，前案辨证为阳虚寒凝、气滞血瘀、脉道不通，治以温阳散寒、扶正固本、理气活血、开闭通脉，选真武汤、通脉丸、定坤丹、化癥回生丸等，收效颇著。

〔王永炎．中国现代名中医医案精粹（第二集）．北京：人民卫生出版社，2010〕

十八、温阳益气、健脾助运治心肌炎

盛某，男，4岁。1998年10月8日初诊。

禀赋薄弱，易于感冒，有时突然昏厥，大汗淋漓，片刻苏醒，面色少华，精神不振，纳少，苔根灰白厚腻，脉搏不整，结合心电图等西医诊断为心肌炎。

辨证：心气不足，大汗伤阳，脾运不健，生化乏源。

治法：温阳益气，健脾助运。

处方：太子参10g，茯神8g，杭白芍8g，京胆星1.5g，柏子仁8g，淡附子2g，广陈皮5g，焦山楂8g，焦神曲8g，炙甘草3g，酸枣仁5g，碧桃干5g，辰拌灯芯2g。10剂。

二诊：昏厥未作，大汗已止，偶感心悸，时见面色发青，精神不振，夜寐欠安，纳食仍少，腹痛阵作，苔薄。气阳未复，神不守舍，尚宜益气宁心，佐以理气助运。

处方：太子参10g，茯神8g，杭白芍8g，柏子仁8g，省头草5g，石决明20g（先煎），灵磁石8g（先煎），陈皮5g，炙甘草3g，碧桃干5g，煨金铃5g，青木香2g，辰拌灯芯2g。10剂。

药后病情好转，再予益气安神、健脾助运之剂，调理数剂而愈。

按语：心血管疾病多为本虚标实、虚实夹杂之疾病。因心居阳位，主持血脉，血赖气以推动，赖阳以温通。气虚推动无力，则血脉迟涩；阳弱温运不及，则血脉凝滞，血瘀络阻而发病。心阳如日照当空，驱寒化饮，消除凝瘀；心阳不足，阴寒内生，痰瘀互结，阻滞心络，亦会发病。正如《金匮要略》所云："夫脉当取太过不及，阳微阴弦，即胸痹而痛，所以然者，责其极虚也。今阳虚知在上焦，所以胸痹、心痛者，以其阴弦故也。"针对其上焦阳气不足，胸阳不振，下焦阴寒内盛，阴乘阳位，胸阳痹阻，脉络不通的病机，当以调和阴阳、扶正祛邪为治则，以温阳益气为心血管疾病的重要治法之一。

"心病宜温"。阳气为人一身主宰，得之则明，失之则不明；若心阳不振或心阳虚衰，则无以温煦，心脉失养，而见虚证。运用温阳益气活血法，使阳气得以温补及宣通，阳气充盛，畅通运行，脏腑生理功能可正常发挥，通过振奋阳气、增强机体抗病能力、祛散病邪、疏通经络，达到改善症状、治愈疾病之目的。又该患者属先天禀赋不足的儿童，脾为后天之本，故治以健脾助运之法。方用太子参、淡附子以温阳益气，茯神、陈皮、焦神曲、焦山楂、炙甘草以健脾助运。

〔罗和古．儿科医案．北京：中国医药科技出版社，2004〕

十九、温阳益气、活血化瘀治病态窦房结综合征

黄某，女，51岁，已婚。1988年3月5日初诊。

反复头晕（或黑蒙）伴心悸、胸闷5年余。曾先后2次住院治疗，经查为窦性心动过缓（最低心率36次/分）、窦性静止、二度窦房结传导阻滞。此次因劳累过度，宿疾再发，患者自觉心悸头晕，有时黑蒙，神疲乏力，面目虚浮，畏寒肢凉，纳钝便溏。动态心电图示窦性心动过缓，频发二度Ⅱ型窦房传导阻滞，偶发窦性静止、全心停搏（最长P-P间隔达4秒），偶发室性逸搏、交界性逸搏和房性期前收缩。拟诊冠心病，双结病变。医者动员其安装起搏器。但患者要求中医治疗。刻下：舌质淡暗，苔白薄腻，脉迟缓细弱而结代。

辨证：心肾阳虚，阴寒内盛，血脉瘀阻。

治法：温阳益气，活血化瘀。

处方：黄芪 15g，淡附片 15g（先煎），桂枝 15g，补骨脂 12g，丹参 15g，川芎 9g，淡干姜 6g，细辛 3g（后下），炙甘草 6g。7 剂。

二诊：4 月 2 日。服药 7 剂，自我感觉尚好，便原方连服 4 周后，患者头晕、心悸、倦怠、乏力消失，面目浮气亦退，食欲好转，体力增强，心率增至 56 次/分。

嘱原方再续服 4 周，复查心电图心率增至 78 次/分，心律失常完全消失。此后间断服药半年余，随访 3 年，自觉良好，期间多次复查心电图（含动态心电图），患者心率稳定在 70 次/分以上，心律均属正常。

按语：中医认为，"阳虚则寒凝"，"气虚则血瘀"。本例患者心肾阳气不足，阴寒凝聚，血脉鼓动无力，心血运行不畅，血流滞缓瘀阻，于是心搏难以启动。故治疗应遵循《景岳全书》所云："凡气虚者宜补其上，人参、黄芪之属是也……阳虚者宜补而兼暖，桂、附、干姜之属是也。"然"心本乎肾"，肾为阴阳之根，肾阳亏虚则不能上承以温煦心阳，因而主张心肾同治、气血兼顾的方法。补肾阳以消阴寒，益心气以促心动，活血化瘀以通脉。用黄芪四逆汤加味，方中附子、桂枝、补骨脂、干姜以温心肾之阳，旨在促进心脉复动；黄芪之甘温益气以加强心脉运行；丹参、川芎之活血通脉以改善血流滞缓；入少量细辛散寒凝，甘草调和诸药，于是心肾之阳得以温煦；气血得复，心脉自然搏动得力，顽疾得愈。

〔王永炎. 中国现代名中医医案精粹（第六集）. 北京：人民卫生出版社，2010〕

二十、温阳益心治胸痹（心功能不全）

徐某，男，71 岁。2007 年 4 月 9 日初诊。

动则心悸、胸闷气短，近 2 个月加重，每于凌晨 3 ~4 点睡中憋醒。有房性期前收缩反复发作史 20 余年，房颤史 10 余年。刻下：心前痛频作，服用硝酸甘油后可缓解。胸闷，气短，动则尤甚。肩背痛，腹胀，晨起睑肿，下肢微肿，畏寒。舌淡紫胖，苔白黄，脉微时促。2006 年 7 月超声示：左心室、左心房、右心房增大，二尖瓣、三尖瓣、主动脉瓣关闭不全。EF：33%。2007 年 4 月 8 日心电图示：ST 下移、T 波倒置、房颤。现每日服用呋塞米 40mg，地高辛 0.25mg。

辨证：阴阳两虚，痰瘀互阻。

治法：温阳益心，活血化瘀。

处方：西洋参 10g，麦冬 15g，五味子 10g，清半夏 15g，瓜蒌 15g，薤白 15g，茯苓 15g，白术 15g，赤芍 15g，川芎 15g，桂枝 10g，枳实 15g，生龙骨 30g（先煎），生牡蛎 30g（先煎），甘草 10g，生姜 3 片，水煎服，每日 1 剂。

二诊：服上方 14 剂后，仅有 1 次夜间憋醒，心前痛明显减轻，未服硝酸甘油即缓解。背痛、晨起睑肿不显，心悸、胸闷、下肢肿减轻，气力增加，睡眠好转，惟气短，略腹胀。舌淡暗胖，苔白，脉沉偶促。嘱停服呋塞米，地高辛减半。

处方：白参 10g，麦冬 15g，清半夏 10g，瓜蒌 15g，薤白 15g，厚朴 15g，枳实 15g，赤芍 15g，川芎 15g，茯苓 15g，葶苈子 20g，生龙骨 30g（先煎），甘草 10g，生姜 3 片，水煎服，每日 1 剂。

三诊：服上方 21 剂后，夜间憋醒未作。心悸、胸闷、下肢肿、腹胀基本不显，略气短。舌淡紫，苔白，脉沉滑。嘱停用西药。守上方加减，调治 3 个月余，诸症消失，病情稳定。2007 年 6 月 3 日心电图示：窦性心律，T 波倒置。

按语：冠心病属于中医"胸痹""心痛"等范围，病位在心，病属本虚标实。本例患者病已日久，本虚之象尽呈，阴阳两亏，无以养心则发心悸、心前痛。动则耗气，而晨时阳气内敛，阴血运行更缓，心失所养更甚。阳虚不振，痰浊内生则见胸闷、气短、畏寒；气机不畅则腹胀；影响津液代谢则睑肿、下肢肿。舌脉亦是阳虚不能行血、输布津液之象。治以温阳益心治其本，活血化痰治其标。方选生脉饮补养心之气阴，合瓜蒌薤白半夏汤治其"阳微阴弦"，合枳实薤白桂枝汤温通心脉、行气化痰。方中加赤芍、川芎活血化瘀，白术、茯苓健脾杜生痰之源，生龙骨、生牡蛎镇惊安神，全方标本同治，共奏温阳益心之效。复诊时症状明显减轻，效不更法。以白参易西洋参，加强温通心脉之功。前后加减续服3个月余，停用西药，复查心电已恢复并维持窦性心律，至今病情稳定。

〔王永炎．中国现代名中医医案精粹（第五集）．北京：人民卫生出版社，2010〕

二十一、温阳逐水、理气化瘀治风心病心衰并发肾衰竭

胡某，女，51岁，已婚。1981年5月6日初诊。

1965年诊断为风湿性心脏病，近半个月来水肿加重，近5日无尿，腹胀难忍，腹水日增，神情淡漠，呼吸急促，昼夜不能卧床，扶坐床边，呻吟不已，心悸，烦躁不安，四肢不温。曾用利尿、强心、抗菌药物，效果不显。刻下：端坐呼吸，不能卧床，腹部移动性浊音阳性，肝肋下5cm，剑突下7cm，口唇指趾发绀，肝颈静脉回流征阳性，两下肢明显凹陷性水肿。舌质暗红，舌苔少，脉象沉细而散。心电图提示：心房纤颤。实验室检查：5月5日检查非蛋白氮64mg%（正常值35mg%），肌酐2.36mg%（正常值1～2mg%），尿酸12mg%（正常值2～4mg%）。诊断：风心病（二狭二闭），心房纤颤，心力衰竭Ⅲ级，并发肾衰竭。

辨证：心肾阳衰，水邪泛滥，脉络瘀阻，阳气欲绝。

治法：温阳逐水，理气化瘀。

处方：制附子90g（先煎），肉桂15g，葶苈子10g（包），牵牛子15g，黄芪50g，木香10g，大腹皮20g，益母草30g，丹参50g，茅根50g，白术15g，砂仁10g（后下），桃仁10g，五加皮15g，茯苓60g，红枣5枚，2剂。

二诊：服中药后，解出小便200～300mL，但腹仍胀满，脉仍沉细而散，小便涩而不畅。治以温阳逐水、理气化瘀，攻补兼

施，益气固脱。

处方：制附子 90g（先煎），肉桂 15g，葶苈子 10g（包），牵牛子 15g，黄芪 50g，木香 10g，大腹皮 20g，益母草 30g，丹参 50g，白茅根 50g，白术 15g，砂仁 10g（后下），桃仁 10g，五加皮 15g，茯苓 60g，红枣 5 枚，吉林红参 15g，石韦 20g，琥珀末 6g，2 剂。

随访：5 月 9 日，近 2 日尿量约为 200mL，胸闷，腹胀，舌质暗红，苔少，肝脏瘀血明显，故加土鳖虫 10g，以活血软坚。

5 月 16 日，日尿量增为 500mL，水肿有好转，制附子剂量逐步减少。

5 月 23 日，化验：血非蛋白氮 40mg%，肌酐 1.94mg%，尿酸 4.1mg%。上方加减，连服 17 剂后，下肢水肿消失，每日尿量约 700mL，精神转佳，食欲增进，已脱险境。

按语：水肿与心、肺、脾、肾诸脏功能障碍有关。风心病后期，可见心力衰竭，严重者可延及肾衰竭。中医认为，多属阳气衰微，水湿泛溢，气机升降失常。见全身水肿，胸腹痞满，呼吸急促，小便不利，为本虚标实之证，急予扶正兼祛邪，温阳与逐水并用，挽生命于顷刻。本案为绝病类的心绝、肾绝。"绝"乃体内精气、真阳、阴血等消耗殆尽，脏腑及其所司之功能已完全衰竭所致。古人曾将其具体归纳为"五绝"。今心肾阳虚，水邪泛滥，犯肺及脾，肝脉瘀阻，心肾阳气将绝，非用大剂不可。故予附子、肉桂温心肾之阳；葶苈子、大枣以泻肺逐水；黄芪、白术、茯苓益气健脾利水；牵牛子、五加皮、大腹皮逐水消胀；木香、砂仁调畅气机；桃仁、丹参、益母草化瘀利水。本方为攻补兼施，扶正不碍邪，攻邪不伤正，扶正以温阳为先，祛邪以逐水为主，两者并行而不悖，各司其道而奏效。

〔王永炎.中国现代名中医医案精粹（第五集）.北京：人民卫生出版社，2010〕

二十二、益气温阳、活血化瘀治心悸晕厥

赵某，男，68 岁，退休干部。2001 年 3 月 14 日初诊。

患者无诱因突然晕倒 6～7 次，每次均持续 3～5 秒，能自行缓解，发时不伴抽搐、口吐白沫，醒后无任何后遗症。刻下：心悸、胸闷气短，乏力，肠鸣，腹胀，嗳气频频。肢冷，面色苍白，舌质淡边有齿痕，脉小迟缓，沉取无力。心脏听诊：心率 59 次/分，诊时律齐，各瓣膜听诊区未闻及异常心音及杂音，肺（－），腹部体检未见异常，双下肢无水肿。否认高血压、糖尿病、冠心病史。既往心电图示：二度 II 型窦房传导阻滞、二度 I 型房室传导阻滞。

辨证：心阳不振，气滞血瘀。

治法：益气温阳，行气活血。

处方：炙黄芪 30g，麦冬 10g，炙桂枝 6g，炙甘草 3g，白芍 9g，炒枳壳 9g，陈佛手 6g，广郁金 15g，醋延胡索 15g，制香附 10g，赤芍 9g，全当归 15g，7 剂。

二诊：5 月 25 日。诉服药初期曾发作晕厥 1 次，7 剂后诸症稍缓，未作晕厥，遂再服 14 剂，精神明显好转，食欲增加，无嗳气，多次复查心电图为正常，但服药期间大便日行 1～3 次，性状如常。

处方：炙黄芪 30g，麦冬 10g，炙桂枝 6g，炙甘草 3g，白芍 9g，陈佛手 6g，广郁金 15g，醋延胡索 15g，制香附 10g，赤芍 9g，全当归 15g，炒谷芽 10g，炒麦芽 10g，7 剂

患者服药后晕厥未作，余症皆瘥，曾自行停服中药，晕厥再度发作。其后常服此方，意在益气温阳、行气活血，兼调脾胃，随访至今，未再发作。

按语：本例厥证属心阳不足，血不上达，阴阳之气一时不相顺接而致突然晕倒；心失温养，故心悸不安；胸中阳气不足，宗气运转无力则胸闷气短；心阳虚衰，血液运行迟缓，肢体失于温煦，故肢冷、面色苍白；心气不足，行血迟滞，留而为瘀，易致

脉来结代（虽刻下脉无结代，但参之心电图、24小时动态心电图，当有此虑）；火不生土，健运斡旋无力，则见嗳气频频，肠鸣，腹胀；舌质淡边有齿痕，脉小迟缓，沉取无力皆为心阳不足，无力鼓动之故。初诊以炙黄芪、炙桂枝、炙甘草辛甘化阳以补益心气；炙桂枝兼通心阳，以助心脉；白芍、炙甘草甘润缓急；炒枳壳、陈佛手、广郁金、制香附畅通气机；醋延胡索、赤芍、全当归活血行血。全方共奏益气升阳、行气活血之功，使阴阳贯通，互相顺接。该患者二诊时出现中虚下陷之症如大便频，故治疗时当心脾并调，并加入炒谷麦芽健脾和中之品。因本证有反复发作的倾向，嘱患者坚持服药。随访至今，晕厥基本控制，多次动态心电图检查未见异常。

〔王永炎. 中国现代名中医医案精粹（第六集）. 北京：人民卫生出版社，2010〕

二十三、益气温阳、活血化瘀治心悸晕厥

王某，女，56岁，已婚。1989年4月15日初诊。

因心悸晕厥2周。患者2周前因劳累致心悸怔忡，时疾时疏，胸闷憋气不能平卧，气短而喘，汗出频多，四肢不温，甚则晕厥，神识尚清。听诊心率时缓时速，期前收缩频多，缓时37次/分，阵发心动过速达110次/分，或呈二联律。心电图监护示窦性心动过缓，窦性逸搏，频发室性期前收缩成二联律，短阵性室性心动过速。诊为病态窦房结综合征（快-慢综合征）。经针刺及对症应用阿托品、利多卡因治疗无效。刻下：正值怔忡发作，汗出晕厥，舌质红绛起刺而燥，以手扪之湿润，脉迟而弦劲不和。

辨证：心阳虚极，神明欲脱。

治法：温阳益气，活血固脱。

处方：红参20g，炙附子片20g，丹参30g，炙甘草15g，生龙骨30g（先煎），牡蛎30g（先煎），水煎200mL，急服100mL，3小时后再服100mL。

二诊：4月16日。心悸减轻，仍胸部憋闷，汗出已少，未再

晕厥，舌质转赤，舌上刺消，脉转沉迟，脉率 50 次/分，心电图示窦性心动过缓，偶发室性期前收缩，短阵性心动过速已消失。原方 3 剂，服法同前。

三诊：4 月 19 日。心悸怔忡显著减轻，胸闷憋气消失，汗出已止，手足已温，舌质红而润，脉沉缓，脉率 64 次/分，心电图示窦性心律。患者转院安置心脏起搏器。

按语：此为 1 例典型的病态窦房结综合征（快－慢综合征），治疗着眼点在于慢性心律，若快慢兼顾，必无济于事，洋地黄及利多卡因均在禁用之列，现代医学主张安装心脏起搏器作为针对性治疗。本案惑人之处正是辨证要点。即：舌质红绛起刺，若误断为热入营血耗伤阴液，妄投养阴清热凉营之剂，则其人必亡无疑。此时医者必以手扪之，若为热入营血必舌上起刺，干燥无津；若为水极似火，必湿润有津。再结合惊悸怔忡晕厥汗出之症，迟而弦劲之脉，此案当为亡阳欲脱，阴耗欲绝之候。阴阳双亡之际，必以救阳为主，此乃阳生阴长之理，故以大剂参、附、草温阳益气，丹参活血化瘀，生龙骨、牡蛎收涩固脱，以挽救患者危亡于一时，为以后的治疗赢得时间和机会，若以救阴为先，必缓不济急，每多偾事。

〔王永炎. 中国现代名中医医案精粹（第五集）. 北京：人民卫生出版社，2010〕

二十四、扶阳温化治心悸

王某，26 岁。

5 年前先见阵发性心悸胸闷，渐见下肢水肿。请秦老会诊。刻下：诊见腰以下至足背水肿甚剧，腹部胀满，呕吐，心悸气促，不能平卧，小便极少，大便溏薄；口唇发绀，两手红紫，颊部泛红如妆。舌尖红，苔白滑腻，脉象细数带弦。

辨证：阳虚水泛，气血瘀阻。

治法：扶阳温化。

处方：真武汤加味：熟附片 6g，生姜 6g，炒白术 9g，白芍

9g，茯苓15g，春砂仁2g，木香2g。

药后平稳。连服药4剂，尿量增多，下肢水肿基本消失，仅足背未退尽，腹胀、呕吐均好转，但两颧泛红不退，阵阵烦急，时有咳嗽，痰中带血，脉仍细数不静带弦。久病烦急，浮阳未敛，肝火上冲犯肺，故见咯血。仍坚持前方去木香，加黛蛤散5g，2剂血止咳平，病情渐趋稳定。

按语：本例从发病经过来考虑，其根源是心阳衰弱，不能温运中焦水湿，但从伴见颧部泛红如妆诸症，充分暴露出水气充斥、虚阳上浮，不仅胃气垂败，且有心肾阳衰随时虚脱的危险。故治疗采用真武汤加味，扶阳温化为主，佐以敛阴健脾，4剂后即收到显效。虚阳浮越患者，如果肝火旺，当防血证，本例并发肝火犯肺之咯血，原方去香燥加清肝镇咳之品，果然迅速扭转病机。

〔王永炎．中国现代名中医医案精粹（第二集）．北京：人民卫生出版社，2010〕

二十五、益气温阳通络治心悸

王某，女，36岁。1984年4月6日初诊。

3年前患心肌炎，一直有胸闷气憋、心悸怔忡诸症。近1年来出现期前收缩，每分钟10余次；全身乏力，手足厥冷；经用异搏停、慢心律等西药治疗，无明显效果，故来门诊治疗。刻下：症状如上。舌紫滑润，脉象结代。

辨证：心气与心阳两虚，络脉瘀阻。

治法：益气温阳通络。

处方：红参15g，五味子15g，麦冬15g，薤白20g，桂枝15g，附子15g（先煎），丹参20g，郁金10g，黄芪30g，甘草10g。

二诊：5月17日。服药6剂，期前收缩减少，每分钟2~3次；手脚转温；自述为近1年来罕见之现象。周身有力，脉象亦较振，结代减少。此心阳初振，但患者有口干、咽干现象。防止伤阴，继续在益气温阳中兼顾阴液。

处方：红参 15g，麦冬 15g，五味子 15g，黄芪 30g，丹参 20g，郁金 15g，当归 20g，薤白 15g，附子 15g（先煎），桂枝 15g，枸杞子 15g，玉竹 20g，甘草 10g。

三诊：10 月 13 日。服上方药 25 剂，周身有力，手脚温暖，期前收缩消失，心悸、气短等症皆愈，脉象沉缓，舌润。继续以益气宁心之剂，嘱服若干剂以善后。

按语：本例为心气与心阳两虚，络脉痹阻，脉象迟而结代、手足厥冷、舌滑润为气阳两虚之症；舌紫、胸闷气憋等为络脉瘀阻，乃虚中夹瘀之症。治疗用人参、黄芪益气，附子、桂枝、薤白助阳通阳，丹参、郁金活血通络。前后服药 30 余剂，积年心悸竟告痊愈。

二诊时，手脚转温，脉象结代减少，心气心阳有所恢复，但患者出现口干、咽干等阴分不足现象。张景岳谓："善补阳者，必先于阴中求阳。"故在第二方于益气扶阳中加入枸杞子、玉竹合生脉饮以固阴。

〔王永炎. 中国现代名中医医案精粹（第二集）. 北京：人民卫生出版社，2010〕

二十六、温升心肾、收摄升脱治心悸

江某，男，60 岁，干部。1967 年 9 月 12 日初诊。

患者因冠心病、心衰入院，血压偏低，体温 36℃，心率 48 次/分左右，住院已 1 个月。刻下：心悸、胸闷、气短反复发作，虽盛夏仍畏寒，汗出而怕冷更甚，眩晕乏力，睡眠不佳。舌苔灰黑，脉迟缓无力，有时腰酸，小溲频数清长。

辨证：心肾阳虚，神失内守。

治法：温升心肾之阳，收摄升脱之神。

处方：黄附块 9g，黄芪 15g，仙灵脾 9g，牡蛎 9g，熟地黄 15g，枳壳 9g，菟丝子 9g，枣仁 15g，五味子 9g，夜交藤 30g，丹参 15g，7 剂。

二诊：9 月 19 日。畏寒汗出好转，心悸减轻，体温回升至36.5℃，苔黑，感乏力，原方加当归9g，党参9g。再服 14 剂。

三诊：10 月 3 日。诸恙消失，血压、心率均正常，苔转薄腻，脉细缓，脉率66 次/分，准备出院，拟方带回：附子9g，仙灵脾9g，菟丝子9g，黄芪15g，丹参15g，党参9g，枣仁12g，夜交藤30g，五味子9g，龙骨9g，牡蛎9g，熟地黄15g。

此方常服，病情长期稳定。

按语：本患者为心肾阳气虚衰之心悸，肾阳为一身阳气之根本，心阳为气血运行、津液流注的动力，阳气衰微，心失濡养，则心悸怔忡；不能温煦肌肤，则畏寒肢冷。《素问·生气通天论》言"阳气者，精则养神"，离宫火衰，失于潜养，神气浮越，故病心悸而神不安宁。本方侧重温阳补气，潜镇心神，方用附子、仙灵脾、菟丝子之类补肾阳、祛寒邪，黄芪补益中气，五味子、夜交藤等养心安神，待二诊症状好转后，加以当归党参补益气血，三投而愈，诸症得安。

〔罗和古. 内科医案（上册）. 北京：中国医药科技出版社，2005〕

二十七、益气养阴、温阳复脉治心房扑动、心房颤动

路某，男，65 岁，干部。2000 年 1 月 24 日初诊。

患冠心病已 10 余年，经常有前胸部憋闷不舒，有时胸痛。近年来又出现阵发性心悸怔忡、气短、胸闷、恐惧不安。每天有1~3 次阵发性心悸不安，气短胸闷，惊恐难以言状，每次发作持续数秒钟至数分钟不等，头晕目眩不敢动，四肢发凉。经住某医院 3 个月，进行全面检查。诊断为心房扑动、心房颤动，兼有房室传导阻滞。经中西医治疗，病情稍有好转，患者不同意安起搏器，而出院求中医诊治。精神尚好，营养良，四肢运动感觉均无障碍。心率40~57 次/分，节律不齐，脉沉细，兼有促脉。心电图一般为基本正常波形，发作时出现 F 波或有期前收缩。舌质边

暗，薄白苔。

辨证：气阴两虚，兼有阳虚。

治法：益气养阴，温阳复脉。

处方：生脉散合炙甘草汤加减：党参9g，麦冬10g，五味子10g，炙甘草10g，桂枝8g，制附子6g，生地黄12g，丹参12g，川芎10g，生龙骨12g，生牡蛎12g，阿胶10g（烊化），黄芪20g，7剂，水煎服。

二诊：2月1日。服上药，自觉心情开阔，安稳许多。有时仍有心难受，心悸气短发作，但时间较短，1周内有3次，大大延长间歇期。继服上方加薤白，另加西洋参片每次5片，每天2~3次，咀嚼后吞服。

三诊：2月22日。症状明显好转，这3周来只有4次发作，患者每天都做记录，脉搏55~57次/分。一般状态好，心情安然，惊恐、恐惧感已消失。

四诊：5月5日。近1个多月，经服中药，一般症状平稳，惟有口干舌尖赤，故原方加白芍、地龙，以加强养阴活血之力。

五诊~六诊：（6月5日~7月2日）约1个月来复诊1次，病情已稳定，近2个月来未发作1次，患者精神已放松，参加一般活动。嘱患者又增服冬虫夏草含片，每天3片，以扶正养阴，防止再发。

近半年来的追访，也未发现发作。

按语：本患者为不多见的难治性阵发性房扑，是在既往冠心病的基础上，心肌严重供血不足，而引起心房内一个异常起搏点，以高频率反复发出冲动，其冲动为有规律性的，本患者还有阵发性房颤及二度房室传导阻滞，平时心率及脉搏均在50~58次/分，但在发作时，心房跳动极快，脉搏出现频数之象，心肌严重缺血乏氧则出现心悸怔忡，胸闷憋气，甚则气短不足以息，头晕，有恐惧之感。可持续数10秒至数分钟，服急救药品而缓解。其发作也十分频繁，每天发作数次或1~2天发作1次。患者心理负担十分严重，经服中药1年余，进药数百剂，有明显的效果，已有 3 个多月未发作，又追踪半年余，未有再发作，说明中药对心肌功能改善有良好效果，是宗中医基本理论而设的药物，以党参（后用人参）、黄芪，大量的补中益气，增强心肌收缩力；以麦冬、五味子、生地黄养阴生津、益肺利呼吸；桂枝、制附子回阳强心，增强气化功能，加强心肌代谢；以白芍益阴养血，丹参、当归、川芎和血补血；阿胶养血，阴生则阳长，即善补阳者、阴中求阳之意。加生龙骨、生牡蛎牡安神镇静，薤白宽胸理气，通阴散结，炙甘草益气扶脉，说明配伍合理。

〔王永炎．中国现代名中医医案精粹（第五集）．北京：人民卫生出版社，2010〕

二十八、振奋心阳治低血压

赵某，男，38 岁。1973 年 3 月 18 日初诊。

头昏多年，去西藏则自愈，回内地即头昏，肢末觉凉。查血压 90/60mmHg。舌质淡红，舌苔白润，脉缓乏力。

辨证：心阳不振，清阳不升。

治法：振奋心阳。

处方：肉桂 9g，桂枝 9g，炙甘草 9g，水煎或白开水冲泡，代茶频频饮用。

二诊：3 月 21 日。服上方 3 剂后头昏减轻，血压 100/60mmHg。嘱续服 6 剂。

三诊：3 月 28 日。连服 6 剂后，头已不昏，四肢觉暖，血压 110/62mmHg。嘱再服 6 剂。

随访：6 月 6 日。患者带儿子看病，问及其血压情况，言服完最后 6 剂，血压升至 120/68mmHg。停药 2 个多月，血压一直稳定。

按语：20 世纪 70 年代老师以善治低血压闻名。曾著文"中医药治疗 38 例低血压的临床报告"发表在 1975 年第 2 期《新医药学杂志》上。1976 年河南开封一医生用此方治疗青年女子的低血压 50 余例也收到显著疗效。另一医生也用此方治疗 6 例低血压，服药 1～2 周，自觉症状消失，血压维持在正常范围。还著文发表在《天津医药》1976 年第 2 期上。南京、广州有医生来信说本方经得起重复，疗效可靠。刘老说他在治低血压过程中几经失败，曾用补中益气汤、归脾汤无效，后观察到不少低血压患者有肢凉、脉弱的现象。认为属心阳不振，阳气不能达于四末所致。考《伤寒论》桂枝甘草汤就是治心阳虚的轻症，与低血压病机合拍，但嫌桂枝力弱，故增肉桂一味，以加强振奋心阳的作用，所以疗效较为满意。此方现已被不少学者编书时引用，可见还有较高的学术价值。

〔王永炎. 中国现代名中医医案精粹（第六集）. 北京：人民卫生出版社，2010〕

二十九、温阳益气、复脉通络治心悸

患者，男，54 岁。2006 年 8 月 30 日初诊。

1 年前无明显诱因出现头晕，心悸，乏力，同时出现心律不齐，心率 40～49 次/分，后常有晕厥史。心电图示：窦性心动过缓，窦房阻滞。1 周前做阿托品试验，心率最高达 54 次/分，某医院诊为病态窦房结综合征。现患者心悸，头晕乏力，周身倦怠，畏寒而来求治。查：心音低钝，心律齐，心率 42 次/分，舌质淡，苔薄白，脉沉迟缓。心电图示：窦性心动过缓，二度房室传导阻滞。诊为心悸。

辨证：心阳不振，气血虚弱。

治法：温通心阳、益气活血。

处方：红参 10g，黄芪 15g，炙麻黄 5g，制附子 5g，丹参 15g，赤芍 15g，桂枝 10g，枸杞子 10g。3 剂，水煎服。

用药后患者自觉症状好转，心悸、头晕、乏力、畏寒、倦怠减轻，心率为 62 次/分，继用原方 12 剂，患者自觉诸症明显好转，心率 60～70 次/分。饮食起居如常，1 周后好转出院。

按语：心悸一证，成因颇多，但总以心气不足为主。多伴有"胸闷、气憋、怔忡"等症。《黄帝内经》云："邪之所凑，其气必虚。"且久病伤正。正虚心气不足，则血行无力，心失所养；损及心阳，则心阳失展，故心悸频发。心悸多为心气不足，心阳不振，阴寒凝滞，心神失养，搏动紊乱而致。因此，心气不足、气滞血瘀为其基本病机，心气心阳虚为本，气滞血瘀为标，治应以温阳益气为大法。临证多用红参、黄芪以益心气；桂枝、附子以温心阳。伍以薤白通阳，丹参、郁金活络，五味子、麦冬敛心气，而共奏益气温阳、通络安神之功。

〔明广奇．益气温阳法治疗心系疾病验案赏析．中国中医药现代远程教育，2009，7（11）：42－43〕

三十、温阳益气、活血利水治心衰

王某，女，64岁。

心跳气短，活动加重，已10余年。近2年来心慌气喘，下肢水肿，尿少等症渐增，不能安卧，形寒怕冷，每易感冒。曾诊为风心病，慢性气管炎，肺气肿。用地高辛及利尿剂等药物治疗，症状略微缓解，但病情反复发作。近来心慌加重，尿少，水肿，气短不续，汗出，食少，便稀。患者面色晦滞，两颧紫红，两目少神，气息喘促，神情疲倦，口唇青暗，指端发凉，舌胖质暗边有瘀斑。肝大肋下2cm，质硬，颈静脉怒张，脉来疾，频见促脉。胸透：左心3、4弓增大，右肺下野散在斑点，两肺门增大。

辨证：心阳衰竭。

治法：温阳益气，化湿利水。

处方：炙附子10g，白术25g，茯苓25g，赤芍15g，生黄芪35g，五加皮25g，细辛5g，桂枝7.5g，五味子15g，甘草10g，生姜12片。水煎服，1日2次。

服药6剂，诸症缓解，尿利肿消，气喘得平，心衰改善，但下肢水肿仍在，饮食无味，大便稀溏。按前方加鸡内金10g，防己15g，继进6剂，诸症平复，肿消喘平，气息匀调，已能平卧，心悸得安，能下床活动，肝触及边缘。但下肢踝部轻微水肿，正气未复，仍按前方增减，继服 12 剂，症状基本消失。

按语：心衰一证病程大多迁延日久，心之气阳早衰，故病变之时，概以阳气不足为本，水湿泛溢为标。主要为心肺脾肾的气阳虚衰，温煦失职，导致阴寒内盛，水湿、瘀血内停，形成本虚标实之病理改变。在治疗上据《诸病源候论》之"是心气之实也，则宜泻之，心气不足则宜补之"的原则，宜温阳益气为主以治其本，辅以活血利水之法，以治其标。心衰的辨证虽有邪实，但正虚之证更为突出，故治疗当重在扶正，补气温阳为主，甚或固阳救脱，祛邪适可而止；心衰的病机多为气虚血瘀、阳虚水阻，温阳益气是治疗慢性心衰的基本原则。临证多用桂、附温阳通脉，党参益气健脾，炙甘草益气复脉，川芎、红花活血化瘀，葶苈子、车前子利水消肿，共收温阳益气、活血利水之功。

〔明广奇.益气温阳法治疗心系疾病验案赏析.中国中医药现代远程教育，2009，7（11）：42－43〕

三十一、益心气、温心阳、通心络治胸痹

张某，女，60 岁。

因胸闷半年来诊。心电图示：窦性心动过缓，心率 43 次/分。静脉注射阿托品 2mg，心率最高升至 72 次/分，诊为病态窦房结综合征。刻下：胸闷、头晕、乏力、心悸、气短、畏寒肢冷、精神萎靡不振、面黄少华、食欲欠佳、便溏、舌质淡暗、苔薄白、脉迟无力。诊为胸痹。

辨证：心肾阳虚、血脉瘀阻。

治法：温阳益气、化瘀通络。

处方：温阳益气活血汤加减：黄芪 50g，桂枝 10g，仙灵脾 15g，制附子 6g（先煎），党参 30g，当归 12g，赤芍 15g，川芎 15g，红花 10g，细辛 3g，炙甘草 6g，日 1 剂，水煎服。

服药 10 剂后患者精神好转，胸闷、心悸、头晕、乏力症状减轻，心率 50 次/分。药已中病，继服 2 个疗程，患者自觉已无不适。多次查心电图示窦性心律，心率在 63 次/分左右。

按语：胸痹（心绞痛）多以胸前区压榨样疼痛为主，常伴面色苍白、冷汗时出、手足厥冷、气短身乏等症，是为心阳衰竭、心失温煦所致。《黄帝内经》曰："痛则不通。"治宗通则不痛。《医学真传》认为"虚者助之使通""寒者温之使通"，故为后人师法。凡为气血阴阳不足之痛，治则补之为最宜，若拘于"痛无虚证"以及"痛无补法"之说，亦用通泄或通破，畏用参、附之品，单攻其邪，必速其危。胸中为阳气之位，阳气不布，则窒而不通，故胸痹一证，总以心气虚弱、心阳不振、瘀血阻滞，或痰湿郁结者居多。病机多为本虚标实，本虚以气虚、阳虚为主，标实以血瘀、痰浊多见。益心气，温胸阳，通心络，除痹痛是治心痹之要法。当用红参、炙甘草、白术益心气，干姜、川附片温心阳，佐以五灵脂、山楂、乳香、降香、醋以通血脉，以图其功。

〔明广奇. 益气温阳法治疗心系疾病验案赏析. 中国中医药现代远程教育，2009，7（11）：42-43〕

三十二、温阳化瘀开痹治心悸

刘某，男，43岁，干部。1975年5月29日初诊。

高血压、冠心病10余年，经服中西药治疗，血压已经比较稳定，但心悸时作，夜间加重，睡时喜叉手冒心，胸闷、短气，稍有劳作则喘气汗出，曾服用归脾养心汤加槐花10剂无效，又改用炙甘草汤10剂效果仍不明显。诊视形体肥胖，脉弦有歇止，舌质淡红，苔薄白，血压130／90mmHg，心电图示：窦性心律，多发多源性室性期前收缩，室性融合波，肢导联QRS低电压。血清三酰甘油175mg%，血清胆固醇总量正常。

辨证：本例为心阳不振、气机不畅，生理功能下降，以致气滞血瘀，夹痰浊痹阻胸阳。根据以上证候分析，乃心阳不振、气滞血瘀所致。治拟温阳化瘀开痹，用瓜蒌薤白半夏桂枝汤合丹参饮加味。

处方：瓜蒌壳30g，薤白10g，桂枝10g，法半夏10g，枳壳10g，丹参15g，金钱草30g，炙甘草10g。

二诊：服药 10 余剂，心悸渐减，脉证同前，仍守原方。

三诊：8 月 23 日。续服药 10 余剂后，基本痊愈。脉弦、苔薄白。心电图示：窦性心律，与 5 月 29 日图比较室性期前收缩及室性融合波消失，心电图已在正常范围。仍守原方 5 剂，以巩固疗效。

按语：温阳开痹，适应于胸痹证。《金匮要略·胸痹心痛短气病脉证治》云："阳微阴弦，即胸痹而痛。"本例为心阳不振，气机不畅，生理功能下降，以致气滞血瘀，夹痰浊痹阻胸阳，胸阳被遏，则胸闷、心悸、短气，脉弦而歇止，为阴盛阳虚、瘀浊痹阻之证。阳虚是本病之本，瘀浊痹阻为病之标，正虚邪实，治宜温通。方中桂枝、薤白通阳散结，瓜蒌、半夏涤痰化浊，枳壳理气行滞，丹参活血通络，诸味相伍，故有温阳开痹之功。加用大量金钱草以扩张血管，增强心脏冠状动脉血流量，以为通阳化瘀开痹之助，故心阳复，瘀浊化，心悸自愈。随访至今未发。

〔刘涤尘. 温阳法的临床运用〕

三十三、温通心阳、活血化瘀治胸痹

张某，女，67 岁。1999 年 10 月 15 日初诊。

反复胸闷、隐痛、心慌 15 年有余，近 2 个月来病情加重，咳吐白沫痰，动则心悸气喘，伴自觉畏寒，手足欠温，出冷汗，双下肢水肿，舌质暗，苔薄白，脉迟缓。查心电图示心肌供血不足。

辨证：胸阳不振，寒湿乘之，上焦清阳不宣，中焦浊阴上逆。

治法：宣通心阳，活血化瘀。

处方：茯苓 12g，桂枝 10g，白术 9g，甘草 6g，丹参 12g，红花 10g，川芎 15g，降香 9g，赤芍 10g，水煎服，日 1 剂。

用药 6 剂，胸痛心悸气喘基本控制，水肿减轻，尿量增加，仍有畏寒，继服 20 余剂诸症消失，复查心电图各导联 ST－T 正常。

按语：此患者素有胸痹病史多年，年高体虚加之久病伤阳耗气，胸中阳微，气不宣畅，浊阴弥漫所致，正如《医门法律》云："胸痹总因阳虚，故阴得乘之。"患者胸闷、隐痛、心悸不宁、脉象迟缓、下肢浮肿、怕冷，主要是心阳不振所致。《金匮要略》云："夫短气，胸胁支满，有微饮，当从小便去之，苓桂术甘汤主之。"故用苓桂术甘汤振奋心阳，温阳化饮。方用苓术健脾利水，桂枝温通水饮，又善降冲逆之气，甘草益气和中，调和诸药，共奏温阳化气、健脾利水之功。患者胸闷隐痛，舌质暗主要是气滞血瘀，故加用丹参、红花等药以活血化瘀、通络止痛。全方共起温阳化气、健脾利水、活血化瘀、通络止痛之功效，服用上药使阳气旋运，浊阴下降，阴寒渐渐消散而病愈。

〔罗卫东．仲景温阳法临床应用举隅．内蒙古中医药，2003，(S1)：36〕

三十四、温通心阳、散寒止痛治胸痹

唐某，男，51岁。

平时伏案少动，熬夜频繁，经常失眠、多梦，3年前查体时发现高血压，血压持续在25.33～22.67/16～13.33kPa，冬季以来，常阵发心前区刺痛。后因劳累过度，加之情志不舒，骤发胸背刺痛，大汗淋漓，面色苍白，四肢厥冷，手足青紫，处于昏迷状态，急送某医院，诊以心肌梗死。经吸氧、输液等抢救措施，3日后脱险，后入院住院治疗。先后用活血化瘀、祛湿化痰、育阴潜阳等法治之，症状时轻时重。刻下：面色青黄，剧痛难忍，背冷恶寒，汗出不止，四肢发凉，色呈青紫，舌淡苔白多津，脉沉细。

辨证：阴寒内盛，胸阳不振。

处方：红参10g，炮附子10g，白术15g，川芎15g，白芍30g，茯苓30g，薤白30g，急煎频服。

服药须臾，汗止，精神好转，疼痛减轻，2剂后背冷减轻，疼痛消失，以上方继服40剂，心绞痛未再发作，背冷消失，血

压稳定在 20～13.8/13.3～12kPa，能上班工作。

　　按语：胸痹多为现代医学的冠心病、风心病、肺心病、心绞痛等疾患，唐祖宣老师据证凭脉，认为此类疾病都具"虚不受外，实不受攻"之共同点，强调"有阳则生，无阳则死"。"心脏疾患病至后期其共同病机为心、肺、脾、肾阳气不足，命门火衰为本，邪气有余为标，形成本虚标实之疾，温阳祛邪，方可收功"。唐祖宣老师对于冠心病常用通阳化浊法，多用瓜蒌薤白半夏汤加味，风心病多用温阳化饮、补虚散寒法，多用木防己汤加减治之；肺心病宜上运中，导水下行，前后分消法，多用己椒苈黄丸治之，冠心病伴心绞痛乃虚中夹实，用温阳益气、活血化瘀法，多用茯苓四逆汤加味治之，以上四方中必加用附子温肾助阳。如出现四肢厥冷，大汗淋漓，面白唇淡，呼吸微弱，声音低微，舌淡苔白，脉微欲绝之危证，必回阳救逆。此时宜用茯苓、桂枝各30g，炮附片、红人参各15g（另煎频服），干姜、炙甘草各12g。此方中炮附子为温肾阳之主药，桂枝为通心阳之佳品，两药合用，一温一通，每能收效。心悸者重用桂枝、茯苓、炙甘草；脉迟酌加麻黄、细辛；脉细微者重用人参、附子，酌加五味子、麦冬；脉结成代者重用炙甘草。

〔许保华．唐祖宣运用温阳法的经验．世界中西医结合杂志，2008，3（2）：72-73〕

三十五、温阳通痹治心肌炎

裴某，男，23岁，学生。2005年9月18日初诊。

患心肌炎4个月余。刻下：易疲乏，活动后疲倦感明显，心悸，胸闷，不任衾压；舌嫩且暗红，脉弦细缓。

辨证：心阳不振，阴霾痹阻清阳。

治法：温阳通痹。

处方：炮附子12g（先煎），桂枝10g，当归12g，云茯苓12g，白术10g，炙甘草6g，白芍10g。

上方加减共服64剂后，疲劳、胸闷已不著，因放寒假，配药而归。

处方：红参 30g，炮附子 30g（先煎），干姜 10g，肉桂 15g，桂枝 30g，云茯苓 40g，白术 30g，黄芪 30g，当归 30g，川芎 20g，巴戟天 30g，仙灵脾 30g，鹿茸 10g，紫河车 30g，远志 30g。1 料，共为细末，每服 1 匙，每日 2 次。

二诊：3 月 4 日。开学后复诊，其症若失，精力旺盛，活动亦不感胸闷、劳累，面色较前红润，心电图正常，可停药。半年来生活、学习正常。

按语：心肌炎，以年轻人多发，其病机虽属火郁、湿热、水饮上凌、心血瘀阻、痰瘀互结等，然阳虚者也不少见，调治难于速效。李老常用桂枝甘草汤加附子温振阳气，附子辛热温经，桂枝入心，辛温表阳固卫气，甘草甘温益气，再助心中阳气复生。诸药合用，辛甘化阳，阳复而阴济，使心得以安宁，待阳复，方能渐见功效。

〔郝宪恩. 李士懋用附子温扶心阳验案举隅. 上海中医药杂志，2008，42（8）：10－11〕

三十六、振心阳、益心气、通血脉治心绞痛

李某，女，68 岁。2005 年 9 月 18 日初诊。

胸闷、心悸怔忡 10 余年，加重 1 周。刻下：唇绀，动则气急，胸闷加重；舌质淡，脉沉细。心电图示：窦性心律，室性期前收缩 ST－T 改变。

辨证：心阳不振，心气不足。

治法：振心阳、益心气、通血脉。

处方：桂枝甘草加附子汤加减：炮附子 30g（先煎），生黄芪 30g，桂枝 15g，炙甘草 12g，川芎 15g，丹参 15g。14 剂。

药后胸闷、唇绀等症明显好转，守方连服半年，偶有胸闷，精神气色转佳。复查心电图示：心电图基本正常。连续行走 2km 以上路程而无明显心绞痛。

按语：患者证属心阳不足兼脉络瘀阻，《伤寒论》认为桂枝

甘草加附子汤适宜寒伤阳气以强调扶阳，具有调和营卫、温经复阳之功效。《医方考》中指出，用桂枝汤，所以和在表之营卫；加附子，所以壮在表之元阳；与桂枝汤解在表之寒湿，加附子以温寒湿。故治疗本病用桂枝甘草加附子汤温振心阳，加川芎、丹参以活血行气。

〔郝宪恩．李士懋用附子温扶心阳验案举隅．上海中医药杂志，2008，42（8）：10－11〕

三十七、温阳益气、泻肺平喘治风湿性心脏病

张某，男，65岁。2004年3月初诊。

心悸、喘促、咳红色泡沫痰3天。患者原有风湿性心脏病8年，长期服用强心、利尿药物及对症治疗，近来自觉病情加重。刻下：心悸不宁，喘促不得卧；倦怠乏力，畏寒肢冷，食欲不振，头晕恶心，尿少腹胀而不敢饮；舌体胖大，舌质暗，有瘀斑，苔白，脉弦滑数，按之无力。查体：面色苍灰，颈静脉怒张；心界向左右增大，心尖部可闻及双期杂音，向左腋下传导，双肺底可闻及细湿啰音；肝肋下8cm，腹水征（－），双下肢水肿。

西医诊断：风湿性心脏病（二尖瓣狭窄并关闭不全、左心增大；心力衰竭Ⅲ级）。

中医诊断：心悸，喘证，水肿。

辨证：心肾阳衰，血瘀水停，上凌心肺。

治法：温阳益气，泻肺平喘，化瘀利水。

处方：参附葶苈汤加减：红参8g（另煎），炮附子10g（先煎），葶苈子15g，桂枝10g，炙甘草10g，茯苓10g，泽泻12g，泽兰9g，丹参15g，桃仁、红花各10g，生姜3片，大枣5枚。

另：每次服三七粉1g，琥珀粉1g，每日2次。

服药3剂后，患者尿量增加，水肿渐退，胸闷心悸、咳嗽喘息、咳泡沫痰皆缓解。药已中的，原方附子加至15g，续服14剂后，症状体征基本消失。后西药改为维持量，中药随症加减，2

天或 3 天服 1 剂，跟踪观察 2 年，病情稳定。

按语：心肾阳虚重症，用附子配人参、葶苈子为基本方，方中人参为"虚劳内伤第一要药"，能补五脏之虚，尤善大补元气，挽救虚脱。《本草经疏》言其能"回阳气于垂绝，却虚邪于俄顷"；附子为"回阳救逆第一品药"，能温五脏之阳，以振奋衰颓心肾之阳为主，助心阳以通脉，补肾阳以益火，挽救散失之元阳，避免亡阳厥脱之变，《本草汇言》言其"凡属阳虚阴极之候，肺肾无热证者，服之有起死之殊功"；葶苈子泻肺中痰涎水饮，《本草纲目》言其"肺中水气膹郁满急者，非此不能除"，《开宝本草》言其"疗肺壅上气咳嗽，定喘促，除胸中痰饮"。但葶苈子"通利邪气之有余，不能补正气之不足"，虚人慎用。若与人参、附子同用，可补泻互济，标本同治，药专力宏，扶正不恋邪气，祛邪不伤正气。

〔郝宪恩．李士懋用附子温扶心阳验案举隅．上海中医药杂志，2008，42（8）：10－11〕

三十八、温补脾肾降浊治高血压

高某，男，54 岁。

高血压病史 3 年，血压波动于 24.0/14.7～21.3/12.7kPa，曾服西药降压片治疗，虽有效，但血压不稳定，形体较胖，面色白，头昏且胀，视物模糊，晨起痰多，腰膝酸软，夜尿 2～3 次，大便不实，平素畏寒怕冷，舌胖质淡红，苔白腻，脉沉细。测血压 22.0/13.3kPa。

辨证：脾肾阳虚，土不栽木，虚阳上扰。

治法：温补脾肾降浊。

处方：制附片 5g，党参、白术各 10g，茯苓 12g，法半夏 10g，橘皮 6g，怀山药 10g，明天麻 10g，白蒺藜 12g，淫羊藿 10g，杜仲 12g，泽泻 12g。

二诊：药服 14 剂，测血压 20.0/12.0kPa，药后头昏头胀减轻，咳痰减少，夜尿 1～2 次，大便成形，日行 1 次，舌苔白腻，脉沉细。仍按原法进治。

处方：制附片 5g，生黄芪 12g，党参 10g，白术 10g，茯苓 12g，泽泻 12g，白蒺藜 12g，法半夏 10g，怀山药 10g，橘皮 6g，淫羊藿 10g，怀牛膝 10g，黄柏 10g。继服 14 剂。

三诊：头昏不著，畏寒怕冷消失，夜尿 1 次，仍有腰酸腿软，舌质淡红，苔白腻，脉细，测血压 17.3/10.7kPa。再予温补脾肾原法巩固。原方加桑寄生 15g。

按语：脾虚者由于"土不栽木"而致风木自动，多见于肥胖之人，形盛而气衰。临床表现为中气不足、脾阳虚衰之证，同时由于气虚积湿生痰停饮而兼有"气虚痰盛"的标实之象。表现为气短懒言，倦怠无力，头目昏眩，呕恶痰多，食后不运，大便不实，舌质淡，苔白腻，脉细软。如以虚象为主，治疗可用甘温补脾之法，予参、芪、苓、术之类，补气以绝痰源，兼以化痰治标，仿六君子汤意培土栽木。若饮象明显，畏寒、心悸、呕吐痰涎、下肢水肿者，则当合苓桂术甘汤以温阳化饮，这类证候多见于高血压已累及心脏，出现心衰的患者。

〔徐健儿. 周仲瑛运用温阳法辨治高血压病的经验. 辽宁中医杂志, 2001, 28 (5)：276〕

三十九、温阳益气、化瘀通络治心律失常

高某，男，47 岁。1994 年 3 月 11 日初诊。

患者因劳累及工作紧张出现胸闷不适，自 1991 年起反复出现室性期前收缩，呈二联律或三联律，动态心电图提示 24 小时室性期前收缩 40070 次，最多每小时 2624 次。西药反复加大剂量，心律平用至每日 900mg 依然无效。时感头晕，胸闷惕惕然，手足欠温，纳食尚可，大便通调，舌红，苔薄腻，脉沉细结代。

辨证：阳失斡旋，心气不足乃其本，气血瘀滞为其标。

治法：温阳益气，化瘀通络。

处方：淡附片 4.5g，菖蒲 9g，丹参 15g，麦冬 9g，黄芪 30g，炙甘草 4.5g，生蒲黄 15g（包），川芎 9g，桂枝 4.5g，煅龙骨 30g

（先煎），煅牡蛎 30g（先煎），五味子 6g，薤白头 9g。

二诊：4月5日。经温阳化浊法治疗，患者证势已定，面色亦展，胸前时有堵塞感，口干苦而不思饮，少寐，舌淡紫，苔白，脉沉迟。以前法加味化裁。上方淡附片加至 9g，菖蒲改为4.5g，再加苍术、白术各 9g，茯神 9g，远志 9g，淮小麦 30g。

患者治疗 2 个月后，症状大减，神清气爽，多次复查心电图均正常。3 年痼疾得以痊愈。

按语：《诊家枢要》云："阴胜阳亏之候，为寒，为不足。"颜老抓住患者"为寒，为不足"之象，以温通心阳、益气活血为基本法则，用参附汤、生脉饮，加桂枝、龙骨、牡蛎等复方图治，并以菖蒲引药入心。见舌红仍用附子者，因炙甘草、麦冬、龙骨、牡蛎均能监制附子刚燥之性。得效后，章法不变，且加强温阳之力，最后以健运中州、护养心神收功。

〔韩天雄．颜德馨运用温阳法经验撮要．上海中医药杂志，2006，40（9）：10－11〕

四十、益气扶阳、回阳固脱治高血压心脏病吐利

苏某，女，56 岁。

素有心悸、气短之症。经检查确诊为高血压心脏病，血压经常持续在 22.7～20.0/17.3～12.0kPa，常服降压药物，症状时轻时重，食生冷后突发恶心、呕吐、下利、视力模糊、血压骤降，入院治疗。刻下：呕吐清水，下利清稀，面色苍白，四肢厥逆，腹部冷痛，气短声微，身热烦躁，渴喜热饮，眼眶凹陷，两目乏神，视力模糊，头晕心悸，舌淡无苔，脉细数无力。血压：6.7/10.7 kPa。

辨证：阳亡阴伤。

治法：益气扶阳，回阳固脱。

处方：炮附子 15g，干姜 15g，炙甘草 15g，半夏 15g，红参15g，川黄连 6g。水煎频服，2 剂后吐利止，四肢转温，血压升至22.7/12.0kPa，吐利治愈，继服原方加减 20 余剂，心脏病亦显著

好转出院。

按语：吐利乃呕吐、下利并见，其病因颇多，亦有寒热之别。唐祖宣老师认为，吐利日久则为阳亡于上，阴竭于下，形成阴阳俱衰之证。症见：呕吐清水，下利清稀，面色苍白，腹部冷痛，四肢厥逆，气短声微，身热口渴而喜热饮，躁烦不安，眼眶凹陷，脉微数或沉细无力等。唐祖宣老师认为，吐泻之后，津液暴脱，阳亡欲竭，不能蒸水化气则口渴；阴阳离决，烦躁乃生。其脉数必数而无力或微数，乃本根欲脱，阳欲飞走，回光返照之象，和《黄帝内经》暴注下迫的病机和症状有着根本的区别。

〔许保华．唐祖宣运用温阳法的经验．世界中西医结合杂志，2008，3（2）：72-73〕

四十一、温补肝肾、滋阴潜阳治高血压

李某，女，38 岁。

高血压病史数年余，初步检查属原发性，常服山绿茶片治疗，但效果不明显。自觉颈部僵硬酸痛，时有心中虚悬，意识模糊，胸部闷塞不舒，头昏，偶有肢麻，两下肢清冷发凉，经行超前，量少色暗，舌苔黄薄腻，舌质暗，脉沉细，血压 21.3/12.7kPa。

辨证：肝肾不足，阴虚及阳。

处方：淫羊藿 10g，仙茅 10g，巴戟肉 10g，当归 10g，黄柏 10g，知母 10g，生地黄 10g，桑寄生 15g，川芎、葛根、天麻、白蒺藜各 10g。

二诊：药服 7 剂，血压降至 18.7/11.3kPa 左右，自减山绿茶片至每日 3 片（原服 4 片），反觉头目不清，疲劳乏力，两下肢冷，舌苔薄黄，脉细，口唇紫。仍从阴虚及阳，肝肾不足治疗。原方改知母 5g，加枸杞子 10g。继服 7 剂。

三诊：血压 16.0/10.1kPa，两足怕冷减轻，手不麻，经行先期不畅有块，舌苔淡黄薄腻，舌体稍胖，脉细。肝肾不足，阴虚及阳，仍当温阳。

处方：淫羊藿 10g，仙茅 10g，当归 10g，黄柏 10g，知母 9g，巴戟肉 10g，川芎 10g，炒杜仲 12g，桑寄生 15g，怀牛膝 10g，益母草 10g，青木香 10g，天麻 10g。

按语：肾阳虚者多见于高血压后期，由于肝肾阴虚进一步发展，不但阴中之水虚，同时阴中之火亦虚，火不归宅，虚阳浮越于上而致。临床表现：头昏眼花，视物模糊，面白少华，间有烘热，神疲气短，腰酸腿软，肢清足冷，夜尿频数，舌质淡而胖，脉沉细。并可见男子阳痿、女子月经不调。治当温养肾气、潜纳虚阳，使虚火得归窟穴。同时由于阳生于阴，今因阴伤及阳，故当兼予补阴以配阳，以金匮肾气丸为基础方，阴阳并补。方中附桂虽属辛温，但可藉其温阳之力以助血脉之循行，附子功能强心，对高血压后期心肾阳衰者，尤有较好的作用。妇人因肝肾不足而冲任不调、月经失常者，可用二仙汤加杜仲、肉苁蓉、桑寄生、茺蔚子之类，尤其适用于更年期高血压而见肾阳虚之患者。

〔徐健儿．周仲瑛运用温阳法辨治高血压病的经验．辽宁中医杂志，2001，28（5）：276〕

第三节　温阳法在消化系统疾病中的应用

一、益肾温阳治早期肝硬化

李某，男，46 岁，工人。

3 年前患黄疸之疾，经治已愈。近半年来因将息失宜，遂觉神疲异常，周身乏力，食欲不振，大便时溏。经某医院确诊为早期肝硬化，肝功不正常，肝大胁下 3cm，质Ⅲ度，并予活血化瘀之剂，药如归尾、赤芍、三棱、莪术、丹参、生山楂等，连服 30 余剂，更觉神疲不支。顷诊诸恙如前，面黄少华，舌质淡衬紫，苔薄白，脉弦细尺弱。

辨证：肝肾阳虚，精血亏损。

治法：益肾温阳。

处方：仙灵脾 15g，仙茅 15g，炙黄芪 15g，大熟地 20g，山萸肉 10g，云茯苓 10g，紫河车 10g，怀山药 30g，炙甘草 6g，鹿角霜 12g。10 剂。

药后诸恙均减，精神渐振，仍予上方续进 30 余剂。嗣经复查肝功能已恢复，肝在肋下 1cm，肝质Ⅱ度，续予师订之"复肝丸"，调治而愈。

按语：对早期肝硬化的治疗，当区别虚实，不可妄行攻逐。证有"瘀"之表现，近世流行活血化瘀之治法，但若不审瘀之由来，拘守化瘀一法，未有不偾事者。盖乙癸同源，肾精亏虚，肾阳不足，必然导致肝之气阳亦虚；肝气不足，则疏泄无力，气虚则血涩无力，因而瘀阻；肝木不能疏土，势必影响中焦运化。这一恶性循环，均基因于下焦之虚乏。朱老治慢性肝炎、早期肝硬化等，凡证属肾阳不足者，均以温肾培本为主，选用仙灵脾配合仙茅、熟地黄、山药、鹿角霜、紫河车等温润不燥，以填下焦，疗效历历可稽。

〔朱良春. 朱良春用药经验集. 长沙：湖南科学技术出版社，2007〕

二、益气健脾、温阳止血治周期性便血

王某，男，9 岁。1992 年 6 月 1 日初诊。

其母与祖母代述：患儿于 1990 年 11 月因便血而行直肠手术，然术后疗效不甚理想，故于 1992 年 1 月又行第二次手术，术后仍未得痊愈，且便血呈规律性，每月 24 日或 25 日必便血，每个月 1 次，一次持续 3～5 天，有似女子之月事，每次便血前几日精神特别兴奋。面色萎黄，眼睑水肿，四肢清冷，体倦盗汗，舌淡苔薄白，脉缓。

辨证：脾阳不足，脾不统血。

治法：益气健脾，温阳止血。

处方：党参 15g，焦白术 10g，黄芪 20g，茯苓 10g，当归 10g，炙甘草 10g，黑姜 5g，阿胶 5g，生地黄 15g。每日 1 剂，用伏龙肝水煎，分 3 次服。

二诊：6 月 11 日。服上方 10 剂，体重略有增加。继用上方炒槐花 10g，6 剂。

三诊：6 月 25 日。昨又便血，血色仍暗，但自觉手心热。于前方加黑黄芩 5g，6 剂。

四诊：7 月 2 日。血止，手足心热已除。上方去黄芩。

五诊：7 月 20 日。脉沉无力，食欲欠佳。继服上方 6 剂。

六诊：7 月 26 日。昨又便血，全身症状好转。继用上方 6 剂，待下个月再诊。

七诊：8 月 31 日。又便血 3 日，血量明显减少，能照常上学。依上方生地黄易为熟地黄 10g，10 剂。

八诊：9 月 17 日。脉较前有力，舌仍淡，手足温。上方黑姜减至 3g，6 剂。

九诊：9 月 29 日。腹微痛，便微溏，但未见便血。继服上方 6 剂。

十诊：10 月 9 日。一切良好，惟两膝疼痛。上方加山药 10g，6 剂。

十一诊：10 月 29 日。未见便血，诸症明显好转。上方 10 剂。

前后共服药 80 余剂，用灶心黄土近 50kg，诸症告愈。随访 3 年未见复发。

按语：本案周期性便血血色暗淡，四末不温，面色萎黄，舌淡，脉缓，故诊断为脾阳虚之脾不统血证。治之以益气健脾、温阳止血之法，方用黄土汤与归脾汤合方化裁治之。方中灶心黄土为君，入足太阴脾经，温阳止血，《本草便读》云："凡诸血病，由脾胃阳虚而不能统摄者，皆可用之。"党参、黄芪为臣药，益气健脾，以复脾之统血之职。以白术、茯苓为佐，助健脾益气之力。当归补血既治所失之血，又与黄芪相配，有益气生血之意；少佐黑姜，既可温阳，又能止血。朱震亨谓："止唾血，痢血，经炒黑用之。"《本草经疏》曰："干姜炒黑，能引诸补血药入阴分，血得补则阴生而热退，血不妄行矣。"然炒黑之法，应炒黑而留性，正如《本草正》所言："但炒熟留性用之，最为止血之要药。"然用量宜轻，多用恐有动血之虞。生地黄、阿胶补血止血，生地黄又可防止温燥之品耗血动血，炙甘草配参、芪、术益气健脾，又可调和药性而为佐使。诸药合用补而不滞，温而不燥，共奏益气健脾、温阳止血之效，使脾之阳气得复，自能统血归经，而便血遂愈。

〔王永炎．中国现代名中医医案精粹（第六集）．北京：人民卫生出版社，2010〕

三、温中散饮治顽固呕吐

何某，女，19 岁，未婚，农民。1981 年 5 月 11 日初诊。

3 个月前因长途乘车，发生头晕呕吐。此后呕吐反复发生，初呕吐 1 周，缓解 1 周。缓解期间可进少量饮食，发作时不能进食饮水，水入即吐。后间隔期缩短，呕吐日益频繁，吐出清水，间或有酸苦水。曾经当地中西医治疗，未获明显疗效，形体逐渐消瘦，来院急诊入院。呕吐频频，不能进食，胃脘痞满隐痛，肠鸣辘辘，头眩心悸动，四肢不温，神疲乏力，口干不渴，小便短少，大便稀溏。舌淡胖，苔白腻，脉沉弦。

辨证：中阳失运，寒饮内停，胃失和降。

治法：温运中阳，散饮降逆。

处方：小半夏加茯苓汤合半夏干姜散加减：法半夏 10g，生姜 3 大片，干姜 9g，茯苓 15g。1 剂，水煎急服。

二诊：5 月 12 日。服药以后，胃脘痞满减轻，呕吐已止，能进少量饮食。嘱续服前方，4 剂。

三诊：5 月 15 日。前方共服 5 剂，呕吐未再复作，胃脘痞满消失，饮食增加，精神好转，能下床活动，但食量仍少。遂于前方中加吴茱萸、党参、黄芪、炒白术温中补虚以助运化。共服 9 剂，病愈出院。

按语：本例顽固呕吐历时 3 个月余，缘于晕车而又受寒，中阳失运所致。查呕吐的病因甚多，寒热虚实均可引起，其基本病机，诚如《圣济总录》所言："呕吐者，胃气上而不下也。"胃气何以上而不下，就本例而言，乃中焦受寒，水饮停聚之故。其呕吐而不渴，又肠鸣辘辘，舌淡胖，苔白腻，脉沉弦，即为佐证，故老师认为其胃肠必有寒饮。《金匮要略》云："呕家本渴，渴者为欲解。今反不渴，心下有支饮故也。""其人素盛今瘦，水走肠间，辘辘有声，谓之痰饮。"因饮阻中焦，胃气不降而上逆，故致胃脘痞满呕吐，治当温运中阳，散饮降逆。《金匮要略》指出："卒呕吐，心下痞，膈间有水，眩悸者，小半夏加茯苓汤主之。""干呕吐逆，吐涎沫，半夏干姜散主之。"老师则取其合方，以生姜散饮，干姜温中，半夏燥湿化饮降逆，符合"病痰饮者，当以温药和之"之旨，茯苓健脾利湿导饮下行，使之从小便而出。可见仲景之方，药精而功著，不可忽视。

〔王永炎. 中国现代名中医医案精粹（第六集）. 北京：人民卫生出版社，2010〕

四、温中健脾治亚急性肝坏死

王某，男，29岁，干部。1990年6月20日初诊。

患肝炎5年，身目俱黄如橘皮色。食少纳呆、脘腹胀闷，神疲畏寒1个月，在某医院诊为亚急性肝坏死，肝功能失代偿，经住院治疗至今，症状无明显好转，自服安宫牛黄丸10余丸，病情加重，今来求诊中药治疗。慢性重病容，周身颜面目睛黄染如橘皮色，表情苦闷，舌胖嫩，苔白腻，脉沉。腹部呈蛙腹，移动性浊音（+），肝叩诊上界右锁骨中线第5肋间，下界锁骨中线肋缘下3cm，剑突下5cm，边缘钝，无结节，压痛（+），脾左肋下可触及边缘，双下肢凹陷性水肿。ALT 1200mmol/L，总蛋白60g/L，白蛋白20g/L，球蛋白40g/L。

辨证：黄疸，阴黄。

治法：温阳化湿。

处方：熟附子25g，炮姜25g，茵陈50g，茯苓50g，炒白术50g，红参15g，7剂。

二诊：6 月 27 日。自述服药后无不适，尿量增多，黄疸减退。舌体胖嫩，苔白腻较前减轻，脉沉。效不更方，继服上方。

三诊：7 月 5 日。服汤药 14 剂后，精神好转，食欲大增，尿量正常。查体见黄疸已消退，苔薄白，脉沉弦，腹水消退较慢。上方加泽泻 50g，以利湿祛浊，守原方加减共服 21 剂中药，诸症消失，复查 ALT 500mmol/L。

按语：黄疸一证，阳黄与阴黄分型辨证，不能单凭色泽，应根据症状。阳黄等于黄疸加热证，阴黄等于黄疸加寒证。本例黄疸色泽鲜艳如橘皮色，但四诊合参，皆无热象，故自服牛黄安宫丸无效，病情加重，而犯"寒者寒之"大忌。本例舌体胖嫩、苔白腻、水肿腹胀、腹水、脉沉，皆属寒温之象，脾阳虚衰，寒湿内生，故用红参配炮姜补气、回阳。茯苓、泽泻利湿化浊。阳复，脾运湿去而黄亦自退矣。立法用药贵在辨证，不能拘于一方一法一证，方能药到病除。

〔王永炎. 中国现代名中医医案精粹（第六集）. 北京：人民卫生出版社，2010〕

五、温中回阳治肠澼

吴某，女，65 岁。

病经半个月有余，下利赤白夹见，解时腹痛坠胀，四肢厥逆不温，形气羸弱，奄奄一息，今增气喘，大非所宜。大便检查，脓球（＋＋），红细胞（＋），吞噬细胞 0 ~ 2 个。脉来沉细而小，舌质淡，苔薄白。

辨证：年高体弱，下利多日，脾阳大伤，太阴之气下陷。

治法：温中回阳。

处方：附子理中汤加减：熟附片 15g，纹党参 15g，白术 12g，甘草 9g，黑姜 9g，白芍 12g，云苓 12g，肉豆蔻 6g，荷叶 15g。

二诊：前进温中回阳药 3 剂，病情尚应，四肢转温，下利稍好，喘亦见平，仍觉气短不及。脉形弦小，较前之沉细稍有起色，已能进稀饭一碗，病者自觉病已好转十之七八。再以前法增减进治。大便检查：脓球（＋），红细胞 0～2 个/HP。

处方：西洋参 6g，白术 12g，云苓 12g，甘草 9g，白芍 12g，扁豆 12g，肉豆蔻 6g，红枣 12g，荷叶 15g，升麻 6g，粉葛 12g。

三诊：服上方药 3 剂后病情好转，并无自觉症状，已能步行就诊。大便检查完全正常。再以健脾开胃为法，以善其后。

处方：炮参 15g，白术 12g，茯苓 12g，甘草 6g，白芍 12g，扁豆 12g，怀山药 15g，大枣 9g，荷叶 15g，谷芽 9g，麦芽 9g，腊梅花 9g，3 剂。

按语：本案患者初诊时病情十分危笃，奄奄一息，四肢厥逆，又增气喘，已入阴阳欲脱之险境，故当时顾不及下利之症，完全着眼于回阳固脱，救人为要，遂选用附子理中汤以回阳救逆。1 剂阳回肢温，2 剂转危为安。二诊时病去十之七八，三诊时已能步行就诊，向愈之速，令人满意。此案共诊 3 次，自始至终均未被"菌痢"所困，一直以辨证论治为法，未用苦寒清热之品，而痢疾随之迎刃而解。

〔王永炎．中国现代名中医医案精粹（第二集）．北京：人民卫生出版社，2010〕

六、温中补虚、降逆和胃治多涎症

胡某，男，45 岁，已婚。1994 年 4 月 25 日初诊。

口中多涎 5 年余，加重半个月。患者于 1989 年 1 月，因肺炎高热住某医院，经用静脉滴注抗生素等药治疗半个月，痊愈出院。出院前，自觉唾液较多，未予重视。出院后每因喝冷饮或吃冷食而唾液增多，昼夜频繁吞咽，睡眠时则自行流出，浸湿大片枕席，甚感苦恼。在多家大医院进行检查，均无阳性所见，始终未能诊断。曾以阿托品、维生素、谷维素等药治疗无效。半个月前，因朋友相聚，勉强饮几杯冰镇啤酒，致使唾液更多，说话时唾液不能自制，每每流出口外，虽不停吞咽，仍吞之不尽，有时吐在杯中，每分钟 3～4 口，一个上午竟吐 4～5 杯（约

1000mL），涎沫清澈如水，伴食欲不振，脘腹胀满，大便干结如粟，小便色白量少。舌淡胖，苔白滑，脉沉细。

辨证：脾胃虚寒，浊阴上逆。

治法：温中补虚，降逆和胃。

处方：理中丸合吴茱萸汤加减：党参15g，干姜6g，生白术15g，炙甘草5g，吴茱萸6g，大枣10枚。水煎服，4剂。

二诊：4月29日。服药4剂，唾液减半，多年的便秘亦随之畅通。继服上方6剂。

上方6剂后，诸症悉平。后以香砂六君子汤调理月余。随访1年，未再复发。

按语：本患者在多涎症状出现之前，曾静脉滴注抗生素，而抗生素具有苦寒中药的特性，以致损伤脾胃之阳气。脾阳、脾气虚弱，不能运化水湿，反聚成饮；胃中虚寒，浊阴上逆，则涎沫过多，频繁吞吐。饮停于胃，则脘腹胀满，食欲不振；饮停于胃，不能下趋大肠以濡之，则大便干结。舌淡胖，苔白滑，脉沉细，皆为阳虚饮停之征。《素问·宣明五气》曰："五脏化液，脾为涎。"《素问·至真要大论》曰："诸病水液，澄沏清冷，皆属于寒。"可见本证属脾胃虚寒，浊阴上逆之证。张仲景《伤寒杂病论》治疗多涎症有四法：胃中虚寒，浊阴上逆者，吴茱萸汤主之；单纯脾阳虚者，甘草干姜汤主之；脾阳、脾气皆虚者，理中丸主之；脾肾阳虚者，四逆汤主之。故本病例采用理中丸合吴茱萸汤加味，取理中丸温补脾之阳气、吴茱萸汤温胃散寒降逆之义。其中干姜、吴茱萸温阳散寒泄浊；《金匮翼》谓："内生之寒，温必兼补。"故以党参、白术、炙甘草、大枣，健脾和胃补虚。诸药合用，共奏温中补虚、降逆和胃之功，使脾升胃降，布精化液。继以香砂六君子汤调理脾胃，月余而痊愈。

〔王永炎.中国现代名中医医案精粹（第五集）.北京：人民卫生出版社，2010〕

七、温中补虚、降逆止呕治呕吐

梁某，女，35岁。

1年余来间断发作性呕吐，呕吐痰涎兼有食物残渣或酸水，多在食后、情绪不佳或发怒时发作。发时伴有头痛。初起时自以为受凉，服生姜汤，有时似可止吐。近半年来，竟每日发作1~2次，甚以为苦。曾经数次于医院检查做胃镜、胃肠透、B超、肝功能及神经内科检查等，均未得出明确诊断，治疗亦无效，因此特来要求住院诊治。患者神清，表情愁闷，频作太息，形体较瘦。苔白润，脉沉弱。腹壁薄软，未扪及包块，上腹中部轻度压痛，加热及稍重按则有舒适感。患者家处农村山区地带，气候较寒冷，当地缺乏柴、煤，饮食之燃料取之于数十里之遥，因此常饮食生冷。

辨证：脾胃虚寒，肝气乘之，肝胃不和。

治法：温中补虚，降逆止呕。

处方：吴茱萸汤加减：吴茱萸6g，党参15g，生姜12g，红枣12g，法半夏10g，青皮9g，橘红10g，白蔻仁10g。每日水煎1剂，频频呷服，服药前用鲜生姜片搽舌面。

服药3日后，诸症消失。改用柴芍香砂六君子汤调理3周，饮食、精神均良好出院。半年后复查病未再发。

按语：本例寒邪内犯，久病胃虚，肝气乘之，胃失和降则上逆呕吐，浊阴上扰清阳则头痛。吴茱萸汤为温中补虚、降逆止呕之剂也，能愈其疾固不待言，而其常因情绪不佳或发怒诱发亦不可忽视，否则，势难杜其再发。据临床所见，凡类似之疾，予适当之精神疗法，极为重要，常能促进药疗之功也。

〔王永炎. 中国现代名中医医案精粹（第二集）. 北京：人民卫生出版社，2010〕

八、温中补虚、除湿散寒治久泻

张某，男，24岁，工程师。1998年7月23日初诊。

泄泻4年。患者4年前因过食生冷，引发泄泻，服药泻止，停药泻作，苦不堪言。西医诊断：慢性结肠炎，肠功能紊乱。现腹痛则泻，泻后痛止，日2行，腹部畏寒，肠鸣辘辘，周身乏力，纳食尚可，舌暗淡苔薄白，脉细缓。

辨证：脾胃气虚，寒湿中阻。

治法：温中补虚，除湿散寒。

处方：党参15g，炒白术15g，茯苓30g，炮姜5g，炒薏苡仁30g，煨木香6g，陈皮10g，炒白芍15g，炒枳壳6g，炒泽泻10g，干荷叶10g，甘草6g。7剂。

二诊：8月10日。药后泻止，但感受风寒，腹痛、腹泻仍作。仍属脾胃虚寒，仍当温补脾胃，用前法。

处方：党参18g，炒白术15g，茯苓30g，砂仁5g（后下），炮姜5g，炒薏苡仁30g，煨木香6g，陈皮10g，炒白芍15g，炒泽泻10g，干荷叶10g。21剂。

三诊：8月31日。大便基本正常，惟觉神倦乏力，睡眠欠佳。仍宜实脾补中。

处方：炙黄芪12g，党参18g，炒白术15g，茯苓30g，炒枣仁15g，炒薏苡仁30g，煨木香6g，砂仁5g（后下），陈皮10g，炙甘草6g，大枣6枚，炒麦芽12g，炒谷芽12g。14剂。

四诊：11月9日。土得健旺，水谷转运，精微四布，泻止神健。治如前法，以除病根。

处方：同上。

按语：《素问·脉要精微论》曰："胃脉实则胀，虚则泄。"《素问·脏气法时论》曰："脾病者……虚则腹满肠鸣，飧泄食不化。"《素问·宣明五气》谓："五气所病……大肠小肠为泄。"说明泄泻的病变脏腑与脾胃大小肠有关。泄泻之本，无不由乎脾胃，治泻不治脾胃非其治也。本案患者泄泻起因于冷饮冷食，病逾4载，神疲乏力，脉象细缓，系脾胃虚寒之明征。颜正华教授用药健脾止泻，贯穿始末，前后调治4个月，久泻因以治愈。

〔王永炎. 中国现代名中医医案精粹（第五集）. 北京：人

民卫生出版社，2010）

九、温以通之法治肠痈

王某，男，57 岁。1958 年 10 月初诊。

1 周前上腹偏左持续性痛，不向他处放射，不恶心，不呕吐，2 天前右下腹痛，不发热，食欲差。昨日大便 2 ~ 3 次，黄色溏便，无黏液。经某院诊断为阑尾周围脓肿，需手术治疗，因不愿手术，故转中医治疗。急性病容，右下腹腹肌紧张，触及包块稍软，约 8cm × 7cm，压痛明显，无反跳痛。苔薄白，脉来沉涩，体温 36.7℃，白细胞 15.4×10^9/L，淋巴细胞 16%，中性粒细胞 82%，大单核细胞 2%。

辨证：寒凝气滞血瘀，内痈已成。

治法：温以通之。

处方：广木香 9g，枳实 9g，香附 9g，牡丹皮 9g，酒军 9g，生军 6g，川朴 15g，红藤 30g，紫花地丁 30g，芦菖蒲 30g。水煎服，日 1 剂，日 3 夜 1 服。

外用方：食盐 0.54g，陈皮 30g，共炒热，4 层布包熨患部，日 2 次，熨 5 分钟后去一层布，熨 20 ~ 30 分钟，以患者不感觉太烫为准。

二诊：药后痛减近半，包块缩小至 5cm × 4cm，饮食量加。白细胞 9.4×10^9/L，淋巴细胞 18%，中性粒细胞 80%，大单核细胞 2%，体温 36.9℃。守前方，减酒军 3g，生军 2g。水煎，2 剂。外用方同前。

三诊：药后痛止，包块缩小至 2cm × 1.5cm。食量续增。

处方：红藤 24g，紫花地丁 24g，金银花 24g，白芍 15g，柴胡 15g，枳实 9g，生甘草 6g。2 剂。

随访半年，未再复发。

按语：肠痈是热毒内聚，瘀结肠中而生痈脓的一种病证，临床以发热恶寒、少腹肿痞、疼痛拘急为特征。张仲景总结前人的有关理论和经验，对本病论述甚详。如："肠痈之为病，其身甲错，腹皮急，按之濡，如肿状，腹无积聚，身无热，脉数，此为肠内有痈脓。"《圣济总录》有"肠痈由喜怒不节，忧思过甚，肠胃虚弱，寒温不调……故营卫相干，血为败浊，流渗入肠，不能传导，蕴结成痈"的记载，特别提出"肠胃虚弱"这一内因，对肠痈发病提示了新的认识。

本案例为阑尾周围脓肿。气血瘀滞、郁瘀化热、腐肉蒸脓而致痈脓已成之证，治宜通里攻下、清热解毒、活血排脓。实本"通因通用""留者攻之"之旨，故疗效显著。

〔王永炎．中国现代名中医医案精粹（第二集）．北京：人民卫生出版社，2010〕

十、温阳养血、补精活血治慢性溃疡性结肠炎

罗某，男，20岁，未婚。2000年3月5日初诊。

腹泻大便带脓血，腹痛3年。腹泻每日3～5次，大便带黏液，有时带脓血，便前后左下腹痛，喜暖，反复发作。经结肠镜检查，发现降结肠黏膜3处糜烂、溃疡，周围充血水肿，有较多渗出物。诊断：慢性溃疡性结肠炎。经内服药、灌肠等法治疗效果不好，反复发作。患者面色不泽，食欲不振，腹泻，腹胀，怕寒，四肢不温，舌淡少苔，脉沉细。

辨证：脾肾阳虚。

治法：温阳养血，补精活血止泻。

处方：生地黄30g，熟地黄30g，麻黄10g，肉桂10g，细辛4g，丁香6g，肉豆蔻10g，山药30g，赤石脂20g，乳香6g，没药6g，阿胶10g，鹿角霜15g，全蝎6g，乌梢蛇15g，川椒10g，黄连8g，黄芩8g，防风15g，白术12g，陈皮10g，当归15g，白芍15g，石榴皮5g，生蒲黄10g，炒五灵脂10g，黄芪30g，丹参30g，焦麦芽10g，焦山楂10g，焦神曲10g，甘草6g。15剂。每剂药煎3次，共600mL，分3次饭前2小时服。

二诊：3月27日。服药15天，腹泻止，日1～2次便，成形，无黏液及脓血，腹痛减轻，但左侧腹坠胀，窜痛不舒，怕寒

喜暖，脉弦。

处方：党参 12g，白术 12g，炮附子 10g，川椒 10g，生地黄 30g，熟地黄 30g，肉桂 10g，炮姜 10g，阿胶 10g，鹿角霜 15g，乌梢蛇 15g，茯苓 10g，陈皮 10g，丁香 6g，肉豆蔻 10g，当归 12g，白芍 15g，生蒲黄 10g，炒五灵脂 10g，乌药 10g，黄芪 30g，防风 15g，焦麦芽 10g，焦山楂 10g，焦神曲 10g，甘草 6g。15 剂。

三诊：4 月 15 日。食欲好，体重增加，面色红润，大便每日 1~2 次，成形，无黏液，腹胀痛缓解，有时大便溏，但很快好转。宗上法加味治疗。

处方：黄芪 30g，生地黄 30g，熟地黄 30g，麻黄 10g，肉桂 10g，细辛 4g，阿胶 10g，乌梢蛇 12g，全蝎 6g，茯苓 10g，陈皮 10g，当归 15g，赤芍 15g，蒲黄 10g，五灵脂 10g，乌药 10g，木香 10g，槟榔 12g，莱菔子 10g，枳壳 10g，甘草 6g。8 剂。

四诊：5 月 8 日。患者结肠镜复查，溃疡糜烂吸收，结肠黏膜光滑，无充血。溃疡治愈。随访 2 年未复发。

按语：张仲景将泄泻和痢疾统称为下利。《金匮要略·呕吐哕下利病脉证治》中分为虚寒、实热积滞和湿阻气滞三型，并且提出了具体的证治。如"下利清谷，里寒外热，汗出而厥者，通脉四逆汤主之。""气利，诃梨勒散主之。"指出了虚寒下利的症状，以及治疗当遵温阳和固涩二法。本病例中，患者久病脾肾阳虚，失于温煦，运化失职，水谷不化，升降失调，清浊不分，而成泄泻，医家用阳和汤、乌梅丸、止泻散、痛泻要方等综合治疗，以温肾健脾止泻，效果肯定，复发较少，重复应用有效。

〔王永炎. 中国现代名中医医案精粹（第六集）. 北京：人民卫生出版社，2010〕

十一、温阳利水、活血化瘀治肝脾大

秦某，男，68 岁。1993 年 3 月 19 日初诊。

右侧胁下胀痛反复发作 3 年，下肢水肿半年，加剧 2 个月。

患者于 3 年前自觉右侧胁肋胀痛，经诊断为肝脾大。半年前下肢逐渐水肿，经治疗无效，2 个月前病情加剧，入某省级医院经检查确诊为：肝脾大（肝大 3cm，脾大 2.5cm），肝硬化腹水；经西医治疗 2 个月，病情未见好转，乃求治于邹师。形体消瘦，腹大胀满，胁肋刺痛，面色黑暗，神倦怯寒，双下肢水肿，食欲较差，小便少，舌淡苔薄，脉沉弦。

辨证：肝脾血瘀兼脾肾阳虚。

治法：温阳利水，活血化瘀。

处方：炙附片 15g，白术 15g，茯苓 20g，生姜 10g，赤小豆 30g，猪苓 12g，薏苡仁 30g，砂仁 10g，谷芽 30g，麦芽 30g，陈皮 10g，煎汤送服验方"软肝散"（三七、水蛭、枳壳、鳖甲、䗪虫、丹参、大黄），每日 2g。

二诊：3 月 26 日。服用上方 6 剂后，鼓胀症明显减轻，仍觉全身发冷，守前方去猪苓，加桂枝、黄芪。

三诊：4 月 10 日。服用二诊处方 10 剂后脾肾阳虚诸症悉解，胁下疼痛减轻，痞块仍存，嘱其继续长期服用软肝散，每日 3 次，每次 1g。每周服用 2 剂参苓白术散以补气健脾。治疗半年后复查，肝脾变软，大小正常。

按语：肝脾大多由慢性肝病或化学物质对肝脾的过度损害逐渐形成。其病机以气滞、血瘀、水停、肝络瘀阻为主要特征。本例患者因肝气郁结，脉络瘀阻时间较长，加之年龄较大，肾阳虚损亦较为突出，故在治疗上用真武汤加减以温阳利水、健运脾胃，改善脾肾阳虚症状；用"软肝散"活血消癥，消除络脉之瘀滞；方中水蛭味咸，善入血分，破死血而不伤新血；大黄推陈致新，既能逐瘀血，又能泻里结；䗪虫、三七、鳖甲、丹参重在活血祛瘀，软坚散结；枳壳意在行气，诸药为粉末服用，具有祛邪而不伤正之特点。对本例患者在治疗上运用了温阳化气行水与活血散结消癥之品有机地结合，故收获甚佳。

〔王永炎．中国现代名中医医案精粹（第六集）．北京：人民卫生出版社，2010〕

十二、温阳利胆治慢性胆囊炎

张某，女，61 岁，已婚。1997 年 7 月 29 日初诊。

右胁拘急疼痛 3 年，加重 1 个月余。患者于 3 年前因劳累而现右胁拘急疼痛，当时未曾介意，而后每因劳累或受凉，症状加重，经服中药效不著，于 1 个月前复因受凉症状加重，伴纳呆恶心，二便调。神情倦怠，气色欠华，右胁按痛，未及癥块，舌淡胖，苔白，脉沉。肝功能正常，B 超示：胆囊炎。

中医诊断：胁痛。

西医诊断：慢性胆囊炎。

辨证：肝虚胆寒。

治法：温阳利胆。

处方：柴胡 10g，半夏 10g，吴茱萸 10g，干姜 10g，郁金 10g，厚朴 10g，川楝子 10g，延胡索 10g，白术 10g，云苓 15g，砂仁 10g，炙草 10g。7 剂，每日 1 剂，水煎 300mL，早晚分服。

二诊：8 月 5 日。患者精神好，右胁疼痛明显好转，纳可，无恶心，二便调，舌脉同前，效不更方，继服 7 剂。

三诊：8 月 15 日。患者精神好，诸症除，舌脉正常，查体无异常。

随诊 3 年未复发。

按语：该患劳累伤及正气，肝虚阳气不足致胆寒，肝虚、肝胆经脉失于温养，肝升不及，疏泄失常，故右胁拘急疼痛，遇劳着凉，肝虚胆寒加重，故症状加重。舌脉亦为肝虚胆寒之象。故拟上方共奏温阳利胆之功。万老认为，胆囊炎肝胆疏泄不利，胆腑通降失调，胆汁排泄不畅，贯穿始终，故疏肝利胆之郁金、木香各型均可应用。胆为"中正之腑"疏泄胆汁以通调下降为顺，故宜通不宜滞，宜下降不宜上逆。故治疗本病应以通为主，但切不可拘泥于西医的"炎"字而单纯清热通腑。如肝寒而致者，温肝即谓通，正如《医学真传·心腹痛》曰："夫通者不痛，理也。但通之法，各有不同，调气以和血，调血以和气，通也……"

寒者温之使通，无非通之之法也。若必以下泄为通，则妄矣。

〔王永炎. 中国现代名中医医案精粹（第五集）. 北京：人民卫生出版社，2010〕

十三、温阳健脾治腹痛

陶某，男，10 岁。1984 年 9 月 22 日初诊。

患儿幼时曾做直肠尿道造型手术，此后大便失调，经常数日不通，以致腹痛难忍。几天前腹痛又作，大便不下，呕吐不食，多次送急诊，西医诊为肠梗阻，经导便仍不解。今腹痛呻吟，按之满实，大便秘结，食后呕吐，四末清冷，小溲短少，两脉沉弦，舌苔淡白。

辨证：久病伤阳，寒实里结。

治法：温阳健脾。

处方：温脾汤加减：肉桂 1.5g，附片 4.5g，干姜 3g，当归 6g，芒硝 9g，生大黄 6g，党参 9g，清甘草 3g。

服药 1 剂后腹痛转缓，2 剂后大便通利数次，吐平能食，腹软肢温。续以调扶中州，用参、术、苓、草、归、芍、桂、陈等品而获安。

按语：本案乃属急证，患儿便秘呕吐，腹痛肢冷，病史既久，气阳转衰。董师当机立断，勉从寒实不通立法，投以温脾汤全方，应手而效。设若辨证不确，药不中的，必致偾事。是以诚如董师之常云：倘非有定识于平时，曷克有定力于片刻耶？而温脾汤由温补脾阳药配伍寒下攻积药组成，温通、泻下与补益三法兼备，寓温补于攻下之中，具有温阳以祛寒、攻下不伤正之特点。附子配大黄为君，用附子之大辛大热温壮脾阳，解散寒凝，配大黄泻下已成之冷积；芒硝润肠软坚，助大黄泻下攻积；干姜温中助阳，助附子温中散寒，均为臣药；人参、当归益气养血，使下不伤正为佐；甘草既助人参益气，又可调和诸药为使；诸药协力，使寒邪去，积滞行，脾阳复。

〔王永炎. 中国现代名中医医案精粹（第一集）. 北京：人

民卫生出版社，2010〕

十四、温阳健脾、抑肝除黄治重症病毒性肝炎

田某，男，29岁。1973年4月10日初诊。

发热，头痛如裹，食欲不振，腹部胀满，恶心欲吐，嗜睡，有时烦躁，体温在39℃以上，意识有时不清，大便泻泄，日行8~9次。患者呈重病容，体力极度衰弱，面色晦暗，全身皮肤深度黄染，息微目瞑，尿如浓茶，大便溏稀薄，舌暗，苔白腻而厚，脉细濡无力。血清总胆红素39.3μmol/L。

中医诊断：疫黄。

西医诊断：重症病毒性肝炎

辨证：苦寒伤中，阳气欲脱，肝木侮脾。

治法：温阳健脾，抑肝除黄。

处方：吉林参10g，白术10g，炮干姜8g，炙甘草5g，川附子8g，白芍10g，茵陈15g。

二诊：4月13日。体温下降，冷汗已止，不再呕恶，大便减少为日行2~3次，意识渐渐恢复，脉仍濡细，舌苔白腻稍减，病情已少见转机，按效不更方之说，继服原方6剂。

三诊：4月18日。病情进一步缓解，体温降至37.8℃，黄疸似有减退，腹泻已止，目启不瞑，脉濡细有力，舌质红，舌苔腻淡黄，再服5剂。

四诊：4月23日。患者神识清楚，体温已降至正常，血总胆红素由39.3μmol/L降为19.6μmol/L，舌苔薄黄，脉濡细微弦。继服5剂。

五诊：4月28日。黄疸基本消退，各项检查指标趋于正常，脉沉缓微弦，舌质红，舌苔薄黄。病邪已退，正气待复，治宜健脾益肝。

处方：党参10g，白术10g，茯苓10g，陈皮10g，炙甘草5g，白芍10g，当归10g，女贞子10g，菟丝子10g，绵茵陈10g，建曲10g。

根据症状变化，加减用药，调治半年，完全康复。

按语：此案例为中医所说的"疫黄"，脾阳衰败。一般认为黄疸多由湿热瘀滞所致，治法也大多采用清热除湿之剂，但临床应具体问题具体分析，两千多年前就有阳毒、阴毒之分。程钟龄在《医学心悟》中指出："阳毒、阴毒热之极寒之甚至极而无复加者也。"此患者正由"寒之甚至极而无复加"。辨证为"阴毒"，温阳以制阴毒，岂可一见毒素而不加辨证就滥用苦寒清热除湿，以致延误病情。此例为脾阳受伤，附子理中汤温脾阳以复中阳，加芍药以抑肝缓肝，绵茵陈可清热解毒、清肝利胆去黄，用之得当，重症也可转危为安。

〔王永炎. 中国现代名中医医案精粹（第六集）. 北京：人民卫生出版社，2010〕

十五、温阳建中、益虚止痛治胃痛（十二指肠溃疡）

贾某，男，37 岁，工人。1990 年 4 月 1 日初诊。

空腹时胃痛，得食痛止 7 年。病由饮食不节，初病胃中嘈杂，继而饥饿时胃痛，常于劳累、受寒后痛甚。痛时喜温喜按，得热食则痛缓或痛止。近日饥痛加剧，至午夜尤甚，得红糖姜水则痛缓，但白天得食虽痛缓而不止，久治无效。面带苦容，弓腰按腹，舌淡苔白，脉象弦缓，镜检确诊为十二指肠溃疡。

辨证：中寒胃痛。

治法：温阳建中，益虚止痛。

处方：黄芪 30g，桂枝 10g，白芍 30g，甘草 12g，高良姜 10g，丁香 10g，白芥子 10g，熟地黄 14g，川楝子 16g，生姜 3 片，大枣 5 枚。

二诊：4 月 5 日。上方 1 剂即痛缓，4 剂即痛止。为巩固疗效，上方连服 30 余剂，痛未再作，镜检溃疡愈合，病未再发。

按语：饥饿胃痛之说，早见于《灵枢·百病始生》中，《临证指南医案》中有饥饿胃痛"求食自救"之说和益虚止痛之法。劳伤其形，饿伤其中，寒从内生，胃中阳虚，故得热食则痛止。

方用黄芪、桂枝、高良姜、丁香、生姜温中散寒，益气补虚；不用饴糖而用熟地黄、大枣补阴和营，从阴引阳，使阳得阴助而生化无穷；熟地黄与白芥子、丁香同用则滋而不滞，温而不燥；白芍与甘草、川楝子合用缓急止痛而制肝且不伐肝。全方合用则有温中补阳、益虚止痛之功。

本病有因肝阴虚而用一贯煎者，有因心脾气血两虚而用归脾汤者，有因胃阴虚而用益胃汤者，分证从补论治。常用熟地黄、生地黄、阿胶或鹿角胶，伍以砂仁或丁香、白芥子相反相成，不仅有益虚止痛之功，也有制酸护胃之效，且有益于溃疡愈合炎症消失。

〔王永炎. 中国现代名中医医案精粹（第六集）. 北京：人民卫生出版社，2010〕

十六、温阳化浊、引火归原治口糜

张某，女，35 岁，已婚。1960 年 7 月 16 日初诊。

口糜溃痛 4 天。患者多年来苦于胃病，饮食日减，谷入则脘腹胀满，纳生冷硬物则脘中作痛。1 年来时发口糜，反复不愈，屡治不效。刻下：口腔及舌体多处溃疡，灼痛难忍，饮食不下，溲清便调。舌质胖淡，苔黑腻而水滑，脉沉细。

辨证：脾胃虚寒，清津不升，阴浊上逆。

治法：温阳化浊，引火归原。

处方：吴茱萸 15g，台党参 15g，淡干姜 10g，上肉桂 5g，云茯苓 10g，法半夏 6g，绿升麻 10g。2 剂。

二诊：口中灼痛大减，饮食小增，继服上药 4 剂，诸处溃疡已向愈合，再诊黑苔退净而瘥。

按语：《黄帝内经》曰："膀胱移热于小肠，膈肠不便，上为口糜。"临床所见之口糜，以实火湿热为多见，真寒假热证者甚为鲜见。本例见症一派阴寒之象，故选用吴茱萸汤加减以散寒邪，温中阳，升清降浊，使寒去阳复，阴浊得降则虚火假燃自除，致收引火归原之效。

〔王永炎．中国现代名中医医案精粹（第五集）．北京：人民卫生出版社，2010〕

十七、温阳化气、通络行津治便秘

周某，男，62 岁，干部。1997 年 9 月 22 日初诊。

大便秘结约 4 年。4 年以前，大便基本正常，因重感冒住院使用大量抗生素而出现便秘，但症状不甚严重，有人授以牛耳大黄鲜叶代茶可以通便之经验方法，初试甚灵，但续服则效果日减，未及旬日，不仅完全无效，且大便秘结较前明显加重，于是转求中医调治。或以舌暗红、苔黄厚、脉沉有力为据，诊为阳明热结，投大承气汤，一服即便通而泻下如水，腹痛腹胀，停药即便秘复作，且球解如羊粪，苦不堪言。或以半百之体，阴血已衰其大半，又屡用攻下夺其津液为说，诊为津亏血虚便秘，投二地、二冬、玄参、桑葚、柏子仁类，服后效果甚微，转增恶心脘痞。用西药开塞露，初用有效，久用无功。自感颇为失望，于是改服上清丸，初服半包有效，渐服疗效渐减，用量渐加以维持疗效，今经他人介绍，前来一试。感叹唏嘘，怨天尤人之情溢于言表。大便秘结难解，3～4 日一行，每努责至肛裂而不下，每次服 3 包上清丸才能排便，小便清澈，饮食尚可，夜卧时有腹胀感，且有逐渐加重之势，但进展缓慢。面色苍暗但不油垢，形体尚丰，精神萎顿，舌绛暗而胖，苔黄厚腐润。六脉沉迟而弦。

诊断：便秘。

辨证：阳虚湿滞，络阻津郁。

治法：温阳化气，通络行津。

处方：桂枝 15g，茯苓 20g，猪苓 20g，泽泻 10g，白术 20g，枳壳 10g，桃仁 15g。

书方未就，即有跟师实习的学生 3 次离席趋前对老师耳语：这是便秘，不是腹泻！老师亦 3 次点头回答：我知道。仍予上方与服。嘱其停用一切药物，先服上方 1 剂，以观进退。1 剂尽，大便球解如驴粪，较前排出大为轻松。

二诊：舌之绛红渐退，黄滑苔亦消退近半，脉亦渐起，前方既效，坦途已现，治疗当无大难。予五苓散合砂半理中汤化裁。

处方：桂枝 30g，茯苓 20g，猪苓 20g，泽泻 10g，白术 20g，砂仁 10g，法半夏 15g，红参 5g，干姜 10g，柴胡 5g，小茴香 5g。

上方水煎服，1 日 1 剂，连服 2 剂。2 剂尽而黄腐苔退去七八分，脉起而弦象消除，津回便通，渐成条理。三诊时嘱续服前方 4 剂，舌上黄苔退净，质转红润，大便畅解。续以理中汤合济川煎 2 日 1 剂，以固成功，嘱其连服 1 个月余。后自来相报，服前方精神、体力、饮食、睡眠日益改善，遂连续服用 2 个月余方止，自觉全身状况较病前更佳。

按语：本案辨证难点在于舌绛苔黄厚、脉沉弦有力，与湿热蕴结中焦颇为相似，但形同而实异。因热邪耗津，果是真热，苔当见燥象，今不燥而润，且不渴不饮，小便清澈，由此可以断定，是阳虚内生湿浊之真情外露，而非湿热蕴结。湿浊壅滞堆积则苔腐厚，郁积日久则化生浮热而色黄；湿热邪气长期郁结不解，壅遏营卫敷布，阻碍气血运行，故舌绛而暗；阳气大伤，浊阴内阻，搏击于内，故脉见沉迟而弦。

辨证要点在致病的原始动因——大量使用抗生素和虽有湿热之外象，而无湿热之真情两点上。抗生素苦寒伤中，误用过用，最易损伤脏腑阳气，阳气受损则脏腑之生机萧索，阳和不布，津凝不化，针对这一病机，谓之水冻舟停，形象地表达了这一病机的内在本质。

本案所选五苓散原本是治疗太阳经腑同病之蓄水证之名方，后世医家广其意而用于寒湿内阻的水肿、吐、泻、痰饮头眩、短气而咳诸症，用治便秘确是前所未闻，寒凝湿郁便秘之用五苓散，其主导思想主要在于先去其已经形成的有形浊阴之邪，使肠络畅通，津气流行布散，为续治创造良好的施治条件，才能更好地实施温补以扶其阳的治本方案。初诊辅以枳壳、桃仁，其意也正在于此。

〔王永炎. 中国现代名中医医案精粹（第六集）. 北京：人民卫生出版社，2010〕

十八、温肾健脾、化气行水治鼓胀

魏某，女，27 岁。

因产后腹胀 18 天入院，1959 年 10 月 12 日初诊。入院后诊为"肝硬化腹水"，转中医科治疗。刻下：神疲乏力，形体消瘦，面色苍白，头晕头痛，气短腹胀，脐略外凸，两下肢肿，双足发凉，便溏，有恶露，口苦，舌淡苔白，脉细弱。

辨证：脾肾阳虚。

治法：温肾健脾，化气行水。

处方：熟地黄 24g，山药 12g，山萸肉 12g，牡丹皮 12g，茯苓 30g，泽泻 15g，肉桂 12g，附子 15g，车前子 30g（包），牛膝 15g。并低盐饮食。

服药 1 剂后，头痛减轻，腹胀亦减，余症同前。继用上方药 2 剂，尿量增多，腹围缩小，腹胀减轻，仍有恶露，口苦，大便稀（日 3~4 次）。继用上方药 6 剂，尿量明显增多，腹胀减轻，食欲好，无恶露，大便每日 1 次，脉舌同前。继用上方药 3 剂，腹胀消退，腹变平坦，脚已不肿，尿量减少，大便软，面色较前红润，食后腹稍胀，舌淡苔白薄，脉虚细。

辨证：脾胃虚弱。

治法：健脾益气，佐以利水。

处方：党参 9g，姜半夏 9g，白术 9g，茯苓 15g，陈皮 9g，炙甘草 9g，附子 9g，车前子 30g（包），生姜 9g，大枣 2 枚。

服药 6 剂，腹不胀，无不适，肝脾未触及，二便正常，苔薄白，脉缓。痊愈出院，嘱注意休息，内服舒肝丸调理。

按语：鼓胀又称"单腹胀"，临证有"气鼓""血鼓""水鼓""虫鼓"四种。一般发病初期多属肝脾失调，气滞湿阻。应根据病机，分清气滞、血瘀、湿热和水湿的偏盛，分别采用理气祛湿、行气活血、健脾利水等法，必要时亦可暂用峻剂逐水。病程日久，或素体虚弱，病机可出现脾肾阳虚或肝肾阴虚，治宜健脾温肾和滋养肝肾。由于本虚标实，虚实交错，故治疗需注意攻补兼施，补虚不忘实，泄实不忘虚。西医所谓肝硬化腹水属于本证范围。本例证属脾肾阳虚，故用济生肾气汤健脾温肾、化气行水，渐以图进，服药12剂后，腹胀脚肿消退，恶露已净。病已衰去，进食腹胀，舌淡，脉虚细，考虑产后体虚，脾为后天之本，故以健脾益气、培土固本，方用六君子汤加味。内服舒肝丸，健脾疏肝，善后之设。

〔王永炎. 中国现代名中医医案精粹（第二集）. 北京：人民卫生出版社，2010〕

十九、温经散寒、行气通络治腹痛

邓某，男，42岁。1975年3月初诊。

左少腹剧烈疼痛，西医诊断为肠粘连，嘱其手术治疗，患者不愿手术，遂求中医诊治。刻下：颜面苍白，表情痛苦，畏寒，纳呆，大便溏泄，小便清长，匍匐而行以缓急迫。扪之腹软，无包块索状物。苔白薄，舌质淡嫩，脉沉弱。

辨证：寒滞肝脉。

治法：温经散寒，行气通络。

处方：当归10g，灵枸杞10g，小茴香15g，台乌药10g，茯苓10g，肉桂10g，沉香5g（吞），花椒30粒（去汗）。

服药2剂而愈。

按语：厥阴之脉循阴器，寒滞肝脉，则形寒腹痛，因寒主收引，故拘急而痛；用法须温肝散寒，行气镇痛。方中当归、枸杞温养肝肾；肉桂、茴香温经散寒；乌药、沉香温经行气；茯苓甘淡通阳。无论囊肿或肠粘连，只要是寒滞肝脉、寒凝气滞所引起之少腹拘急挛痛者，均可采用此方加减而获满意疗效。痛而腹软，纯属寒凝气滞，故加花椒以散寒行气、温通肝脉。药证合拍，如鼓应桴。

〔王永炎. 中国现代名中医医案精粹（第二集）. 北京：人

民卫生出版社，2010〕

二十、温化寒湿、疏肝运脾、和瘀利胆治黄疸型肝炎

陈某，女，48岁，干部。

患黄疸型肝炎已2年余，时轻时剧，缠绵不愈，近日黄染加深，遂来就诊。目肤暗黄晦滞，神疲纳呆，胁痛腹胀，便溏溺赤。苔白腻，舌边有瘀斑，脉细濡。

辨证：寒湿夹瘀内阻之征，阳气不宣，土壅木郁，胆腑疏泄不利，致黄疸久久不退。

治法：温化寒湿，疏肝运脾，和瘀利胆。

处方：制附子10g，炒白术20g，豨莶草30g，茯苓15g，干姜6g，甘草6g。5剂。

药后，黄疸减退，精神较振，纳呆渐香，此佳象也，原方续服5剂；诸象趋平，调理而安。

按语：本病为寒湿困脾，土壅木郁，胆失疏泄，胆汁郁积，外溢肌肤而致黄疸之阴黄。《景岳全书·杂证谟》云："凡病黄疸而绝无阳证阳脉者，便是阴黄。"见身目黄色晦暗，胃呆腹胀，神疲乏力，胁肋隐痛，小便短少，便不实，舌淡苔腻，脉沉细迟。治宜调理脾胃、温化寒湿，方茵陈五苓散、茵陈术附汤、茵陈四逆汤等。常见于慢性肝炎、肝硬化、慢性胆囊炎等病。

〔朱良春.朱良春用药经验集.长沙：湖南科学技术出版社，2010〕

二十一、温补脾肾治泄泻

李某，男，50岁，已婚。1980年5月15日初诊。

大便时溏时泻，迁延反复已1年余。食欲不振，食后脘闷不舒，稍进油腻食物或饮啤酒后，大便次数明显增多，日3~4行。近半年来，每日晨起之前，肠鸣作泻，泻后痛减，伴腰酸肢冷，疲乏无力。经乙状结肠镜检查，确诊为结肠炎。患者形体消瘦，

面色㿠白，脉沉细，舌质淡苔薄白。

辨证：脾肾阳虚。

治法：温补脾肾，固涩止泻。

处方：四神丸合参苓白术散加减：补骨脂20g，吴茱萸10g，肉豆蔻10g，五味子10g，党参15g，茯苓20g，白术20g，扁豆20g，陈皮15g，炒山药20g，砂仁15g，薏苡仁30g，赤石脂15g，诃子15g，淫羊藿20g。4剂，每剂服1天半，日服2次，每次服100mL。

二诊：5月21日。腹泻腹痛大减，食欲增加，腰酸好转，脉沉缓，舌质淡，苔薄白。按上方去扁豆、薏苡仁，加巴戟天20g，芡实20g，连服8剂而愈。

按语：泄泻是临床常见病、多发病，尤其脾肾阳虚之久泻，病程缠绵，反复迁延，病情进一步发展，还会导致阳痿、早泄等症。本例之泄泻，属久泻，又称五更泻，属虚证，大便时溏时泻，迁延反复，食欲不振，食后脘闷，稍进油腻或啤酒，泄泻加重，纯属脾虚，而脾虚日久，又会导致肾虚，肾虚命门火衰，不能温煦脾胃，又会加重脾胃虚弱，尤其泄泻后期，泻在晨起，肠鸣作痛，泻后痛减，伴腰酸肢冷，属脾肾阳虚作泻的典型症状。在治疗中采用补骨脂、淫羊藿温补肾阳；吴茱萸、肉豆蔻、砂仁温中散寒；党参、白术、陈皮、茯苓、扁豆，薏苡仁补气健脾利湿；赤石脂、诃子、五味子涩肠止泻。以上诸药相伍，药性和缓，温而不燥，补而不腻，涩而不滞，共同达到温肾健脾、利湿涩肠、止泻之功，而泄泻自愈。

〔王永炎. 中国现代名中医医案精粹（第五集）. 北京：人民卫生出版社，2010〕

二十二、通阳散寒治腹痛

薛某，女，45岁。

脐腹阵痛，时止时作，已有2年。痛时瘕聚突起，甚或肢冷汗出。脉细沉弦，舌苔薄白。

辨证：寒伤厥阴，络阻失宣。

治法：宜通阳散寒。

处方：当归6g，桂枝6g，细辛5g，淡吴萸3g，青皮6g，乌药6g，制香附9g，八月札9g，桃仁9g，炙甘草3g。3剂。

二诊：药后2个月未发，近劳又作，原方加广木香5g。3剂。

按语：脐腹为厥阴经行之地，故方以当归四逆之当归、桂枝、细辛、甘草、吴茱萸温通厥阴。《古方选注》云："当归四逆不用姜、附者，阴血虚微，恐重劫其阴也，且四逆虽寒，而不至于冷，亦惟有调和厥阴，温经复营而已，故用酸甘以缓中，辛甘以温表，寓治肝四法，桂枝之辛以温肝阳，细辛之辛以通肝阴，当归之辛以补肝，甘、枣之甘以缓肝，白芍之酸以泻肝，复以通草利阴阳之气，开厥阴之络。"方中另加乌药、香附、青皮、桃仁、八月札利气化瘀佐之。药病相当，效即随之。再诊加木香者，因《本草正义》谓其专治气滞诸痛故也。

〔王永炎.中国现代名中医医案精粹（第一集）.北京：人民卫生出版社，2010〕

二十三、通阳化湿治胃痛

张某，男，34岁。

胃痛5~6年未发，最近又作，纳泛欲吐，脉来弦细。

辨证：中阳失运，湿阻失宣。

治法：通阳化湿。

处方：苏梗9g，藿梗9g，洗半夏9g，生茅术9g，厚朴6g，陈皮6g，荜澄茄9g，煨草豆蔻6g，石菖蒲9g，茯苓9g，3剂。

据询服完药病愈。

按语：《素问·痹论》曰："痛者寒气多也。"胃痛发生的常见原因有寒邪客胃、饮食伤胃、肝气犯胃和脾胃虚弱等。胃主受纳腐熟水谷，若寒邪客于胃中，寒凝不散，阻滞气机，可致胃气不和而疼痛；若劳倦内伤，久病脾胃虚弱，或禀赋不足，中阳亏虚，胃失温养，内寒滋生，中焦虚寒而痛；亦有气郁日久，瘀血内结，气滞血瘀，阻碍中焦气机，而致胃痛发作。本例患者脾阳不振，湿阻中焦，故以二陈平胃温中化湿，加苏、藿、草、蔻助之，去甘草者，以其泛吐也。

〔王永炎．中国现代名中医医案精粹（第一集）．北京：人民卫生出版社，2010〕

二十四、清热温阳、健脾活血止泻治腹泻

杨某，女，60 岁，已婚。1998 年 5 月 16 日初诊。

腹泻、肠鸣、腹胀痛 1 年多。腹泻稀便，每日泻 3~6 次，腹胀痛，肠鸣，大便无黏液、脓血，无里急后重，粪便检查为消化不良。肠镜检查结果未见异常。素有糖尿病史 10 年。血糖 12mmol/L 以上。形瘦，乏力头晕，睡眠不好，怕寒四肢不温，食欲不佳。舌淡少苔，脉沉细。

诊断：糖尿病腹泻。

辨证：脾胃虚寒，寒热夹杂。

治法：清热健脾止泻，温肾活血。

处方：党参 12g，炮附子 10g，细辛 4g，川椒 10g，黄芩 10g，黄连 10g，山药 30g，白术 30g，苍术 30g，丁香 6g，肉豆蔻 10g，赤石脂 30g，破故纸 15g，五味子 15g，丹参 30g，水蛭 10g，防风 15g，乌梅 18g，白芍 15g，陈皮 10g，焦麦芽 10g，焦山楂 10g，甘草 6g。13 剂，每剂煎 3 次，共 600mL，分 3 次服。

二诊：6 月 1 日。患者自述服上方第 3 天腹泻止，连服 13 剂，腹泻未再复发，食欲好，体力增强，大便正常。未再开方至今未复发。平时以治糖尿病为主进行调治。

按语：糖尿病腹泻是糖尿病并发症之一。治疗单用健脾补肾止泻法效果不理想，应以治糖尿病为主兼顾止泻。本方中，乌梅丸苦寒温热并用，有温阳止泻、降血糖作用；山药、苍白术量大能健脾止泻降血糖；痛泻要方调整肠道功能止泻；其他如丁香、肉豆蔻、赤石脂、破故纸、五味子补肾温肾止泻；丹参、水蛭活

血通络改善微循环。

〔王永炎. 中国现代名中医医案精粹（第六集）. 北京：人民卫生出版社，2010〕

二十五、健脾利湿、温肾助阳治腹泻

刘某，女，63岁，已婚。1997年5月30日初诊。

反复腹痛腹泻10余年。每日大便3次以上，便下稀溏，食辛辣之品尤甚，并伴里急后重，肛门坠胀。平素畏寒肢冷，腹痛喜温喜按，饮食减少。面色萎黄，腹软，肝脾未扪及，脐周围及中脘穴压痛，舌质红，苔薄黄，脉濡数，胃镜、肠镜检查示："慢性结肠炎、直肠炎"。

辨证：脾肾阳虚，水湿下注。

治法：温肾助阳，健脾利湿。

处方：肾俞、大肠俞、天枢、足三里、三阴交。毫针刺，平补平泻法，留针30分钟，间日治疗1次。回家每日自灸关元、神阙1次。

四诊：6月7日。针灸并用治疗3次后，腹痛腹泻减轻，纳食增进。继宗前法化裁。

处方：肾俞、太溪、天枢、大肠俞、中脘、上巨虚、足三里、三阴交、合谷、三间。每次取4~5穴，毫针刺，平补平泻法，留针30分钟，间日1次。自灸关元、神阙、足三里，每日1次。

上法经治1个月后，患者大便次数减少，每日1~2次，腹痛明显减轻，仍时有肛门坠胀，予加用大肠俞、上巨虚埋线治疗，每周1次，共埋3次。又治1个月，自觉腹痛腹泻，里急后重，肛门坠胀基本消失，胃纳增进，精神好转。回家继服香砂六君汤加减以巩固疗效。半年后因关节痹痛复诊，自诉腹痛腹泻未作。

按语：路师治疗慢性病，擅用埋线之法，其操作极为简便：常规消毒皮肤用9号注射针头作套管，26或28号毫针（2寸）剪去针尖作针芯，长度与套管等长。镊取一段1~1.5cm的"0"

号羊肠线，放置在注射针管前端，平针尖（先后退针芯），左手拇食指绷紧或捏起进针部位的皮肤，右手持针，刺入所需的深度；当出现针感后，边推针芯，边退针管，将肠线埋在穴区皮下组织或肌层内，检查无线头外露，即在针孔处敷盖消毒纱布，如有出血压迫止血即可。此法不用麻醉药，故方便简单。

路师对慢性病的配穴处方中，常用俞募配穴法，并强调慢性病必须顾护脾胃，补脾法不但适用于脾胃虚弱诸症，对其他诸症的内伤亦有辅助作用，故临床极多选用三阴交、足三里。

〔王永炎. 中国现代名中医医案精粹（第六集）. 北京：人民卫生出版社，2010〕

二十六、温通胃阳、降气化痰治慢性浅表性胃炎

金某，男，27 岁。2006 年 6 月 7 日初诊。

患者 1 年前因饮食不当（油腻荤腥），出现恶心、腹泻。胃镜检查示：慢性浅表性胃炎。后服疏肝健脾中药，未见明显好转。自诉晨起恶心、嗳气，口干苦，胃脘胀气痞闷，且不随进食而改变，伴头重如蒙，痰多易咳色白，无泛酸、呕吐，无胃痛，夜寐不安，易早醒，精神欠振，二便正常，舌尖红，苔薄而不润，脉弦数。诊断为慢性胃炎。

辨证：水饮内停。

治法：温通胃阳，降气化痰。

处方：小半夏茯苓汤加减：姜半夏 30g，茯苓 15g，生姜 5 片，姜黄连 4.5g，吴茱萸 3g，旋覆花 9g（包），代赭石 30g（先煎），川朴 9g，枳实 9g，公丁香 2.4g。14 剂，水煎服，每日 1 剂。

二诊：晨起恶心、嗳气已好转，痰少，面色渐华，舌红、苔薄。再取前法，以竟全功。

处方：姜半夏 30g，白芥子 9g，莱菔子 9g，枳壳 9g，桔梗 6g，川朴 6g，姜川连 4.5g，淡吴萸 3g，干姜 2.4g，桂枝 3g，泽泻 9g，猪苓 9g，茯苓 9g，白术 9g。14 剂。

三诊：服药后泛恶嗳气等症俱减。

按语：患者虽有口干苦、嗳气纳差等肝胃不和症状，然长服疏肝和胃之剂，病情却好转不显，故应考虑有其他原因。患者自感泛恶不适，胃脘痞闷有水声，头重如蒙，咳痰白沫，临床表现与小半夏茯苓汤证"卒呕吐，心下痞，膈间有水眩悸"的描述相似，故应考虑乃胃阳不振、浊阴潜踞、水饮积滞胃腑所致。法当温通胃阳、降气化痰，故投以小半夏茯苓汤化裁。方中半夏、生姜温化寒凝，降逆止呕；茯苓益气健脾，渗利水湿；公丁香温肾助阳以煦脾土；旋覆花、代赭石降逆和胃；川朴、枳实行气宽中，消食化痰；黄连、吴茱萸寒热配对，有燥湿和胃、开郁散结之功。二诊加五苓散以祛痰湿。诸药配合，治病求本，饮去则胃脘诸症好转。

〔韩天雄. 颜德馨运用温阳法治疗消化系统疾病的经验. 江苏中医药，2008，40（5）：24 - 26〕

二十七、温阳升清治慢性腹泻

倪某，男，40 岁。2005 年 12 月 14 日初诊。

患者飧泻 10 余载，腹痛，利下完谷，受凉即作，1 年来时感乏力，食入不馨，纳入运迟，受凉即易腹泻、质溏薄，寐安，口干喜温饮，面部色素沉着，舌苔薄腻，脉濡弦。

辨证：慢性腹泻是临床常见病证，一般认为多由感受外邪、饮食所伤、情志失调、脾胃虚弱所致，如《景岳全书·泄泻》谓："泄泻之本，无不由脾胃。"临床治疗多宗"脾健在运，不在补"之说。而颜老认为脾肾阳虚是慢性泄泻之常见病机，盖肾为先天之本，有温煦之能，若肾阳不足，则中焦虚寒，水失所主而浸渍于脾，脾失健运，当升不升，当降不降，水浊下注而为泄泻。故脾之健运必有赖于阳气，中焦气机得阳则运。颜老临证常选用温脾汤、附子理中汤，温阳祛寒、益气健脾，时值冬藏之候，治当脾肾双调。予以补中益气汤化裁。

处方：淡附片 4.5g，党参 10g，白芍 10g，吴茱萸 2.4g，白术 9g，苍术 9g，葛根 9g，木香 4.5g，炒升麻 9g，醋炒柴胡 9g，防风 9g，陈皮 6g，泽泻 9g，丹参 15g，川芎 9g，檀香 1.5g，生麦芽 30g，炙甘草 4.5g。14 剂，水煎服，每日 1 剂。

复诊：药后大便成形，胃纳转馨，乏力亦轻。又服上方 28 剂，诸症痊愈。

按语：患者虽主诉乏力 1 年，然飧泻已有 10 余载，可见病非浅近。颜老不为主诉所囿，从飧泻入手，着眼于脾肾，以温阳气、健中州、升清气为法，取得了较好疗效。本案之关键在于抓住隐含的辨证信息，如利下完谷、受凉即作、食入不馨，纳入运迟，同时结合乏力腰酸，显然脾肾两亏。用药以附子合补中益气汤，并加入痛泻要方升举清阳、鼓舞胃气，脾肾同治，故收效较佳。

〔韩天雄．颜德馨运用温阳法治疗消化系统疾病的经验．江苏中医药，2008，40（5）：24－26〕

二十八、温阳健脾、养血止血治消化道出血

李某，男，71 岁。1995 年 3 月 16 日初诊。

患者年逾古稀，便血半载，近日加剧，下血紫暗，脘腹饱胀，伴形寒神疲，舌质淡、苔薄，脉细软。

辨证：脾虚中寒，阳失斡旋，统摄无权，血不安于内守。

治法：温阳健脾，养血止血。

处方：《金匮要略》黄土汤加减：伏龙肝 30g，淡附片 9g，黄芩炭 9g，阿胶 9g，白术 9g，生地黄 12g，甘草 3g。3 剂，水煎服，每日 1 剂。

二诊：服药后便血止，仍感神疲乏力，头晕形寒，大便溏薄，日行 5~6 次。脉细缓，舌淡苔薄。考虑患者年高气血已衰，脾阳失统，溢血虽止，运化未复，续以健运善后。

处方：淡附片 9g，炙草 2.4g，熟地黄 12g，白术 15g，檀香 2.4g，桂枝 9g，煨肉果 9g，补骨脂 9g。3 剂。

三诊：服药后所患皆减而停药。

按语：消化道出血属"急证"范畴，及时有效地止血是抢救成

功的关键，然出血原因何在？热伤胃络、肝气郁结、脾胃虚寒抑或脾不统血，若不详辨，非但药难中病，且易犯"虚虚实实"之戒。颜老临证如见胃病日久、便血紫暗、喜温喜按、食少便溏、舌淡苔白、脉细等阳虚不摄之象，常以温阳健脾、养血止血之法。仿仲景黄土汤，药用附子、白术、茯苓、甘草温阳益气摄血，黄土温胃，生地黄、白芍、阿胶养血固血，佐蒲黄止血活血，无留瘀之虞。血止之后，遵"出血诸证，每以胃药收功"之言，以健脾善后，一则脾旺可以生血，二则脾旺可以统血。本方源出《金匮要略》，刚柔相济，有制之师，温脾不伤阴，滋阴不损阳，辨证确当，得心应手。

〔韩天雄．颜德馨运用温阳法治疗消化系统疾病的经验．江苏中医药，2008，40（5）：24-26〕

二十九、益肾健脾、分清利消治鼓胀

朱某，男，60 岁。2005 年 11 月 8 日初诊。

患者幼年曾患血吸虫病，3 年前始有腹胀、腹水，双下肢水肿，下肢为甚，阴囊不温，小便点滴不爽，多语则怯，胃纳尚可。查 B 超示：肝硬化，脾大，腹水。前医予以利尿、保肝等中西医结合治疗，效果不显。察其大肉尽削，面苍不华，巩膜黄染，脉沉细，舌淡紫，苔薄腻。患者病在肝、脾、肾三脏。

治法：益肾健脾，分清利消。

处方：附子 9g，巴戟天 9g，荜澄茄 4.5g，葶苈子 15g，腹水草 30g，小茴香 3g，泽泻 9g，黄芪 30g，益母草 30g，党参 15g，汉防己 9g，煨黑丑 9g，柴胡 9g，丹参 15g，泽兰 9g，鳖甲 15g，白术 9g，枳实 9g，陈葫芦 30g。14 剂，水煎服，每日 1 剂。

二诊：服药后小溲渐畅，胃纳渐增，精神转振。上方续服 14 剂，腹胀减，自测腹围缩小至 90cm。

按语：鼓胀病位在肝、脾、肾三脏，肝病疏泄失职，脾病运化无权，肾病命火式微，致三焦决渎无权，水液内聚，而成鼓胀。水为阴邪，易伤阳气，脾肾阳虚，不能运化水湿，水浊血瘀内停而成本虚标实之证。临床可见腹胀、渴不欲饮、体弱畏寒、大便溏薄、舌淡等表现。治疗多予以温阳利水、益气健脾之法，常用方如附桂八味、真武汤、禹余粮丸，药用附子、肉桂、巴戟天、荜澄茄等以蒸动其关，使肾气充沛，阴阳和平，积水始下，肿胀自消。颜老认为，治水治胀，其要在于通阳，尤对久病肿胀，慎勿恋于攻伐，而应从本治为宜。

〔韩天雄．颜德馨运用温阳法治疗消化系统疾病的经验．江苏中医药，2008，40（5）：24－26〕

三十、温阳解凝、调和血气治乙肝

王某，男，36岁。1991年6月26日初诊。

患者患有乙肝，病情迁延达8年之久，GPT波动在200U左右，HBsAg（＋），HBeAg（＋），HBcAb（＋），抗HBV－DNA（＋）。屡经中西药治疗，未能获效。刻下：面色黧黑，肝区胀痛，畏寒肢冷，动辄汗出，脉细弦，舌质暗红，苔白腻。

辨证：阳虚阴凝，肝疏不及，瘀浊交蕴。

治法：温阳解凝，调其血气。

处方：熟附片9g，桂枝6g，苍术15g，柴胡10g，当归10g，白芍10g，旋覆花10g（包），茜草根10g，泽兰叶10g，炙乳香5g，炙没药5g，丝瓜络20g，丹参10g，煅牡蛎30g，生姜3片，大枣5g。水煎服，每日1剂。

二诊：服药20剂，苔腻渐化，肝区胀痛得减，复查GPT降至70U/L，前方稍见效机，续服1个月。

三诊：患者面色渐转红润，肝区胀痛得除，形寒肢冷转温，前方加生黄芪15g，生鳖甲15g，续服以巩固疗效。后查肝功能4次均正常，体力恢复，抗HBV－DNA（－），HBeAg（－）。随访病情一直稳定。

按语：用附子、苍术合桂枝汤温振肝脾阳气；柴胡、当归、泽兰叶、丹参、煅牡蛎疏肝活血软坚；炙乳没、丝瓜络、旋覆花、茜草根辛润通络；黄芪、鳖甲滋阴养血，剿抚兼施。犹如烈日当空则阴霾自散矣，使迁移多年之肝病趋愈，肝功能逐渐恢复正常。

〔韩天雄. 颜德馨运用温阳法治疗消化系统疾病的经验. 江苏中医药，2008，40（5）：24-26〕

三十一、暖肝温胃、散寒止痛治胃脘痛

患者，男，40岁，1999年9月27日初诊。

患者近2年来常胃脘隐隐作痛，且喜温喜按。曾做胃镜检查，诊断为浅表性胃炎。该患者中秋节食用水果后，胃痛加剧，并伴有呕吐、泛酸、轻微腹胀。诊其四肢不温，舌淡胖，苔白，脉沉迟无力。来诊前患者已服缓急解痉类药物无效，遂以吴茱萸汤治之。

辨证：此证为脾胃虚寒型胃脘痛，脾胃虚寒，寒则气行不畅，胃络失于温养，故胃脘绵绵作痛。虚则喜按，寒则喜暖，故喜暖喜按。胃中虚寒，浊阴上逆则为呕吐。脾胃阳虚，运化不健，停痰聚饮，郁久成酸，故泛酸。脾阳不能达于四肢则四肢欠温。舌淡胖，苔白，脉沉迟亦为脾胃虚寒之象。

处方：吴茱萸6g，人参9g，生姜18g，大枣4枚。3剂，每日1剂，水煎服。并嘱其禁食生冷。

患者服2剂后胃脘疼痛、呕吐、泛酸等症消失。

按语：吴茱萸汤可温胃散寒止痛，下气降浊可以止呕，又能暖胃制酸。方中吴茱萸辛热，入肝、脾、胃，温肝暖胃，下气降逆，为君药；重用生姜温胃止呕，为臣药；佐以人参益气安中，大枣甘缓和中。故患者服2剂后诸症全失。

〔曲建强. 吴茱萸汤治验举隅. 中国民间疗法，2011，19（11）：35〕

第四节　温阳法在内分泌系统疾病中的应用

一、健脾温肾、解毒利水治消渴

宋某，女，53岁，工人。2000年3月25日初诊。

夜尿多且尿白浊，面足水肿。神疲乏力，腰膝酸痛，纳少腹胀，畏寒肢冷，舌淡，舌体胖大有齿痕，苔白滑，脉沉细无力。理化检查：空腹血糖 10.14mmol/L，尿糖（＋＋），PRO（＋＋＋），WBC 7~8 个，RBC 3~5 个。曾服用消渴丸、糖适平等治疗，但疗效欠佳。

辨证：脾肾阳虚。

治法：健脾温肾，解毒利水。

处方：真武汤、实脾饮合地黄生姜煎丸加减：制附子 10g，菟丝子 20g，茯苓 10g，白术 10g，人参 15g，黄芪 30g，丹参 30g，益母草 30g，泽泻 10g，车前子 10g（包），生地黄 50g，陈皮 15g，大黄 10g，连翘 15g，榛花 10g，水煎服，2 日 1 剂，1 日 2 次。

连续服用 6 剂后，空腹血糖降至 9.8mmol/L，PRO（＋＋），WBC 4~5 个，RBC 2~3 个。患者主诉感觉四肢略微发凉，故上方加肉桂 10g。

二诊：4 月 6 日。患者主诉四肢发凉等症状已减退，但发现尿浊、尿频，故上方去肉桂，加金樱子 15g，芡实 15g，连续服用 10 剂后，空腹血糖降至 8.6mmol/L，PRO（＋），WBC 2~3 个，RBC 1~3 个。原方再进 10 剂。

三诊：4 月 24 日。患者主诉由于过度劳累导致空腹血糖升至 9.2mmol/L，PRO（＋＋），WBC 5~6 个，RBC 3~4 个。上方加防风 10g，黄精 10g，连服 10 剂后，空腹血糖降至 8.4mmol/L，PRO（＋），WBC 3~4 个，RBC 2~3 个。

四诊：5 月 16 日。患者主诉睡眠不佳，故上方加酸枣仁 30g，柏子仁 20g，另用朱砂 10g，琥珀 10g，分 10 次吞服，上方连用 6 剂后空腹血糖降至 7.6mmol/L，PRO（－），WBC 2~3 个，RBC 1~3 个。5 月 30 日，药用 10 剂后检查空腹血糖降至 7.0mmol/L，尿糖（－）PRO（－），诸症均有明显好转。

按语：方中大辛大热的附子和菟丝子为君药，温肾助阳，以化气行水，兼暖脾火，温运水湿。臣以茯苓、白术、陈皮、黄芪、车前子、人参，健脾利湿，淡渗利水，使水气从小便而出。

丹参、益母草活血化瘀通络,大黄、连翘、榛花解毒通便、降糖。诸药配伍,温脾肾,利水湿,共奏温阳利水、解毒降糖之功。久病入络,毒邪损伤肾络,肾之体用皆损,导致脾肾阳虚,治宜健脾温肾、解毒利水,故获满意疗效。

〔王永炎. 中国现代名中医医案精粹(第五集). 北京:人民卫生出版社,2010〕

二、解毒祛瘀、温肾助阳、健脾祛浊治消渴

高某,女,48岁,干部。2001年5月8日初诊。

消渴病病史5年。刻下:口干渴,厌食,体倦,肢体沉重,四肢发冷,双下肢麻木,冷痛,尤以腘窝明显,尿频,每晚小便6~7次,色黄,大便干,睡眠尚可。舌质隐青质胖嫩,苔白腻,脉沉。血压:13.3/9.3kPa,尿常规:尿酮(++),尿糖(++),空腹血糖16.9mmol/L,果糖胺3.8mmol/L。

辨证:脾肾两虚,瘀毒内聚。

治法:解毒祛瘀,温肾助阳,健脾祛浊。

处方:桑枝15g,黄芪10g,黄连10g,玉竹20g,大黄10g,肉桂10g,小茴香10g,土茯苓100g,陈皮10g,地骨皮20g,淡竹叶20g,菟丝子20g,丹参20g。6剂。

二诊:5月15日。诸症减轻,无明显口干、多饮症状。下肢麻木疼痛减轻,身体不觉沉重,夜尿1~2次,尿常规示尿糖、尿酮均为阴性,空腹血糖12.5mmol/L,于上方加金银花20g,再服6剂巩固疗效,症状明显缓解,查血糖7.8mmol/L,果糖胺2.8mmol/L,尿酮(-),尿糖(-),继服上方6剂,查血糖6.8mmol/L,尿酮(-),后以调理消渴本病为主,一直未再出现酮体。

按语:从中医角度考虑,酮体是因消渴病患者病久脾虚不能生化气血、鼓舞正气,导致各种病理产物堆积,痰、瘀、浊互结蕴毒,水精代谢失常而致。

消渴病患者大多具有神疲、乏力、日渐消瘦等正气虚弱之

象，其证是因脾失健运、精气不升、生化无源之故。其人虽多饮多食，但脾虚不能为胃行其津液，血中之精（糖）不能输布，积蓄过多则为邪毒。日久毒入络脉，邪伤阳气，渐至阴虚燥热，气阴两虚，气滞血瘀，脾肾阳虚，痰浊中阻等证候。因此，消渴酮症患者在本为正气虚弱，精微不布；在标为湿浊，瘀血搏结蕴毒。病久，瘀浊之毒不能及时化解或排除，积聚体内，邪毒聚生，损害散膏，浸淫三焦，气血循环瘀阻，水精代谢失常，毒性因子（酮体）从代谢畸路滋生，损伤脏腑，使毒愈盛，邪愈强。治疗时应标本兼顾，既扶正气，又祛邪毒，并兼顾消渴本病特点。如文中所举患者为脾肾阳虚，瘀毒搏结，治疗时以玉竹、地骨皮、黄芪针对消渴本病"气阴两虚"的特点以滋阴益气生津；菟丝子、陈皮、淡竹叶健脾温肾，渗利水湿；桑枝、土茯苓、丹参活血通络解瘀毒；大黄、黄连苦寒泄热祛心火；并佐以小茴香、肉桂温运中焦阳气。诸药合用标本兼治，共奏解毒化瘀祛浊、健脾温肾益气之功。服 6 剂药后瘀浊已祛大半，再加金银花清热解毒之力。共服 12 剂后正气复，邪气除，酮体消，则可调养消渴本病。另外在治疗消渴酮症过程中，必须坚持一条原则，即：不可忽视对消渴本病的治疗，不能舍本逐末，滋阴清热大法应一直贯穿治疗始终。

〔王永炎．中国现代名中医医案精粹（第五集）．北京：人民卫生出版社，2010〕

三、温中散寒、化气利水治消渴

郑某，女，65 岁。2001 年 1 月 5 日初诊。

烦渴多饮多尿 3 年多。西医诊为糖尿病。先用西药治疗 1 年多，未效。继又配合中药益气养阴、清热生津法治疗 1 年多，症状不减，日渐疲乏无力，食欲不振，汗多。特别是近半年来，又发现腰腿疼痛，手足麻痛难忍，行动困难。3 个多月来，又时时恶心呕吐。经过多次会诊确诊为：①糖尿病；②骨质增生；③末梢神经炎；④糖尿病性肾病；⑤糖尿病酮症酸中毒。刻下：神烦，腰腿疼痛行动困难。舌苔白润，质淡暗，脉弦紧而数。

辨证：脾肾虚寒，水气不化。

治法：温中散寒，化气行水。

处方：附子10g，肉桂10g，白术10g，泽泻10g，猪苓10g，茯苓10g，人参10g，干姜10g，甘草10g。水煎服，置冰箱中候其冰冷而未冻成冰时服。

二诊：1月12日。服药7剂后，口渴喜饮，疲乏无力，腰腿疼痛均减，恶心呕吐消失，食欲增加。上方继服。

三诊：1月20日。连续服药7剂，以上症状竟全部消失。且尿糖已由（++++）减为（±），血糖亦正常。舌苔白，脉濡缓。此水饮已除，阴阳仍不足。拟阴阳俱补之剂。追访3个月，未见复发。

按语：张仲景在《金匮要略·消渴小便利淋病脉证治》言："脉浮，小便不利，微热消渴者……五苓散主之。""渴欲饮水，水入则吐者，名曰水逆，五苓散。"至隋唐时代，则强调"消渴之为病，当由热中所作也。"近世则认为消渴的病机有三点：其一为阴虚为本，燥热为标；其二为气阴两伤，阴阳俱虚；其三为阴虚燥热。而对《金匮要略》所述之五苓散者大都认为非消渴病，更非糖尿病。察其脉弦紧而数，且舌苔白润者，宗其脉、舌，知其为脾肾阳虚，水饮停聚，阳不化水，治以温阳散寒、化气行水，往往效如桴鼓。其所以冷服者，防其格拒也。

〔王永炎.中国现代名中医医案精粹（第六集）.北京：人民卫生出版社，2010〕

四、温补肾阳、健脾利湿治甲状腺功能减退症

殷某，女，28岁，工人。

因甲状腺肿，心悸气短，性情急躁，食多消瘦，手颤，诊为甲状腺功能亢进。用放射性[131]I治疗2个月，症状消失。但出现精神萎靡，倦怠乏力，水肿尿少，嗜睡，饮食减退，怕冷，腰痛酸软，四肢厥逆，大便溏稀，后经检查，甲状腺吸碘率低于正

常，诊为甲状腺功能减退。刻下：面色晦暗，颜面水肿，皮肤粗糙，表情淡漠，嗜睡，毛发无光泽，甲状腺不大，无震颤，下肢轻度水肿。脉沉细，舌质淡，边缘有齿痕。

辨证：肾阳虚损，脾阳不振。

治法：温补肾阳，健脾利湿。

方药：覆盆子18g，狗脊15g，菟丝子15g，桑寄生15g，杜仲15g，泽泻15g，胡芦巴12g，巴戟天12g，白术9g，仙灵脾9g，紫石英9g，附子9g，紫油桂6g，人参4.5g（冲服）。

二诊：前方连服5剂，精神好转，食欲增加，四肢回温，已不怕冷，小便增多，水肿消失。脉弦虚，舌质淡红，是肾阳渐复、脾气健运之象，仍宜补肾健脾。

处方：菟丝子15g，覆盆子15g，巴戟天12g，楮实子12g，紫石英9g，紫河车9g，鹿角胶9g，附子6g，紫油桂6g，人参3g（冲服）。

连服4剂，精神清健，食欲正常，水肿消退。以此方配成丸剂，长期服用以巩固疗效，半年追访未复发。

按语：本病由于使用放射性[131]I治疗，损伤脾肾，阳气亏虚，失于温煦而见形寒肢冷，精神萎靡，倦怠乏力；水湿不化而见水肿尿少，大便溏稀。故使用大量的温肾健脾之中药，以温补阳气，运化水湿，诸症遂解。

〔罗和古．内科医案（上册）．北京：中国医药科技出版社，2005〕

五、温阳散邪、固卫补中治奔豚气

李某，女，40岁，已婚。1983年6月21日初诊。

突然发生心悸、胸闷、呕吐2小时，伴汗出、乏力。患者1年来失眠，精神紧张，易于激动，怕热，闭经。经基础代谢率测定及血清T_3、T_4抑制试验，被诊为甲状腺功能亢进，曾用甲硫氧嘧啶和甲巯咪唑治疗已半年。近半年因工作繁忙未能坚持使用维持量治疗。1个月前突然发生一次心悸，伴胸闷、呕吐等症状，当时在发作中曾因急于小便，在小便后病情自然缓解。本次因劳累后和家人争吵又复发作。此次心悸，有一种如腹中有小鼠上窜之感，并伴有汗出、乏力而就医。

患者消瘦，甲状腺轻度肿大，良性突眼征，皮肤湿黏，心率快而规律，未闻及杂音，心尖区第一心音强度不变。舌红苔白，脉细数。心电图检查：心率 187 次/分，R－R 间距规则，QRS 综合波时间正常，V_1 导联 P 波与 T 波重叠，P－R 间期大于 0.12 秒，在 Ⅰ、Ⅱ、Ⅲ 导联 S－T 段均下降，T 波倒置。诊为阵发性室上性心动过速。

辨证：虚寒型奔豚气。

治法：温阳散邪，固卫补中。

处方：桂枝 15g，白芍 12g，甘草 10g，茯苓 10g，苦参 10g，生姜 10g，大枣 5 枚。急煎 1 剂。

二诊：服药半小时后心悸、胸闷见轻，呕吐止，心率为 100 次/分。又投 2 剂桂枝汤以调和营卫，后心悸再未发作。

按语：奔豚之名最早见于《灵枢·邪气脏腑病形》，其云："肾脉急甚为骨癫疾，微急为沉厥奔豚。"认为是肾脉所主之疾患。《难经·五十六难》曰："肾之积，名曰奔豚。"而系统地论述本病乃见于《金匮要略·奔豚气病脉证并治》。对本病的属性问题，因在古代的认识条件下，仅能据患者的感受描述病象，其体征记载也极为简略，更谈不上使用仪器或化验检查，加之本病又是发作性疾患，发作期过后患者不再就医，以致奔豚气究竟属现代医学何种疾患，学者们众说纷纭，大体有两种推测：一是认为系因胃肠疾患引起心脏病急性发作；二是认为本病乃是癔症球。本例患者自述感觉如小老鼠上窜，大致与奔豚之意相合。又从本病有神经受刺激的诱因，病呈发作性，以及用桂枝加桂汤治疗获效，以方测证，可以认为奔豚气应包括阵发性心律不齐一类。至于奔豚气是否都有病从少腹窜至咽喉，可不必拘泥。《黄帝内经》言从惊恐得之，又属肾脉之病，这也与发作性心律不齐病情相合。本例处方中加用茯苓，系从肾考虑，患者曾云前次发

作因排出小便而缓解，因而用之；加用苦参，主要根据现代药理
实验苦参有减慢心率作用。至于是否可以仅用桂枝加桂汤就能奏
效而不用苦参、茯苓？按《金匮要略》的论述应该是可以的。因
本病是发作性疾患，是否不用药就能缓解？对于阵发性室上性心
动过速而言，发作时必须予以积极治疗。

〔王永炎.中国现代名中医医案精粹（第五集）.北京：人
民卫生出版社，2010〕

第五节 温阳法在泌尿系统疾病中的应用

一、健脾温阳、散水渗湿治水肿

谭某，男，26 岁。1982 年 2 月 28 日初诊。

患慢性肾炎已近 2 年，因全身水肿伴腹水第 3 次住院治疗。
实验室检查：尿蛋白（++++），白细胞 3~5 个，红细胞 1~3
个，颗粒管型 0~1 个，血浆总蛋白 42g/L，白蛋白 27g/L，球蛋
白 15g/L，诊断为肾病综合征。经用泼尼松、环磷酰胺、双氢克
尿噻等治疗 2 周，病情仍不稳定。刻下：面色㿠白，神情疲惫，
语声低弱，周身水肿，按之没指，腹胀大如鼓（腹围 88cm），胃
呆少纳，呼吸不利似喘，腰府酸楚，四末欠温，小便量少，大便
溏薄。脉沉弱，舌淡、苔白腻。

辨证：脾肾两伤，势有水溢高原而致喘促之变。

治法：健脾温阳以治本，散水渗湿以治标。

处方：实脾饮合防己茯苓汤加减：生黄芪 30g，赤茯苓 30g，
冬白术 20g，汉防己 15g，猪苓 10g，大腹皮 10g，白商陆 10g，川
桂枝 6g，广木香 6g，淡附片 5g，川朴 5g，炙甘草 3g，生麻黄 3g。
3 剂。

另 500g 重鲜鲤鱼 1 条，赤小豆 100g，姜、葱各 10g，煨熟，
1 日内服完，连续服 3 日。

二诊：3 月 3 日。前投培土制水之剂，虽未见汗出而尿量大

增，面肿已消，肢肿亦减十之四五，尤可喜者，腹胀锐减（腹围79cm），胃纳迭增，呼吸亦畅，中气渐复，邪水日消，药既应手，理宜再进。前方去麻黄，加生姜皮1g，5剂。续服鲤鱼赤豆汤3日。此后病情日有起色。

三诊：已下床活动，先后加用过五倍子、党参、山药、益母草、济生肾气丸等。至3月18日，水肿已全消（腹围68cm）。实验室检查：尿蛋白（＋），白细胞0～2，血浆总蛋白61g/L，遂出院。西药仅用维持量泼尼松，中药仍宗前意制成丸剂常服。

按语：本例患肾病综合征2年，水肿反复出现，尿蛋白一直在（＋＋）～（＋＋＋＋）徘徊，往昔治疗除以西药为主外，亦常服六味地黄丸、金匮肾气丸等中成药，疗效并不理想。此次住院2周后加服中药，病情明显好转。当时考虑，中医虽无慢性肾炎病名，但历来治水肿者，均从肺、脾、肾三脏着手。凭证而论，本例当属脾气亏虚，中阳不振，由此水湿不行，外泛为肿，内停作胀。以往虽曾服六味、肾气之属，然治肾不及脾，只辨病，未辨证，故不效。周慎斋云："诸病不愈，必寻到脾胃之中，方无一失。何以言之？脾胃一虚，四脏皆无生气，故疾病日久矣。万物从土而生，亦从土而归，补肾不若补脾，此之谓也。"此言甚是。《景岳全书·肿胀·述古》云："水肿本因脾虚不能制水，水渍妄行，当以参术补脾，使脾气得实，则健运而水自行。"基此，健脾补气为第一要务。由于本例虚中夹实，法当清补兼施，方选实脾饮合防己茯苓汤出入。本处方方义有四：①自始至终重用黄芪、白术，及三、四诊加党参、山药，其目的在于培土以制水；②方中用桂枝、附片，既寓"益火之源，以消阴翳"之意，更有"补必兼温"，以最大限度发挥芪、术、参补脾功效；③实脾饮中原有厚朴、木香和大腹皮，意在行气以祛水，正如张景岳所说："水气本为同类，故治水者当兼理气，盖气化水自化也。"④《金匮要略·水气病脉证治》指出："诸有水者，腰以下肿，当利小便；腰以上肿，当发汗乃愈。"本例通身水肿，并有喘势，此刻须防水溢高原，且腹部胀大如鼓，理应采用"开鬼门，洁净府，去宛陈莝"诸治法。因而一则加辛散外透的生麻黄以发越水气，再则用防己、赤茯苓、猪苓以渗湿利水，三则用白商陆以逐水消肿。全方泻水与补脾兼施，理气与利湿同进，上、中、下并举，水肿得以较快消退。

〔王永炎. 中国现代名中医医案精粹（第六集）. 北京：人民卫生出版社，2010〕

二、温补脾肾、益气利水治虚劳

王某，女，40 岁。1963 年 4 月初诊。

患肾病 10 余年，反复发病。查血：胆固醇 560mg%，血红蛋白 30g/L，红细胞 1.6×10^{12}/L，白细胞 3.2×10^9/L。尿检：蛋白（+++），红细胞少许，颗粒管型（++），蜡状管型（+）。西医诊断：①肾病；②尿毒症。曾用激素、苯丙酸诺龙、环磷酰胺、利尿剂等。经治数月效果不明显，邀笔者会诊治疗。刻下：颜面灰白晦滞，全身水肿，畏寒，眩晕耳聋，经闭，脱发，便溏，尿少，时而恶心，食欲不振，舌质淡，脉沉细。

辨证：脾肾阳虚，精血亏损。

治法：宜温补脾肾，益气利水。

处方：金匮肾气丸加味：熟地黄 15g，山药 15g，山萸肉 10g，牡丹皮 6g，茯苓 10g，泽泻 10g，附片 10g，肉桂 4g，黄芪 20g，白术 12g，干姜 10g，大枣 20g。

二诊：服上方药 10 剂，各症均有好转；但因近日感冒，低热、汗多、身痛、咳嗽。改用益气固表，调和营卫。拟玉屏风散、桂枝汤合方。

处方：黄芪 20g，防风 10g，白术 15g，桂枝 10g，白芍 10g，生姜 3 片，大枣 20g。

另服桑菊片。

三诊：患者感冒好后，脾肾阳虚症状又较突出，仍用金匮肾气丸与玉屏风散合方。

处方：黄芪 20g，防风 10g，白术 15g，大枣 20g，熟地黄

12g，山药 15g，枣皮 10g，牡丹皮 6g，茯苓 10g，泽泻 10g，肉桂5g，附片 10g。

另用：红参 30g，鹿茸 20g，胎盘 2 具，研末，早晚服 3g。配合输血多次。

四诊：坚持上法治疗，病情大有起色，感冒次数亦减少。仿右归丸加味，以温肾阳，补精血，补火生土。

处方：熟地黄 30g，山药 30g，枣皮 30g，菟丝子 30g，鹿角胶 30g，仙茅 30g，淫羊藿 30g，肉桂 15g，附片 20g，肉豆蔻 15g，五味子 30g，红参 30g，鹿茸粉 30g，胎盘 3 具。上药为末蜜丸，每服 5g，日 3 次。另服龟鹿二仙胶丸。

患者经过 8 个月治疗，病情小反复 10 余次，均经中西医结合处理，症状基本消失，精神好转，返家调理。出院时实验室：红细胞 13.6×10^{12}/L，血红蛋白 5.7mmol/L，胆固醇 16mmol/L，尿素氮 46mg%。尿检：蛋白（+），管型少许。

患者于 4 年后来院复查，证实肾功能基本恢复，恢复工作已2 年。

按语：本案属于脾肾两虚，精血亏损，火不生土，阴阳两亏。肾藏精生髓，主人体生长发育。精血互生，肾精不足，故患者出现一派血亏之症，如贫血、经闭、脱发、耳聋等；又因命门火衰，火不生土，故出现便溏、恶心、食欲不振。此病已属肾病后期，非用大补阴阳及血肉有情药物不能奏效（如龟鹿二仙胶、鹿茸、胎盘等），又结合西医输血及各种支持疗法，侥幸成功，亦云险矣。

〔王永炎. 中国现代名中医医案精粹（第二集）. 北京：人民卫生出版社，2010〕

三、温补肾阳、化气行水治"胞系了戾"

张某，女，35 岁。1974 年 12 月 3 日初诊。

1970 年 10 月患者因右侧腰痛、发热、尿频、尿少、血尿、尿道烧灼感去某医院检查，经尿培养、膀胱镜检、膀胱逆行造影、静脉尿道造影，诊为右侧输尿管迂曲，右侧肾盂积水。当时给予西医常规处理，兼建议手术治疗，因患者不同意而未做。刻下：精神欠佳，面色晦暗，形体羸瘦，腰痛有冷感，尿频尿少，少腹急痛，血尿，腹胀。舌质淡，苔薄白，脉沉虚细。

辨证：肾阳不足。

治法：温补肾阳，化气行水。

处方：肾气丸易为汤剂加减：熟地黄 28g，山药 14g，山萸肉 14g，茯苓 10.5g，泽泻 10.5g，牡丹皮 10.5g，附子 3.5g，肉桂 3.5g。每次加水 500mL，煎 2 次温服。每日 1 剂。

连续服上药 110 剂后，症状全部消失。劳累亦未发作。经某医院做肾盂逆行造影，未见肾盂积水及输尿管迂曲征。因疑逆行造影是否可将迂曲之输尿管通直，故又去某医院做静脉尿路造影，并与治疗前 X 片进行对比，静脉尿路造影报告：未见。肾盂积水及输尿管迂曲征。

按语：米老认为胞系即膀胱之系，相当于输尿管，故将"输尿管迂曲"诊为"胞系了戾"。所谓了戾，即《舒氏女科要诀》所云"了戾者，绞纽也"。对于本病的治疗，以肾气丸主之。本方为温补肾阳之方剂，而该病皆由肾阳不足所致。方中以六味地黄丸滋补肾阴，以肉桂、附子温补肾阳，八味合用，阴阳平调，则肾气充足，诸症自除。正如《景岳全书》中所说："善补阳者，必于阴中求阳，则阳得阴助而生化无穷。"肾气丸（易成汤剂为好）对男女输尿管迂曲症均可用之，而且疗效肯定。

〔王永炎．中国现代名中医医案精粹（第二集）．北京：人民卫生出版社，2010〕

四、温补肾阳、暖脾胜湿治膏淋

祁某，女，67 岁。1987 年 9 月 23 日初诊。

患者自 1968 年 10 月发病，小便混浊，伴有腰酸，持续 3 年，经中药治疗 1 年，诸症消失，近 20 年未再发作。今年 9 月以后又出现了小便混浊如牛奶样，有油脂滴，伴有腰疼，小便化验证实为"乳糜尿"，但经各方检查，病灶不明，原因不清。患者伴有下肢发凉，发软，犹如寒从下起，睡眠一般，服用安眠药方可入睡，多梦，纳可，大便正常。舌苔少，舌质淡，脉沉细。

辨证：寒湿下侵，脾肾阳虚。

治法：温肾暖脾胜湿。

处方：肾着汤加减：苍术15g，茯苓15g，黑姜8g，炙甘草5g，狗脊10g，萆薢10g，巴戟肉10g，菟丝子15g，益智仁8g，官桂8g，附子8g，苁蓉10g。

二诊：上方连服1个月，小便化验，"乳糜尿"已消失，其他症状随之缓解。

按语：肾着汤是《金匮要略》的方子，正如《金匮要略心典》所说："肾受冷湿，着而不去则有肾着，身重，腰中冷，腰下冷痛，皆冷湿着肾，而肾气不化之征也，盖所谓清冷袭虚，病起于下者也。然病在肾之外府，故其治法，在于燠土以胜水，甘、姜、苓、术辛温甘淡，本非肾药，名肾着者，原其病也。"本例患者20年前曾发病，时值年轻，而今复作，与劳累及年龄有关，不能单一用肾着汤，此为肾之外府，损及肾之中脏，除肾着汤外，还应加入温肾阳、补肾助阳之药物，使肾阳盛以助脾阳，使之冷湿去，否则病必不除。故肾着汤中加入温肾阳之川附片、官桂，补肾阳之巴戟肉、菟丝子、淡苁蓉、益智仁、狗脊，温肾阳以补脾阳，使脾阳化生有根，肾阳化生有源。高老正确运用《金匮要略》成方，又不拘泥于条文，高屋建瓴，把握病机，抓住主症，知其标本，灵活加减运用，整体去考虑疾病成因、转归、病史、体质、年龄，收到事半功倍的效果。

〔王永炎. 中国现代名中医医案精粹（第六集）. 北京：人民卫生出版社，2010〕

五、温补肾阳、引火归原治真寒假热

杜某，男，58岁。1982年6月初诊。

因患重症肾盂肾炎合并急性肾衰竭，在当地医院医治无效，故转院住院治疗。刻下：发热（38.7℃），尿少；水肿，下肢为重，按之没指；头痛，自汗，口渴不欲饮，腰痛膝软，气短心悸，四肢发凉。舌质红，苔黑而滑润，脉洪大无力。尿常规检查：蛋白（+++），红细胞3~5个，白细胞8~9个。尿素氮21mmol/L，二氧化碳结合力14mmol/L。

辨证：肾病日久，水毒内潴，肾阳虚衰，寒盛格阳，阳浮于外之真寒假热证。

治法：温补肾阳，引火归原。

处方：金匮肾气丸加减：附子10g，肉桂5g，熟地黄15g，山萸肉25g，牡丹皮15g，茯苓15g，泽泻15g，淫羊叶15g，巴戟天15g，砂仁15g，益智仁15g。

服药6剂，热退症除。复查尿常规正常，尿素氮7mmol/L，二氧化碳结合力25mmol/L，好转出院。

按语：真寒假热是阴证似阳的一种证候表现，治疗时既不可清热，更不能解表，只能引火归原，使阴阳平衡，虚火不升，其热自退。金匮肾气丸中补阳的主药附子、肉桂均取少量，而辅以六味地黄大队补阴药，一是取"少火生气"之意，以鼓舞肾气，而壮火则会食气；二是本着阴阳互根的原理，"孤阴不生，独阳不长"，"善补阳者必于阴中求阳，则阳得阴助，而生化无穷"，"火不可亢，亦不可衰"。

〔王永炎. 中国现代名中医医案精粹（第二集）. 北京：人民卫生出版社，2010〕

六、温补下元、益气养血、和络定痛治腰痛

李某，男，40岁。1963年12月12日初诊。

右侧腰部（右肾区）酸痛坠胀5个月余，动则更甚，转侧不利，难以俯仰。X线摄片示右肾下垂（在第3腰椎以下）。某医院认为无有效疗法，乃来求治。刻下：腰部外形不变，叩之痛剧，面色不华，身体较瘦，脉象沉细，苔色淡薄。

辨证：肾虚阳弱，阴寒乘袭，气滞血瘀，络隧不通。

治法：温补下元，益气养血，和络定痛。

处方：鹿角片 9g，龟甲胶 3g，胡桃肉 9g，活磁石 15g（先煎），桑寄生 15g，川断肉 9g，金狗脊 15g，菟丝子 15g，枸杞子 15g，全当归 9g，紫河车 9g，炒补骨脂 6g，潞党参 15g，绵黄芪 9g，肥玉竹 9g，炙甘草 3g，大熟地 4.5g（砂仁 1.5g 拌炒），大枣 5 个（切）。

经用上方药 1 个月余，自觉症状明显好转，3 个月后自觉症状消失，X 线摄片复查，右肾已复位第 2 腰椎以上。继续服药 5 个月，3 年后随访未见复发。

按语：腰痛是指腰部一侧或两侧疼痛而言，是一种常见的症状，可由多种疾病引起。但"腰为肾之府"，所以腰痛和肾的关系甚为密切。本例腰痛，西医认为是由右肾下垂所致，邹老根据患者症状和体征，认为其本是肾阳虚弱、精血亏损，其标是阴寒乘袭、气滞血瘀。方用鹿角、核桃、补骨脂、菟丝子强壮肾阳；磁石、紫河车、地黄、龟甲补精填髓；党参、黄芪、枸杞子、玉竹、甘草、大枣益气养血；桑寄生、川断、金毛狗脊舒筋活络。本方宗"虚者补之"之旨，收到良效。

〔王永炎. 中国现代名中医医案精粹（第一集）. 北京：人民卫生出版社，2010〕

七、温肾健脾、散寒止痛治水肿

王某，男，3 岁。

因反复水肿、尿少 1 年，腹痛 8 天，以"肾病综合征"收入院。眼睑、双下肢水肿，尿少（每日约 500mL）。伴腹痛，痛以脐周为甚，夜甚。痛时翻滚，出汗、喜温，喜按，甚则面色苍白，持续约 10 分钟自行缓解，每日皆作。时伴呕吐，大便干如球状，舌淡，苔薄白，脉沉细。尿常规：蛋白（++++），血浆蛋白：总蛋白 42.5g/L，白蛋白 16.2g/L，球蛋白 26.3g/L，胆固醇 10mmol/L。

辨证：脾肾阳虚，寒凝气滞。

治法：温肾健脾，散寒止痛。

方药：肉桂5g，木香5g，乌药5g，山萸肉5g，益母草10g，当归10g，白芍10g，甘草5g，苍术10g，仙灵脾10g，黄芪7g，茯苓5g。水煎服，每日1剂。

连服10剂，查腹痛瘥，尿蛋白（+++），眼睑水肿消退。

按语：本病为脾肾阳虚，水湿不运，泛溢肌肤则见眼睑下肢水肿、尿少；内生虚寒，腑气不通则腹痛喜温喜按。治以温肾健脾之中药，补火助阳，化水湿而消水肿，散阴寒而止腹痛，诸症自解。

〔罗和古．儿科医案．北京：中国医药科技出版社，2004〕

八、温肾壮阳治劳淋

沈某，女，37岁。1982年7月15日初诊。

2年前即发腰痛，小腹坠胀，尿频、尿急，尿道有灼热感，大便干。经某医院用青霉素、庆大霉素治疗数月不愈。后又经多方治疗，时好时犯，劳累加重，故前来就诊。刻下：腰酸膝冷，少腹坠胀冷痛，四肢欠温；尿频、尿急，遇热减轻，遇寒加重，劳累尤甚；舌质淡红，苔白而润，脉沉濡无力。

辨证：肾阳不足，膀胱气化不利之劳淋证。

治法：温肾壮阳。

处方：济阳汤加减：通草15g，附子5g，肉桂10g，盐茴香15g，威灵仙10g，姜黄柏15g，盐知母10g，仙茅15g，地肤子50g。

共服药20余剂，其病告愈。

按语：肾为水火之脏，元阴元阳所居之处，久病肾阳虚衰，命火不足，不能温煦膀胱，膀胱气化不利，开阖失约而致此病。药用附子、肉桂、茴香直入肾经，温肾壮阳补命火；仙茅助命火、祛寒除湿；地肤子入膀胱、通利小便；威灵仙入膀胱、祛寒积，专治少腹冷痛；知母、黄柏佐桂附、仙茅，以启温化之力，邪去正复而病愈。

〔王永炎. 中国现代名中医医案精粹（第二集）. 北京：人民卫生出版社，2010〕

九、温煦下元、理气活血治尿后腹痛

齐某，女，32 岁。1985 年 4 月 8 日初诊。

患者于 1983 年 5 月行剖宫产，半年后出现每次排尿将尽时少腹部抽掣样疼痛，痛势较剧，持续 1～2 分钟可自止，以后发展为不仅每次排尿时疼痛，尿尽后亦疼痛，以晨起第一次小便时为甚，伴排尿不爽。平素脊柱及足底部疼痛，周身乏力，时有口舌生疮、咽干，性生活无不适。尿常规检查未见异常。妇科检查亦未发现异常。舌淡苔薄白，脉沉弦，尺沉尤甚。

辨证：下元虚冷，气血两虚，进而寒凝气滞血瘀，发为尿后腹痛。

治法：温煦下元，理气活血。

处方：全当归 12g，南红花 10g，川牛膝 15g，炒白芍 20g，桑寄生 20g，川续断 12g，油肉桂 5g，炮姜 6g，台乌药 10g，制香附 10g，醋五灵脂 10g，延胡索 10g。5 剂。

二诊：药后白天小便后少腹抽掣样疼痛已止，惟晨起第一次排尿后尚有轻度腹痛。下焦元阳未复，虚冷不解，故遵前方加重补肾药剂量，继服 7 剂。

三诊：晨起第一次排尿后腹痛亦止，患者心中喜悦，未再服药，愈后至今已半载，未见复发。

按语：本病例乍看似尿路感染，易误为热证。李老细察病史及现症，半年前因剖宫产大伤气血，产后失养，下元亏虚，久之寒生，寒则凝泣，寒则收引，发为抽掣疼痛。寒凝则气滞，气滞则血瘀，使疼痛加剧而不解。足底为少阴肾经所过，脊柱为督脉所主，元阳不足，督脉不固，必伴发足底与脊柱疼痛；舌淡脉沉，亦属肾阳虚弱所致；平素时有咽干、口舌生疮者，乃下元空虚、浮游之火上越使然，若见此而误诊为热证，投以大剂苦寒之品，势必阳气更伤，寒凝益甚，气血不通，非但不能奏效，反致变证丛生。且尿常规检查及妇科检查均未见异常，亦足见非属热证。李老谨守病机，以当归、白芍、牛膝、寄生、续断等益气养血，补肾固督；又以肉桂、炮姜、乌药等温煦下元，且肉桂能引在上浮游之火以归原；辅以香附、延胡索、五灵脂、红花等理气化瘀之品以止痛，十数剂痛止病痊。

〔王永炎. 中国现代名中医医案精粹（第一集）. 北京：人民卫生出版社，2010〕

十、温阳补肾、化气止遗治尿频失禁

徐某，女，65 岁。2001 年 3 月 27 日初诊。

尿频失禁 1 年。缘于去年春节过于劳累，致小便频数。每日十数次，不痛。某医院泌尿科诊为神经源性膀胱，治疗未见效，曾服用金匮肾气丸、缩泉丸、桑螵蛸散治疗也无效。以致小便频数，每天数十次之多，经常遗尿，夜尿频以致不能眠，极度困倦，腰脊疼痛，膝软畏寒。尿常规及肾功能检查均正常。刻下：面色萎黄不泽，精神倦怠，时时欲寐，舌淡齿痕苔白，脉来沉细小紧。

辨证：肾阳久虚，督脉失养，气化不及，膀胱失约。

治法：温阳补肾，化气止遗。

处方：熟地黄 20g，炙麻黄 6g，鹿角胶 15g（烊化），白芥子 10g，炮干姜 6g，肉桂 10g，砂仁 10g，炙甘草 6g。3 剂，水煎 200mL，分 2 次服。

二诊：3 月 30 日。小便频数略减，遗尿也减少，仍疲乏困顿，腰脊畏寒，舌淡齿痕苔白，脉沉细而紧。拟前方去白芥子 10g，炮干姜 6g，加炙附子 10g，细辛 6g。服法同前，4 剂。

三诊：4 月 3 日。尿频明显减轻，夜尿也少，每天 8 ~ 10 次，遗尿已止，精神倦怠减轻，舌淡红苔薄白，脉沉细。原方再进 7 剂，服法同前。

四诊：4 月 10 日。尿已不频，每天 5 ~ 6 次，夜尿 1 次，每次尿量较多，2000mL/d，面色转润泽，精神已清爽，腰脊疼痛及畏寒已消失，舌淡红苔薄，脉沉缓。拟原方配丸药常服以巩固疗效。访视 3 个月未见复发。

按语：本案老年性尿失禁，当以肾阳虚亏、督脉失养为本，膀胱失约为标。故单以固涩止遗之方治之，乃舍本求末之法，难以奏效。治病必求其本，故以温阳益肾、温养督脉之法；方以阳和汤合麻黄附子细辛汤化裁，令肾阳振奋、督脉得养，开合有度，气化归于正道，而遗尿止尿频消。叶天士云："肝肾内损，渐及奇经诸脉。"肾阳久亏，必致督脉失养，以督脉主一身阳气故耳。因此固本之法又必须肾经督脉兼顾，但用温肾化气其效多不能持久，只有温阳益肾，同时兼顾温养督脉，方能统摄兼施，疗效巩固。故本方以麻桂附辛刚烈之剂，于熟地黄、鹿角胶柔润之品之中，刚柔相济，疗效持久，且免刚燥伤阴之弊。

〔王永炎．中国现代名中医医案精粹（第五集）．北京：人民卫生出版社，2010〕

十一、温阳补肾、散寒通滞治慢性肾功能不全

李某，男，34 岁，干部。1990 年 5 月 24 日初诊。

双下肢水肿，尿少，腰痛，伴神疲乏力，反复发作，劳累后症状加重。3 年前在某医院诊为肾炎（普通型），用抗生素、激素、肾气丸治疗，病情反复，近 1 个月，因活动多病情加重，伴食少纳呆，恶心欲吐。慢性病容，面色㿠白无华虚浮，舌体胖大，苔白腻，脉沉，双下肢凹陷性水肿，查尿常规尿蛋白 3.0g/L，BUN 10mmol/L。

诊断：慢性肾炎（普通型），肾功能不全氮质血症。

辨证：水肿，脾肾阳虚型。

治法：温阳补肾，散寒通滞。

处方：熟地黄 50g，肉桂 15g，麻黄 10g，鹿角胶 15g，白芥子 15g，炮姜 15g，生甘草 10g。7 剂。

二诊：服药无不良反应，恶心明显减轻，食欲增加。

在治疗过程中，随症加减，纳呆加焦三仙（各）15g 以化食

导滞；尿少加泽泻 50g 以利水泄浊；乏力自汗加黄芪 50g 以益气固表；BUN 增高加夏枯草 50g，酒军 50g，吴茱萸 15g，以温化寒湿泄浊；外感温热之毒加大青叶 50g，连翘 50g；病情稳定时加丹参 50g，益母草 50g，赤芍 50g，以活血化瘀。患者配合将近 4 个月的治疗，服汤剂 120 余剂，症状逐渐消失，复查血尿常规、肾功能均恢复正常范围，嘱患者劳逸结合，防止外感，追访 2 年病情无复发。

按语：阳和汤温阳补血，散寒通滞，为主治阴疽之主方，用此方温阳补肾，化阴凝而布阳气，可治疗慢性肾功能不全诸症。方中重用熟地黄，滋补阴血，填精益髓；配以血肉有情之鹿角胶，补肾助阳，强壮筋骨，两者合用，养血助阳，以治其本，共为君药。寒凝湿滞，非温通而不足以化，故方中用炮姜温热之品为臣。脾主四肢肌肉，炮姜温中，破阴通阳；肉桂温通血脉。佐以麻黄辛温达卫，宣通经络，引阳气，白芥子祛寒痰湿滞，可达皮里膜外，两味合用，既能使血气宣通，又可令熟地黄、鹿角胶补而不滞。生甘草生用为使，解毒而调和诸药。综观全方，其配伍特点是补血药与温阳药合用，辛散与滋腻之品相伍，宣化寒凝而通血络，补养精血而扶阳气。加减灵活用药，故病速愈。

〔王永炎. 中国现代名中医医案精粹（第六集）. 北京：人民卫生出版社，2010〕

十二、温阳化气利水治水肿

案例一

熊某，女，30 岁。1963 年 3 月 16 日初诊。

久患通身面目水肿，小便不利，怯寒，口淡不思饮食，有时怔忡、心悸而气上冲咽喉，夜寐不安。脉稍弦而按之弱。近因感冒，头项强痛。投以麻黄附子汤加味。

处方：麻黄三钱，熟附子五钱，炙甘草五钱，干浮萍三钱。

仅服药 1 剂，小便即畅利，日行 7～8 次，水肿显著减退。再进药 1 剂，水肿消退十之七八，头项强痛亦除。又进药 4 剂，水肿基本消失，怔忡心悸大减，夜寐已安，胃纳亦开，脉已不弦，但仍怯寒。守方加重炙甘草为一两，更加桂枝三钱，党参五钱，红枣一两。又服药 3 剂，病乃基本痊愈。最后仍守上方加减以巩固疗效。

案例二

涂某，女，55 岁。1964 年 3 月 4 日初诊。

喘咳，通身面目水肿，小便不利，纳减，神疲。投以射干麻黄汤，服药 6 剂，喘咳渐平，食增神旺，但水肿依然。

二诊：改投麻黄附子汤。

处方：麻黄三钱，熟附子三钱，甘草三钱。

仅服药 1 剂，小便即畅利，水肿迅速消退。

按语：本案患者面目水肿，小便不利，怯寒，脉稍弦而按之弱，一派阴邪伤阳之象。然其人有时怔忡、心悸、气上冲咽喉，而夜不能寐，乃寒湿邪中，阳气蒸腾不利，肾水耗伤，阴水内淫，肾守宫之火不能下安于肾宫，上冲咽喉使然，故其人必口淡无味，而舌水滑。因水旺，则火必不归，故予附子温补肾水，又寒病用热药，故加甘草，制附子之辛热。而麻黄为太阳经散营解肌之圣药，虽为荣卫之药，但又入足太阳经，手少阴经，开营散寒。浮萍，其性轻浮，入肺经，达皮肤，所以能发扬邪汗，清透浮肿。而涂案前方予射干麻黄汤后，患者诸症皆平，单以水肿为著，为病情渐愈，水液停注，故予麻黄附子汤温经散寒，将水肿从汗而解。

案例三

姜某，女，25 岁。1963 年 11 月 24 日初诊。

患慢性肾盂肾炎已 1 年多，近时加剧。头面四肢水肿而下肢较甚，右腰酸痛，小便短赤混浊如橘子汁，怯寒甚，间或微热，但不汗出，容易感冒，神疲肢倦，不思饮食，有时腹胀，自觉口臭，大便时结时溏而结时较多，或带血，头昏耳鸣，心悸，健忘，寐多噩梦而易醒，醒则难再入寐，舌根苔微黄腻，脉迟。

投以附子汤合麻黄附子汤加味。

处方：熟附子三钱，白术三钱，云茯苓三钱，白芍三钱，党参三钱，麻黄一钱，甘草五钱，干浮萍三钱，白茅根五钱，生薏苡仁五钱，赤小豆五钱。

连服药6剂，尿转清长，水肿消退，腰酸痛除，口臭减轻，胃纳渐开，饮食渐增，大便已转正常，精神见好，心不悸，耳不鸣，夜寐安。

二诊：仍用附子汤加味以巩固疗效。

按语：本案患者舌根苔微黄腻，脉迟，乃寒湿内困，阳气郁热表现，表郁不解，水不得散，里阴上逆，阴乘阳位，一身悉肿，肺胃不降，胃中郁热，脾为湿阻，水气泛溢，肝木郁遏，下陷生热，热移膀胱，则小便短赤混浊如橘子汁。故予附子、麻黄温阳；白茅根、赤小豆清解郁热；另予生薏苡仁、白术、云茯苓、党参温中健脾，转运水液；甘草、浮萍甘淡利水；特别佐以白芍，酸甘平肝，滋肝血，解肝郁。

案例四

年某，女，55岁。1978年2月22日初诊。

体肥痰盛易感，近因浴后受凉，恶寒无汗不发热，头身酸痛项强，咳嗽痰多而稀白，胸闷，动则喘作，静则喘止，头身面目水肿，尿少色黄，口干不欲饮水，腹胀不思食，舌苔薄黄润滑，脉沉而缓。

投以麻黄细辛附子汤合五皮饮加味。

处方：麻黄三钱，细辛一钱，熟附子五钱，茯苓皮五钱，生姜皮一钱，大腹皮三钱，陈皮三钱，五加皮三钱，桔梗三钱，杏仁三钱，厚朴三钱。

二诊：连服上方药3剂，小便畅利，微自汗出。守方减量，方中麻黄减为一钱半，细辛减为八分，熟附子减为三钱，余药不变，再进6剂。

三诊：水肿全消，喘咳痰除，脘腹不胀，饮食二便正常，惟感神疲乏力，有时心慌心悸。最后用参苓白术散加附子以善后。

处方：党参一两，白术五钱，云苓五钱，山药五钱，莲子五钱，生薏苡仁五钱，扁豆五钱，砂仁三钱，陈皮三钱，桔梗三钱，炙甘草三钱，熟附子三钱。

再进药 10 剂而痊愈。

按语：本病遍涉三焦，以阳衰土湿为本，肺金虚热为标。所以然者。水为阴邪，得热则化，遇寒则凝。脾土湿，则升降失宜，不能运化水湿。肾阳虚不能蒸水化气，统摄无权。肝木生于肾水而长于脾土，阳衰土湿，不能生长肝木，则肝气郁滞，不能疏泄水液。脾湿肝郁，陷而不升，胆胃气机上逆，肺气不降，不能宣发肃降，弥漫于上，郁生上热，则气不化水。肺、脾、肝、肾俱病，水液不能输泄，则水气病作矣。治当行表里之水。

案例五

吴某，女，47 岁。1976 年 4 月 21 日初诊。

久患肾下垂，腰痛面浮脚肿尿少（时赤时清）已历 10 年，受寒（浴水或吹风）或临经期则水肿尤甚。汗多，畏风，头重微痛，周身皮肤时有蚁行感，手足麻痹而冷，纳差，喜热饮，天气越热越喜热，虽然热饮汗出更多，但感到胃中舒适，大便时结时溏，每晨起床时矢气特多，时吐痰水，睡时喉间有痰声，舌淡苔白滑腻，脉沉细弱。经先后用玉屏风散、四君子汤、五皮饮等方调治，水肿时消时起，汗出时少时多，疗效不稳。近日头面手足肿甚，眼皮水肿尤甚，小便短少。

投以真武汤加味。

处方：熟附子三钱，生黄芪一两，焦白术一两，云苓五钱，生姜三钱，白芍三钱，肉桂三钱，猪苓三钱，泽泻三钱。

连服上方药 5 剂，小便畅利，水肿全消，汗亦减少，其余症状均见好转。守方再进以巩固疗效。随访 3 日，水肿未再复生。

案例六

何某，男，25 岁。1978 年 1 月 22 日初诊。

患面目水肿已 10 年，腰痛头昏，腰痛甚则头晕减轻，腰痛轻时则头晕加重。小便正常，大便时硬时软而软时较多。口腻，有时泛酸，食欲不振（素患慢性胃炎），脘腹时胀。困倦嗜睡，晨起咳吐白痰（素患慢性气管炎）。舌苔淡黄而腻，脉稍弦而不任按。

先后用异功散、香砂六君子汤、参苓白术散等方调治，胃病显著改善，知饥食香，每天能进食0.5kg左右。但水肿时消时起，腰痛时轻时重，疗效不稳。改投真武汤加味。

处方：熟附子三钱，焦白术八钱，云苓八钱，生姜三钱，白芍三钱，桑寄生一两，杜仲五钱，续断五钱，白茅根一两，生薏苡仁五钱，赤小豆五钱。

初服药10剂，水肿即全消退。乃守上方连服药3个月，水肿未再发生。

按语：太阳膀胱为水腑而肾为水脏。根据"实则太阳，虚则少阴"的理论，水肿初起的实证多与太阳有关，而日久由实转虚的虚证则多与少阴有关，若水肿而见虚实错杂证，则与太阳和少阴均有关。以寒湿水肿为例来说，病在太阳者，宜用甘草麻黄汤或五苓散等以发汗利水；病在少阴者，宜用真武汤等以温阳利水；病在太阳和少阴者，宜用麻黄细辛附子汤或麻黄附子汤等以发表温里。这里必须指出，太阳和少阴在水肿病机中是包含着上、中、下三焦的肺、脾、肾在内的。如病在太阳多涉及手太阴肺（太阳主皮肤，肺合皮毛，同主表）和足太阴脾（太阳为寒水之经，而脾土为制水之脏），故甘草麻黄用麻黄为主，既是开太阳以利水，也是开肺气以行水，而其佐药甘草既能保肺，又能和中；五苓散既用猪苓、茯苓、泽泻利膀胱之水以消肿，又用白术培中焦之土以制水，而桂枝既能入太阳以化气行水，又能入脾胃以温运中气。病在少阴肾也多涉及肺和脾（它们都具有母子关系），如麻黄附子汤既用附子温肾（也能温脾）为主，又用麻黄宣肺与甘草和脾为佐。真武汤既用附子以温肾（也能温脾）为主，又用白术、生姜、茯苓以健脾行水为佐。但水肿病在少阴肾者，常因水上凌心致心神不宁而见心悸等。故真武汤中用茯苓，既是取其利水，也是取其安神。或因少阴肾水妄动以致厥阴肝木不宁，如《伤寒论》真武汤证的"头眩，身瞤动，振振欲擗地"，就是肾阳衰微、水气妄动、肝失温养而风木不宁的具体反映。故真武汤中用白芍，既是取其利水，也是取其敛肝。

〔王永炎．中国现代名中医医案精粹（第一集）．北京：人民卫生出版社，2010〕

十三、温阳健脾、利水消肿治水肿

王某，男，13 岁，学生。1995 年 6 月 14 日初诊。

慢性肾炎病史近 2 年。3 个月前因感冒而复发，至今未好。刻下：全身水肿，四肢不温，面色㿠白，腹胀纳差，尿少腰酸，舌淡，边见紫点，脉沉细。

辨证：脾肾阳虚，水湿内停。

治法：温阳健脾，利水消肿。

方药：党参 10g，白术 10g，茯苓 15g，猪苓 15g，肉桂 3g（后下），薏苡仁 15g，蒲公英 15g，白花蛇舌草 15g，泽泻 15g，制附子 3g，甘草 6g。

药进 10 剂，水肿仍不退，且尿检蛋白（＋＋＋），红细胞（＋）。去薏苡仁、蒲公英，加丹参、赤芍、泽兰各 10g。又进 10 剂，肿消症减，尿蛋白（＋～＋＋），红细胞消失。予健脾丸、金匮肾气丸等巩固治疗，2 个月后病愈。

按语：肺主气而肾主水，气降则生水，水升则化气，而气水的通调，依赖于中气健运，而中气根于脾胃，脾胃阳气则根于肾阳，故而温脾肾之阳，阳分之水则降，阴分之气自升，内停之水湿可化。

〔罗和古．儿科医案．北京：中国医药科技出版社，2004〕

十四、温阳利水、宣肺补肾治阴水

陈某，男，52 岁。1977 年 8 月初诊。

患者病已 6 年，全身水肿，腹水，面黄晦滞，尿少便溏，纳呆，咳嗽、气喘，痰涎清冷，时而呕恶。舌苔白滑厚腻，脉沉细。尿检：蛋白（＋＋＋），颗粒管型（＋＋）。非蛋白氮

120mg%。西医拟诊为慢性肾炎、尿毒症。服西药无效，转中医科治疗。

辨证：肺脾肾阳亏，寒湿内蕴。

治法：宣肺温阳化湿。

处方：麻黄汤合真武汤加减：麻黄 10g，桂枝 10g，杏仁 10g，附片 10g，带皮茯苓 20g，白芍 10g，苍术 15g，陈皮 15g，半夏 10g，厚朴 10g，生姜 10g，5 剂。

二诊：服上方药 5 剂后，全身肿、咳喘均好转，尿量增多，腹水未大减。苔仍白腻，口涎减少。上方加黄芪 30g，防己 10g，再进药 10 剂。

三诊：服上方药后，咳喘、全身水肿均大减，腹水未消。苔仍白腻。大便仍溏，食欲不振。太阴寒湿为患，投实脾饮加减守方治疗。

处方：附片 10g，干姜 10g，苍术 15g，草果仁 8g，槟榔 15g，厚朴 12g，木香 10g，陈皮 12g，半夏 10g，茯苓 15g，薏苡仁 20g，桂枝 10g。

四诊：1 个月后患者步行来门诊，神气好转；面虽黄，晦暗之色已减，且有神采。苔白腻已退，质为淡嫩，脉转有神，腹水已消。自云服上方约 20 剂，咳喘时，曾交替服二诊方药 8～9 剂，尿量逐渐增多。目前夜尿多，食欲好转，便已不溏。尿检：蛋白（＋）。浊湿已消，脾肾两亏，用脾肾双补法。

处方：黄芪 20g，党参 15g，白术 15g，黄精 15g，附片 10g，茯苓 10g，枸杞子 12g，淫羊藿 12g，甘草 6g，大枣 15g。

患者经半年治疗观察，虽曾因劳累或感冒有几次小反复，但经对症处理，并根据上法配用右归丸、金匮肾气丸等，均收到显著疗效。

按语：本案乃寒湿凝聚，以致三焦水道失司，予附子温补肾水，又寒病用热药，故加甘草以制附子之辛热。而麻黄为太阳经散营解肌之圣药，虽为荣卫之药，但又入足太阳经、手少阴经，开营散寒。中焦脾胃，位于气水之交，为降气化水、生水化气之枢纽，中气虚败，则气不化水，水不化气，是气水之根源。故宜用温补之法，避免损伤脾胃，以固护中气为治。

〔王永为．中国现代名中医医案精粹（第二集）．北京：人民卫生出版社，2010〕

十五、扶阳解表、温脾利水治水肿

李某，女，25岁。

5天前外感风寒后，慢性肾炎复发，服西药治疗无效，水肿继续加重，即住院治疗。入院时恶风怯寒，肢冷，喘咳气促，胸闷腹胀，食欲减退，小便短少。脉象沉缓，舌质淡嫩，苔白腻。体检：全身中度水肿，有胸水腹水征，血压166/110mmHg。尿液检查：蛋白（++++），颗粒管型少许，酚红排泄试验仅25%。

辨证：风寒外袭，肺气不宣，不能通调水道，下输膀胱；更因肾阴本亏，气化失司，脾阳不足，水湿停留，以致风水相搏、水邪泛滥，而成水肿。

治法：扶阳解表，温脾利水。

处方：麻黄附子细辛汤合五苓散、五皮饮加减：麻黄4.5g，细辛2.5g，附块12g，连皮茯苓30g，砂仁6g（研末分冲），葫芦瓢15g，桂枝9g，苦杏仁9g，炒白术9g，猪苓9g，泽泻9g，陈皮9g，连皮生姜9g。

上方药服3剂后，恶风怯寒、肢冷、喘咳稍瘥。就原方略作加减，服药至9剂，小便明显增多，水肿逐渐消退，喘咳、胸腹胀满等症好转。服药至18剂时，全身水肿和胸腹水俱消失，血压降至正常，尿蛋白、管型均转为阴性而出院。

按语：本案予麻黄附子细辛汤温经通络，散寒止痛，麻黄解表寒，附子温里寒，以补命门之真阳，细辛之气温味辛专走少阴者，以助其辛温发散。三者合用，温散兼施无损于阳气，温经散寒之方。而阳虚水泛甚者，可予五苓散或五皮饮渗下利水。

〔王永炎．中国现代名中医医案精粹（第二集）．北京：人民卫生出版社，2010〕

十六、温肾补土、淡渗利湿治水肿

尤某，女，39 岁。1972 年 4 月 9 日初诊。

水肿 1 个月余，近日遍身肿胀，目窠上微肿，咳逆而喘，脘腹胀满，小便短涩。舌苔滑白，脉象沉濡。

辨证：肾阳虚寒，脾土被侮，土不制水，水邪泛溢，上凌于肺，阻遏而为咳嗽，外溢而为水肿，内聚而为腹胀。

治法：温阳化浊，崇土制水。

处方：茯苓 25g，肉桂 15g，川附子 5g，白术 20g，猪苓 10g，陈皮 15g，大腹皮 15g，广砂仁 10g，泽泻 15g，五加皮 15g，姜皮 15g。水煎 2 次温服，4 剂。

二诊：4 月 13 日。药后目窠肿消，喘咳稍平，但仍腹胀。继以温阳化浊，分利水湿之剂，使水邪有所出路，以防上逆喘闭之险。守原方加减。

处方：茯苓 15g，肉桂 15g，川附子 5g，木瓜 15g，白术 15g，猪苓 10g，大腹皮 15g，广砂仁 10g，泽泻 15g，五加皮 15g，桑白皮 15g，姜皮 10g。水煎 2 次温服，4 剂。

三诊：4 月 17 日。上凌水气渐有疏通之机，咳喘已平，腹胀较轻。守法守方继进 3 剂。

四诊：4 月 20 日。药后头面肿消，遍身水浮肿渐减，食纳渐增，但仍小便短涩。再拟淡渗分利、疏导湿浊之剂。

处方：广木香 10g，茯苓 15g，槟榔片 15g，木瓜 15g，桂枝 15g，泽泻 15g，猪苓 10g，车前子 15g，竹叶 10g，白术 15g。水煎 2 次温服，4 剂。

五诊：4 月 25 日。肿胀消退，小便通畅，阴邪凝结之水已趋融化，脾肾二经得以温煦，舌脉已转正常。再拟脾肾双补善后。

处方：山药 15g，巴戟天 15g，茯苓 15g，泽泻 15g，厚朴 10g，党参 15g，白术 15g，薏苡仁 15g，广砂仁 10g，桂枝 15g。水煎 2 次温服，3 剂。药后而获痊愈。

按语：水肿之证，肾病主因，涉及脾肺；肾为水脏，职司二便，受脾土之制，承肺金之肃，生化精微，排泄水液。肾病则水饮停蓄，泛溢莫制，伤脾而作胀，迫肺而成喘。本例水肿，肾阳虚衰，釜底乏薪，蒸化无力，则浊阴凝聚，旁溢为患。始治温阳化浊、崇土制水，适当增进肃肺之品；继则疏导化浊，分利水湿，使水邪有所出路；终则脾肾双补，化浊邪而消肿胀，病愈复康。

〔王永炎. 中国现代名中医医案精粹（第二集）. 北京：人民卫生出版社，2010〕

十七、温阳利水治水肿

叶某，男，9岁。1963年4月10日初诊。

全身反复水肿，尿少已1年余。曾在当地住院2次，服过中草药及双氢克尿噻、激素等未愈。小便化验：蛋白（＋＋＋），红白细胞少许，颗粒管型（＋）。刻下：面白唇淡，全身高度水肿，按之凹陷，腹部膨胀，按之有振水声，大便溏薄，胃纳不振，脉象沉缓，舌质胖，苔白滑。

辨证：脾肾阳虚，水邪泛溢。

治法：温阳利水。

处方：熟附块15g，桂枝10g，带皮茯苓15g，炒冬术10g，川椒目3g，葫芦壳30g，炒泽泻10g，车前子10g（包），南木香10g（后下），5剂。

二诊：4月16日。小便增多，水肿减退，腹胀已复，大便仍溏，左侧腰部酸疼，口淡乏味，胃纳未苏，脉苔如前，再当脾肾双温。

处方：熟附块15g，上肉桂3g，炒白术10g，茯苓10g，肉豆蔻4.5g，南木香10g（后下），草果4.5g，生姜皮4.5g。5剂。

三诊：4月21日。2天来大便成形，小便亦见清澈，水肿渐退，胃纳转苏，脉象较前有力，唇舌由淡转红。脾阳得振，水湿自能运化；肾虚未复，腰酸不耐久立。续进益肾健脾之剂。

处方：熟附块15g（砂仁2g拌捣），大熟地18g，炒冬术

10g，怀山药 10g，陈萸肉 8g，补骨脂 10g，炒杜仲 10g，怀牛膝 12g，赤小豆 30g。7 剂。

四诊：4 月 29 日。水肿全消，腰酸显减，大便正常，胃纳增进，脉象缓滑，舌苔薄白。小便复查：蛋白（±），未见颗粒管型。病情已见好转，继服原方 7 剂。

五诊：5 月 6 日。面色红润，腰酸已瘥。日间行动乏力，入夜小便短数。水邪已去，肾气未复，再当温摄。

处方：熟附块 15g，大熟地 18g，补骨脂 10g，菟丝饼 10g，怀山药 10g，陈萸肉 8g，益智仁 10g，北五味子 4g，紫河车 10g，10 剂。

六诊：5 月 17 日。一般症状消失，小便复查蛋白（-），继服金匮肾气丸，每日 10g，连服 2 个月以巩固之。

按语：本案所治之全身水肿，乃由脾肾阳虚、水邪泛滥所致，属阴水。肾阳虚衰，脾阳不足，水湿内停，则腹部膨胀，按之有振水声。脾主运化，脾阳不运，水湿浸渍，故大便溏薄，胃纳不振。本案中水湿泛溢是主要表现，阳气虚衰是根本原因。治以温阳利水为大法。本方以真武汤为主体，融入补脾益肾之品而成。方中附片上助心阳而通血脉，中温脾阳以健运，下补肾阳以益火；并且佐助以补骨脂、菟丝饼、熟地黄、杜仲、牛膝等补肾助阳之品加强功效；茯苓、白术、山药培土健脾而利水。桂枝甘温，既温扶脾阳以运水，又可温肾阳、逐寒邪、助膀胱气化而行水湿之邪，为治疗水湿内停的常用药。本案六诊随症加减，共奏温阳化气行水之功。一般症状消失，但肾气未复，再当温摄，故继服金匮肾气丸以巩固疗效。

〔罗和古. 内科医案（上册）. 北京：中国医药科技出版社，2005〕

十八、温阳利水治肾病综合征

郑某，男，15 岁，学生。1995 年 10 月 20 日初诊。

水肿，尿少 1 年余。1994 年 10 月，因受凉则觉咽喉不适，发热，轻咳，继则眼睑水肿，并发展至四肢水肿，即到医院诊治，以青霉素等抗感染对症治疗，1 周后水肿消退，但 1 个月后又感冒，发热，水肿又起。每因感冒发热，而病情加重。1995 年 6 月去西安某院诊治，诊断为肾病综合征，以激素等治疗 1 个月余，疗效不佳，又回汉中，经介绍前来诊治。现患者高度水肿，以下半身为重，自觉身体困重，不思饮食，畏寒肢冷，小便短少不利，大便稀有未消化的食物残渣。刻下：精神萎靡，面色苍白，颜面及四肢高度水肿，下肢按之凹陷，无腹水，舌质淡红，苔白滑而腻，脉象沉细弱。尿常规：蛋白（+++），红细胞（++）。尿蛋白定量 3500mg/d。血浆蛋白 5.12g/L，白蛋白 28.3g/L。胆固醇 6.9mmol/L。血压 18.3/12kPa。

辨证：脾肾阳虚，水湿不化，开阖失司，水液内停，溢于肌肤。

治法：温阳利水。

处方：黄芪 30g，红参 6g，白术 12g，茯苓皮 30g，附块 12g（先煎），白芍 12g，桑白皮 30g，仙灵脾 12g，车前子 30g（包），冬瓜皮 30g，大腹皮 12g，益母草 20g，草果仁 10g，连皮生姜 10g，水煎温服，每日 1 剂。并配合泼尼松，每天 1 次顿服 50mg，利尿药以双氢克尿噻和螺内酯联用。

二诊：11 月 16 日。连续用药近 1 个月后，水肿明显消退，已不觉畏寒，肢末变温，饮食增进，精神明显好转，尿多利，大便成形。血压 16/11.3kPa。连续进行 3 次尿检查，蛋白（++），红细胞（-）。舌淡红苔薄白，脉沉细弱。

上方去冬瓜皮、大腹皮，红参改党参 15g，加金樱子 12g，芡实 20g，丹参 20g。

并以食疗法，食服党参芡实粥：党参 20g，芡实 30g，薏苡仁 30g，白果 10 枚，煮粥，日分 2 次服用。

三诊：12 月 10 日。患者服药 2 周后检查尿液：蛋白（±），3 周后查：蛋白（-），水肿完全消退，精神、饮食、二便如常，服药 2 个多月以来，从未感冒，舌质淡红，苔薄白，脉象沉缓。

嘱每周检查尿液1次。内服：原方去桑白皮、草果仁，茯苓皮改茯苓12g，加山萸肉12g，紫河车粉10g（冲服），党参芡实粥继续食用，以资巩固。

四诊：连续服药3个半月后，激素开始减量，并逐步撤减。1996年3月2日复查：尿液正常，尿蛋白定量：60mg/d。血浆蛋白：62.8g/L，白蛋白38.4g/L，血胆固醇4.2mmol/L。

按语：本案患者乃脾肾阳虚，温补中阳，填补元阳，则中土旋转，龙虎回环，清升浊降，三焦气化复常，水道通利，尿利则肿消。疾病向愈。

〔王永炎．中国现代名中医医案精粹（第五集）．北京：人民卫生出版社，2010〕

十九、温阳益气、渗化水湿治水肿

李某，女，45岁，工人。

患慢性肾炎已久，水肿时轻时剧，近日转剧，面浮足肿，溲少而浑浊。尿检：蛋白（++），红、白细胞各（+）。苔薄，脉细。此肾气久虚，水湿泛溢，精微不固之候。治宜温阳益气，渗化水湿。先予蝼蛄粉4包，每服1包，日2次。药后尿量大增，水肿渐退，继予汤剂以治其本，调治而愈。

按语：肾气久虚，肺气不宣，水气泛溢，中气不运，在上不能化气为水，在下不能蒸水化气，水湿留于肌肤四肢及脘腹，精血不密，则尿检可见红细胞及蛋白，故予温阳益气之法，则津液上归于肺，通调水道，下输膀胱，水经四布，五经并行，其病覆杯即愈。

〔朱良春．朱良春用药经验集．长沙：湖南科学技术出版社，2007〕

二十、益肾补脾、温阳利湿治淋浊

吴某，男，59岁。1975年8月3日初诊。

1974年9月9日经某医院诊为"乳糜血尿"而住院，因不愿手术，于 7 月 15 日出院。8 月 3 日前来门诊求治。刻下：面貌呈严重贫血状，尿中有箸状血条，行动腿抬不起。脉象缓细无力，舌苔淡如菜根。

辨证：下元虚损。

治法：益肾补脾，温阳利湿。

处方：大生地 12g，怀山药 12g，净萸肉 10g，炒胶珠 10g，旱莲草 12g，鹿角霜 10g，云茯苓 12g，菟丝子 10g，焦白术 12g，炮姜炭 3g，熟附片 10g，西当归 12g，炒杭芍 12g，炙甘草 6g。

二诊：8 月 22 日。上方药服 15 剂后，尿检复查乳糜（-），小便亦恢复正常，仍感头昏乏力。此乃体虚未复，再拟健脾养血法以善其后。

处方：焦白术 15g，潞党参 12g，炙黄芪 15g，怀山药 12g，熟附片 6g，生地黄 10g，熟地黄 10g，云茯苓 12g，菟丝子 10g，西当归 12g，炒杭芍 12g，炮姜炭 3g。

三诊：10 月 5 日。前方药又服 14 剂，小便已完全恢复正常食欲日增，精神渐振，惟貌仍贫血，脉右缓左细，再守前法增损继进。

处方：炙黄芪 15g，西当归 12g，炒白术 12g，云茯苓 12g，潞党参 12g，炒杭芍 10g，益智仁 10g，怀山药 12g，川续断 10g，炒扁豆 12g，炒胶珠 10g，炙甘草 10g，大枣 5 枚。7 剂。

从 8 月 3 日至 10 月 5 日，前后共历 2 个月零 3 天，服药 29 剂，病情痊愈，恢复健康。

按语：按中医辨证分析，患者在初发病时因未能重视，争取早治，故出现尿血而导致贫血。初诊时，即认为有肾气不固，以致小肠、膀胱不能分清泌浊，才出现饮食精微（血）不断下流，尿如脂膏和箸状血条。但根据不痛、面萎黄贫血貌、脉细舌淡，又认为虽是血尿伤阴，而久延则脾肾阳虚，下元亏损，故处以益肾补脾、温阳利湿法出入 15 剂，乳糜即转阴性。再拟益气养血出入 21 剂，完全恢复健康。

〔王永炎 . 中国现代名中医医案精粹（第一集）. 北京：人民卫生出版社，2010〕

二十一、益肾气、降浊阴治慢性肾炎、尿毒症

谢某，男，38岁，工人。

患慢性肾炎已1年余，迭治未效；近2个月来，头昏困惫，纳呆，泛泛欲吐，晨起面浮，入暮足肿，溲少。经某院检查：尿素氮61.4mmol/L，肌酐814.3μmol/L；肾图提示：两肾无功能。诊为慢性肾炎、尿毒症。苔白腻质淡，脉虚弦。

辨证：肾气衰竭，浊阴内凝，颇虑逆而上干，昏厥萌生。

治法：益肾气，降浊阴。

处方一：熟附子10g，姜半夏10g，泽兰10g，泽泻10g，生黄芪30g，丹参30g，炒白术30g，六月雪30g，扦扦活30g，另用益母草90g煎汤代水煎药。每日1剂，连服3剂。

处方二：生大黄15g，制附子10g，白花蛇舌草30g，丹参20g，加水煎至150mL，待温后灌肠，每日1次，连用5日，如尿素氮、肌酐下降，可休息1~2日后再用5日。

二诊：药后得畅便，自觉较适，尿量亦增，此佳象也，原法继进之。5剂。

三诊：病情平稳，停用灌肠，继用汤方去半夏，续服8剂。

复查尿素氮降为20.0mmol/L，肌酐降为366.8μmol/L，改予金匮肾气丸，每晨晚各服6g；冬虫夏草研细末，每服1.5g，1日2次，以巩固之。

按语：本案患者中气衰败，浊阴阻滞，升降失宜，日久上关下格，正气虚败，阴阳两衰，邪浊壅滞三焦，故治疗总纲以温元阳、降相火、化水气、逐浊邪为治，气机条畅，清阳升而下闭开，则病向愈。

〔朱良春. 朱良春用药经验集. 长沙. 湖南科学技术出版社，2007〕

二十二、暖肝温胃、散寒止痛治尿毒症

张某，男，38岁，工人。1980年10月5日初诊。

患慢性肾炎病 5 年，近 1 周来尿少，水肿，恶心呕吐清涎，口中有尿臭味，大便次数增多，利下黏冻不爽，畏寒肢冷，胸闷腹胀，头昏嗜睡，时而烦躁，舌淡胖、苔白腻，脉细濡。血压 115/90mmHg，尿检：蛋白（＋＋＋），白细胞少许，红细胞（＋＋），管型（＋＋＋）。生化检查：非蛋白氮 108mg%，肌酐 8mg%，二氧化碳结合力 32.8V%，确诊为慢性肾炎、尿毒症。

辨证：肾气衰竭，水毒潴留，脾肾阳虚，浊阴上逆。

治法：温阳泄浊，降逆和中。

处方：吴茱萸汤合温脾汤加减：吴茱萸 6g，制大黄 6g，旋覆花 6g（包），炮姜 10g，红参 10g，熟附片 10g，法半夏 10g，枳壳 10g，陈皮 10g，焦白术 12g，茯苓 12g，大枣 12g，代赭石 20g（先煎），苏合香丸 1 粒，姜汁化服。

进 3 剂呕吐减轻，大便畅解。续服 5 剂精神食欲转佳。但水肿较前明显，原方去旋覆花、代赭石、半夏、枳壳、大黄，加黄芪 30g，仙灵脾 12g，桂枝 10g，泽泻 15g，赤小豆 30g，以温阳利水治疗半个月，水肿消退，复查血液生化：非蛋白氮 42mg%，肌酐 3mg%，二氧化碳合结力 47V%，后予金匮肾气丸、十全大补丸、胎盘粉以固本。随访 2 年，后死于上消化道出血。

按语：肾为先天之本，脾为后天之本，二者阳气相互滋养温煦，共同完成对机体的保护，《伤寒论》有"少阴病，手足逆冷，烦躁欲死者，吴茱萸汤主之"。对于少阴经之寒证，仲景提出用吴茱萸汤治疗，对于尿毒症这种水毒稽留的表现，使用温肾暖脾的吴茱萸治疗正是恰到好处，配合其他温阳利水药物将会收到更好的疗效。

〔吴茱萸汤的临床应用，1986，7（9）〕

二十三、温阳利水治慢性肾炎

刘某，男，15 岁。1975 年 3 月 6 日初诊。

患水肿 2 年，经某县人民医院诊断为慢性肾炎，服药效果不好。诊视面色㿠白，全身水肿，指压凹陷明显，并有便溏尿少，肢凉怕冷、腰膝酸软等症，舌淡而胖，苔白而滑，脉沉。血压140/100 mmHg，尿常规蛋白（++）管型（+）红细胞0~1个。

辨证：脾肾阳虚。

治法：温阳利水。

处方：真武汤合五苓散加减：熟附片6g，白术10g，茯苓12g，白芍10g，泽泻10g，猪苓10g，肉桂3g，姜皮5g，炙甘草6g。

二诊：服药10剂后，水肿渐退，体征同前，仍守原方加党参12g，生黄芪15g。

三诊：服药10剂后，阳复肿消，血压120/70mmHg，尿常规正常，脉缓，舌淡、苔薄白。继以健脾温肾之法，以巩固疗效。

处方：党参15g，白术10g，生黄芪15g，熟附片6g，白芍10g，茯苓10g 干姜5g。5剂。

按语：水气由手少阳三焦并注寒水之脏，即为少阴始病，水气下注，故脉沉水脏之寒不与表气相接，本案患者脾肾阳虚，化水不利，故予温阳化水，温补脾肾阳气，清升浊降，三焦气化复常，阴阳和合，正气得复，则脏腑气化正常。

〔刘涤尘. 温阳法的临床运用. 湖南中医学院学报，1981，1(1)：53〕

二十四、补气健脾、温阳利水治特发性水肿

患者，女，49岁。2004年6月28日初诊。

因双下肢反复水肿35年而就诊。患者35年前无明显诱因出现双下肢水肿，曾多次理化检查未见异常，自服"双氢克尿噻"可利尿消肿。刻下：双下肢水肿，按之凹陷如泥，晨起肿消，活动后至下午逐渐加重，夏季加重，冬季缓解，小便量少，舌淡红，苔薄白，脉沉濡。血压95/60mmHg。

中医诊断：溢饮，脾气亏虚。

西医诊断：特发性水肿。

辨证：劳则气耗，该患者活动后消耗脾气，故而双下肢水肿

加重，脉沉濡亦是脾虚不能运化水湿之象。

治法：补气健脾，温阳利水。

处方：党参15g，炙黄芪15g，柴胡5g，升麻5g，茯苓50g，白术20g，桂枝15g，白芥子3g，大腹皮15g，泽泻15g，白蔻皮15g。3剂，水煎服。

二诊：7月1日。药后双下肢水肿减轻，舌淡红，苔薄白而干，脉缓滑。血压100/70mmHg。

处方：米炒党参15g，黄芪皮15g，柴胡5g，升麻5g，赤茯苓50g，白术20g，桂枝15g，泽泻15g，大腹皮15g，白蔻皮15g，清半夏15g，金星草15g。7剂，水煎服。

三诊：7月8日。药后双下肢水肿已消，乏力，舌淡红，苔薄白而干，脉沉虚无力，两尺尤甚。血压110/80mmHg。

处方：党参15g，苍术15g，米炒麦冬15g，黄芪皮15g，柴胡5g，茯苓20g，陈皮15g，佩兰15g，生姜皮15g，建曲15g，白蔻皮15g。4剂，水煎服。

按语：该患者双下肢水肿35年，而多次理化检查未见异常，治疗似乎无从下手。但中医治病的灵活性就在于"观其脉证，知犯何逆，随证治之"。《金匮要略》指出："饮水流行，归于四肢，当汗出而不汗出，身体疼重，谓之溢饮。"确定了该病病位在皮肤与四肢，同时亦指出"病痰饮者，当以温药和之"，把温化法确立为治疗痰饮的重要法则。方中党参、炙黄芪、柴胡、升麻取义于"补中益气汤"，用以补气健脾；茯苓、白术、桂枝、泽泻化裁于五苓散，用以温阳化气利水；白芥子祛皮里膜外之痰，大腹皮行气利水，更用柴胡伍泽泻，升降相因而加强利水之功。该方补气健脾以治本，温阳利水以治标，标本兼治，因而可奏效。二诊时药后有效，故原法不变，稍微调整用药。用米炒党参使补而不滞；黄芪皮、大腹皮、白蔻皮诸皮走表而利皮肤水湿；茯苓"白化痰涎，赤通水道"，故改用赤茯苓加强利水；清半夏化痰，金星草利湿，诸药合用搜剔皮肤水湿。三诊时水湿已除，故以补气健脾扶正为主，兼化水湿，本正源清以善后。患者服上方4剂后，诸症消失，未再复发。

〔刘艳华．国医大师任继学治疗杂病医案 4 则．中华中医药杂志，2010，25（1）：74 - 76〕

二十五、温阳利水、活血化瘀治肾炎性水肿

王某，男，23 岁。

腰痛水肿半年，呕吐、尿闭 10 余日。半年前因感受风寒而患急性肾炎合并尿毒症，经抢救好转，自此后时轻时重，尿蛋白经常在（+++）~（++++），经多方治疗亦无效果，后因服泻下药物，病情加重，尿闭，全身水肿，气喘无力而入院。刻下：面白少华，结膜苍白，精神萎靡，舌质淡，苔白多津，腰背凉痛，全身水肿，四肢厥逆，恶心呕吐，饮食不进，脉沉细无力。血压 12.0/21.0 kPa，小便每日约 200mL。尿常规检查：蛋白（++++），红细胞（+++），白细胞（+++），颗粒管型 2~3 个。以肾小球肾炎辨病治疗。

治法：清热解毒，活血化瘀。

处方：川芎 15g，赤芍 15g，红花 9g，桃仁 9g，丹参 30g，益母草 30g，金银花 30g，白茅根 30g，蒲公英 30g，水煎服，日 1 剂。

服用 4 剂后，呕吐仍重，尿少肢冷，无任何效果。

二诊：综观诸症，属肾阳衰微、水气不化，治宜温阳利水。

处方：白芍 30g，白术 30g，云苓 30g，炮附片 30g，生姜 30g，大腹皮 30g，胡芦巴 30g，桂枝 15g，干姜 15g，半夏 15g。

服后呕吐减轻，肢冷好转，小便通利，继服 10 剂，水肿消失，30 剂时化验尿蛋白阴性，血压 17.5/9.5kPa，尿量每天 2000mL 以上。但出现口渴、脉大等热象，改服真武汤加清热化瘀药物而治愈。能参加工作，追访 2 年未复发。

辨证：初观患者以少尿，蛋白尿，水肿，高血压等症状以肾小球肾炎辨病治疗，采用清热解毒、活血化瘀治疗。但不见效果，综观诸症，其面白少华，结膜苍白，精神萎靡，舌质淡，苔

白多津，腰背凉痛，全身水肿，四肢厥逆，恶心呕吐，饮食不进，脉沉细无力属肾阳衰微、水气不化，治宜温阳利水。

按语：此病乃肺、脾、肾三经之病，肺失肃降，脾失健运，肾不化气均可导致水肿，久病失治，脾肾阳虚，不能运化水湿，水肿乃作。面白少华，精神萎靡，腰背酸痛，四肢厥逆，全身水肿，舌淡苔白多津，脉沉细无力，此病宜温阳利水，方可用真武汤加桂枝、干姜、半夏、大腹皮。病后肝脾郁伤，虚邪灼络，则阴络受损，脉络瘀阻，故少佐清热化瘀药物。

〔许保华. 唐祖宣运用温阳法的经验. 世界中西医结合杂志，2008，3（2）：72 -73〕

第六节　温阳法在风湿免疫系统疾病中的应用

一、散寒祛湿、温肾健脾治痹证

刘某，男，40岁，已婚。1988年5月11日初诊。

因患牛皮癣2年，周身关节痛3个月，于1988年4月9日入住某中医院内科。当时患者胸腹部大片皮癣融合、色紫、突出皮肤、瘙痒、脱白色皮屑；发热午后为重，体温38.5℃~38.9℃，畏寒，时在初夏仍着棉衣被；周身关节肿痛，以膝髋为重，皮色不变，夜间痛剧，重着而走窜，形如蛇咬，不能屈伸，肌肉轻度萎缩，以致瘫痪在床。查类风湿因子阳性，血沉120mm/h。初诊为类风湿关节炎，中医辨证为热痹，曾投桂枝白虎汤、桂枝芍药知母汤治疗1个月无效，故邀笔者会诊。舌淡红胖嫩有齿痕，舌上苔薄黄微腻，脉来弦滑而数重取无力。

辨证：寒湿久留，脾肾阳虚。

治法：散寒祛湿，温肾健脾。

处方：桂枝30g，炙附子30g，炒白术30g，炙甘草30g，3剂，水煎煮1小时，取汁300mL，分2次温服。

二诊：5 月 14 日。服药后脉证如故，原方 7 剂。

三诊：5 月 22 日。服药后发热渐退，体温 37.5℃～37.9℃，皮疹渐浅，关节略屈伸，仍痛剧如蛇咬，舌淡齿痕，脉来沉细，方已见效，原方再进。拟前方加炙麻黄 15g，细辛 15g，水煎服法同前。

四诊：上方连服 2 周后，皮疹面积缩小，皮色浅淡，瘙痒止，关节肿痛全消，活动自如，发热畏寒均消失，舌淡苔薄白，脉来沉缓。复查类风湿因子阴性，血沉 20mm/h，又以前方量减半再服 1 周，痊愈出院。追访 10 余年未再复发。

按语：本案辨证要点在于热而近棉衣被，虽舌苔浮黄但舌质淡而胖嫩，虽脉弦大而重按无根，此三点为内真寒而外假热之明征。

《伤寒论》云："病有身大热，反欲得近衣者，此热在皮肤寒在骨髓也。"本例表象为一派热证，而实质则系湿寒内蕴已极，以致血痹于内而皮癣紫暗，阳浮于外而现假热之证，寒湿留注而关节肿痛。非大剂温阳散寒祛湿之品，不能除其寒湿复其阳气，以使病愈，故桂附皆 30g，麻辛均 15g。

《本草别说》云："细辛单用末，不可过一钱，多则气闭不通而死。"此方已达 15g 之多而无妨者，一则有麻桂之温散已解其毒，二则采用煎剂其毒性已减。有实验表明，细辛研末送服，较汤剂煎服毒性大 5 倍，如此则细辛之量也不为过矣。

〔王永炎．中国现代名中医医案精粹（第五集）．北京：人民卫生出版社，2010〕

二、温补脾肾治背寒

姜某，女，35 岁，已婚。1998 年 11 月 10 日初诊。

背寒腰冷 2 个月。刻下：背部寒，腰脊冷，服冷食后加重，畏风寒，身倦怠，胃纳少，四肢活动自如。舌淡紫，苔薄白，脉小缓。

辨证：脾阳不足，督脉阳虚，气血不充。

治法：温补脾肾，温通气血。

处方：生黄芪30g，炙桂枝9g，炒白芍12g，生姜5片，红枣7枚，淡附子6g，当归6g，炒党参15g，菟丝子20g，补骨脂15g，鹿角片12g，炒黄柏3g。5剂。

二诊：11月16日。上服5剂后，背寒腰冷减轻，舌苔薄白腻，上方加茯苓15g，5剂。

三诊：12月6日。上症消失，近日口水多，上方加炒白术12g。

按语：腰为肾之府，肾督阳虚，则背寒腰冷。脾阳不振，则身倦食少，脉小缓。气血不充，运行不畅，故舌淡紫，苔薄白。方用黄芪当归建中汤加附子以温通气血，党参补脾气，菟丝子、补骨脂、鹿角片温补肾督，少许炒黄柏以防燥热之过。

〔王永炎. 中国现代名中医医案精粹（第六集）. 北京：人民卫生出版社，2010〕

三、温经散寒、活血通络治痹证

叶某，女，29岁。1969年10月2日初诊。

患者右下肢疼痛，步履艰难已半载。近3个月来，髋膝关节疼痛加剧，卧床不起，经某医院X线摄片，确诊为髋关节结核，并采用抗结核西药及中药治疗，效不著。患部肤色不变，明显压痛，平素怕冷，四肢不温，纳食呆滞，小便清长，舌淡苔白厚，脉沉紧。

辨证：阳虚之体，寒湿客于经络，气血凝滞不通。

治法：温经散寒，活血通络。

处方：北细辛15g，川花椒12g，川附子6g，酒当归9g，桂枝尖9g，生地黄15g，怀牛膝15g，生白芍15g，生姜3g。

服药7剂后，疼痛减轻，时能起床，惟药后初感身烘热、口干，现大腿筋紧，舌苔转薄，脉如前。守前法，加强活血通络之力，伍以滋养气血之品。

上方去桂枝、花椒，加地龙、制川乌、蜈蚣、炮山甲、炙黄芪、肉苁蓉、炙甘草。另用麝香 1.5g，制川乌、全蝎、炒橹豆、地龙干各 30g，川三七、蕲蛇各 15g，共研细末，炼蜜为丸，每服 0.9g，每日 2 次，1 周后改服 1.5g，每日 3 次。

上方药服 1 个月余，患处疼痛消失，步履自如。继以滋养气血，调补肝肾而收功。

按语：本例患者素体阳虚，寒湿之邪客于经络，治疗上以温经散寒为主，佐以活血通络、温经散寒，如细辛、花椒、川乌、附子、桂枝等品，方中重用细辛至 15g。关于细辛一药，自宋代陈承谓："细辛单用末，不可过一钱，多则气闭不通而死。"嗣后，医家大都承袭其论，故有"细辛用不过钱"之说。根据盛老的经验，认为细辛辛烈窜透，功能通阳气、散寒结，对肝肾阳虚，寒湿凝结或病久虚寒较重的顽痹及喘咳、泄泻诸病，均可用较大剂量，一般在 15g 左右；对风寒外侵而阳气未虚者，用中等剂量，一般 6g 左右；对体弱阴虚火旺者，则忌用。某些患者，如本例患者服大剂量细辛后，初起每有身烘热、口干等副作用，一般均可渐渐适应，自行消失。或适当减少其他辛热之品，如本例复诊时即根据患者药后反应而减去桂枝、花椒，同时可酌加生地黄、白芍等滋阴之味。盛老认为：陈承所说"细辛用不过钱"，系指单用其末，如用煎剂，则其辛烈之性实已大减，况且处方中凉血滋阴之药，恒有互相制约之功，故不必拘泥"细辛用不过钱"之说。

〔王永炎．中国现代名中医医案精粹（第一集）．北京：人民卫生出版社，2010〕

四、温经散寒、祛风胜湿，兼以养阴清热治痹证

赵某，男，18 岁。1989 年 10 月 30 日初诊。

患者在济南工作期间，因常在野外作业，久卧湿地，渐感四肢关节疼痛，以踝、膝关节为甚。经省某医院确诊为风湿性关节炎，选用西药治疗逾 3 个月，未见好转，下肢疼痛难忍，活动受限，遂回原籍求治。刻下：形体消瘦，面色萎黄，食少神疲，下

肢关节肿大，屈伸不利。抗"O"小于 500U，血沉 98mm/h，舌质淡，苔薄白，脉沉弦细。

辨证：寒湿之邪流注关节，郁久化热。

治法：温经散寒，祛风胜湿，兼以养阴清热。

处方：桂枝芍药知母汤加减：桂枝 10g，赤芍 20g，白芍 20g，知母 12g，白术 10g，麻黄 6g，熟附子 9g（先煎），防风 10g，防己 10g，独活 10g，桑寄生 15g，鸡血藤 30g，薏苡仁 30g，炒桑枝 30g，木瓜 12g，炙甘草 6g，水煎服。

二诊：11 月 18 日。上方服 9 剂，疼痛逐渐减轻，食欲倍增，精神略振，查血沉 16mm/h。药已中病，效守原方，继服 10 剂。并兼服消络痛。

三诊：12 月 18 日。关节肿痛消失，血沉 6mm/h，惟敲击关节时略有痛感。遂以上方加土鳖虫、地龙各 12g，乳香、没药各 6g，继服 6 剂后，诸关节无任何不适，查血象及心电图均无异常，血沉 2mm/h，为巩固疗效，上方继服 6 剂。

于 1990 年 3 月 2 日回单位工作，至今未复发。

按语：此案乃外受风寒湿邪，寒湿下注，中下湿寒，肝气陷郁，进而肝郁生热，风邪流窜，筋脉瘀闭，寒邪伤骨，湿邪伤肉，风邪伤筋，法当祛风胜湿、寒热并清、养阴柔肝、舒缓筋脉。

〔罗和古.内科医案（下册）.北京：中国医药科技出版社，2005〕

五、温经散寒、通经活络治寒湿痹证

张某，男 27 岁。1990 年 5 月 10 日初诊。

双手指掌关节疼痛、肿胀、屈伸不利，遇寒加剧 5 个月。曾经某医院检查，诊断为类风湿关节炎，服吲哚美辛、泼尼松、雷公藤片等，疼痛时轻时重。刻下：X 线片显示：双手指掌关节软组织肿胀、骨质疏松；类风湿因子阳性；血沉 35mm/h；神疲乏力，纳少便溏，舌质淡，舌苔薄白，脉沉弦。

辨证：风寒阴滞，痹阻经络。

治法：温经散寒，通经活络。

处方：麻黄6g，制附子10g（先煎），白术15g，鸡血藤30g，海风藤15g，络石藤15g，全蝎3g，蜈蚣3g，地龙10g，露蜂房15g，羌活10g，片姜黄10g，桑枝30g，炙甘草10g。

日1剂，加水煎3次，分3次服用，并逐渐减少激素用量，直至停用。

服20剂后，关节疼痛有所减轻，又服70剂，临床症状基本消失，血沉10mm/h，类风湿因子转阴。为巩固疗效，上方去麻黄、附子，加黄芪、党参、枸杞子、巴戟天制成丸药，每次服10g，日3次，同时间断服用三七片，随访5年未发。

按语：本案为寒湿困阻，经脉壅塞，脾湿肾寒，肝木郁遏，治以温经散寒、祛风胜湿，少佐活血。

〔罗和古．内科医案（下册）．北京：中国医药科技出版社，2005〕

六、温经散寒，佐以祛风除湿治痛痹

李某，女，58岁，教师。1977年5月18日初诊。

从1975年9月开始，两下肢疼痛，酸困无力，得热痛减，遇冷痛增，小腿发冷，局部皮色不变，触之热，无间歇跛行。手心热，食纳如常，二便一般。苔白质淡，脉沉紧。跗阳脉搏动尚正常。

辨证：素体阳虚，腠理不密，寒湿下浸，流走经络，气血痹阻之痛痹。

治法：温经散寒为主，佐以祛风除湿。

处方：黄芪桂枝五物汤合桂枝附子汤加减：黄芪15g，桂枝5g，炒白芍10g，当归10g，川芎6g，秦艽10g，独活10g，木瓜10g，附子10g，牛膝10g，苍术10g，薏苡仁15g，生姜3片，大枣3枚。水煎服。

二诊：6月15日。上方服6剂，两下肢疼痛及酸困均减轻，较前有力，小腹仍觉发冷。脉沉弱。再以原方加减。

处方：黄芪 24g，桂枝 10g，炒白芍 12g，当归 10g，川芎 6g，秦艽 10g，独活 10g，木瓜 10g，牛膝 10g，白术 10g，附子 11g，薏苡仁 15g，生姜 3 片，大枣 3 枚。水煎服。

三诊：6 月 23 日。上方服 4 剂，患肢冷痛基本消失，但苔白薄腻，脉沉迟无力。上方黄芪改为 30g，继服 2 剂，之后痹证基本治愈，嘱其仍当避寒保暖，以防复发。

按语：本案患者素体阳虚，气血虚弱，卫外不顾，然其营卫根于中焦脾胃，寒湿困滞，脾湿不运，肝木郁遏，治当温中健脾为本，散寒通络为标。

〔罗和古．内科医案（下册）．北京：中国医药科技出版社，2005〕

七、温经通络治痹证

陈某，男，56 岁。1974 年 9 月 4 日初诊。

周身关节疼痛已历 4 年有余，诊为风湿性关节炎。平素畏寒怯冷，疼痛游走不定，每遇寒冷则疼痛加剧，两腿可见红斑结节，查血沉 70mm/h，抗"O"正常，舌苔薄腻，舌质偏淡，脉细。

辨证：风寒湿痹。

治法：温经通络。

处方：制川乌 10g（先煎），全当归 10g，仙灵脾 15g，川桂枝 8g（后下），寻骨风 20g，豨莶草 20g，徐长卿 15g，生甘草 5g。8 剂。

二诊：9 月 11 日。药后结节明显减少，此乃佳象。舌苔白腻，脉细，效不更方，循原法进治之。上方加炙蜂房 10g，炙全蝎 2g（研末分吞）。6 剂。

三诊：9 月 19 日。复查血沉为 21mm/h，周身关节痛稳定，腿部红斑结节消失，为巩固疗效，嘱其原方再服 10 剂。

1976 年 6 月 5 日随访，患者已痊愈，未再复发，并已正常上班。

按语：本案其人肾家寒，肾水则无以化生肝木，木郁生风，故当温肾水、温暖中下，以培补正气元阳，解木郁，舒缓筋脉以解疼痛，表里和调，诸症乃平。

〔罗和古.内科医案（下册）.北京：中国医药科技出版社，2005〕

八、温阳健脾、调和气血治阿狄森病

蔡某，女，46岁。

10年前患结核性风湿样关节炎，已基本治愈。近2年来，食欲逐渐减退，精神疲倦，全身皮肤逐渐变黑，前额、口唇及齿龈黏膜有褐色色素沉着。伴腰痛肢冷，恶心欲吐，经少色淡，视力下降，记忆减弱，体重由病前57kg下降到46kg。舌淡苔白，脉沉细而弱。查血压11.33/7.22kPa，血象：Hb 85g/L，WBC 6.2×10⁹/L，抗"O"<500U，结核菌素试验阴性。尿17-羟皮质类固醇为4.14μmol/L，尿17-酮类固醇为8.675μmol/L。心电图示：窦性心动过速。

西医诊断：阿狄森病。

辨证：脾肾阳虚，夹血瘀。

治法：温阳健脾，调和气血。

处方：制附子10g，干姜9g，太子参12g，鸡血藤30g，熟地黄24g，当归15g，黄芪30g，丹参20g，仙灵脾15g，红花10g，甘草15g，菟丝子15g。6剂，水煎服。

药后病情好转，将上方甘草增加到30g服用。本方随症加减，连服40余剂。全身皮肤黏膜色素沉着消退，食欲大增，体重增加5kg，血压正常，查尿17-羟、尿17-酮均恢复正常。嘱其口服甘草浸膏巩固疗效。随访1年，未见复发。

按语：三阴三阳经不流行，而足寒气逆为寒厥，其脉沉细，营血不足，肾阳虚损，气血不足，则脉细。培补脾肾阳气为本，调畅气血为标，其人阳气充足，气血和畅，卫气固于外，营血安于内，表里和调，则病无入所。而甘草性缓，可升可降，阳中阳药，大剂甘草调和攻补，守城收官之品，以此善后，乃绝复发。

〔罗和古．内科医案（上册）．北京：中国医药科技出版社，2005〕

九、温阳散寒胜湿、通利关节，佐以健脾治痹证

张某，女，38 岁。1975 年 9 月 13 日初诊。

周身关节疼痛 3 个月余。患者 5 年前患过急性风湿性关节炎，治疗后基本控制，4 年未发。3 个多月前一次感冒后又引起复发，周身关节疼痛，发低热，经用西药抗风湿药治疗低热已退，但其他症状至今无明显减轻。刻下：全身肌肉沉重疼痛。膝、踝、腕关节疼痛微肿，举动不便，恶风怕冷，乏力气短，食欲不振，大便溏，脉细数，舌淡红边紫苔白。血沉 75mm/h。

辨证：痹证。寒湿偏盛，留滞肌肉、关节，气血运行不畅，且因邪留日久，正气亏耗，湿邪内溃伤脾。

治法：温阳散寒胜湿，通利关节，佐以健脾。

处方：附片 9g，桂枝 6g，羌活 9g，威灵仙 9g，秦艽 9g，寄生 12g，海风藤 12g，川芎 9g，白芍 12g，白术 12g，茯苓 12g，陈皮 9g，炙甘草 6g。水煎服，每日 1 剂。

二诊：上药连服 10 剂后，前症明显减轻，全身肌肉已不沉重疼痛，关节肿胀消退；痛亦减轻，可以走动，食欲增进，大便转为正常。惟服药后咽干，仍有轻度恶风，身困，脉转细缓，舌同前。血沉降至 52mm/h。拟上方加当归 9g、知母 9g 以护阴，去茯苓。

三诊：上方连服 15 剂后，关节已不痛，恶心亦除，精神好转，可以操持家务，惟天阴下雨时全身肌肉关节酸困微痛。血沉 30mm/h，用二诊方加黄芪、防风，去知母、威灵仙，加三倍量，配成蜜丸，早晚各服 12g，以善后巩固。

按语：当外邪侵袭关节，阻滞经脉气血，生理之液壅聚而变为痰瘀；或脾湿生痰，痰瘀下流关节，使关节肿胀粗大，或红肿

热痛，或漫肿肤色不变。若痰浊瘀血久积不去则出现关节僵直变形。恶血不去新血不生，营养不及肌肉，久之肌肉萎缩，肢体举动不利。

寒湿痹证，凡肢体关节肿胀、疼痛、局部发凉，或局部虽发热而同时恶风、屈伸不利、缠绵难愈，予附子，伍以川乌、草乌、桂枝、细辛、威灵仙等温阳散寒，胜湿止痛，通利关节。病久阴血亏虚者，酌加当归；肿胀明显者，酌入秦艽、防己、茯苓、苍术等。

〔罗和古.内科医案（下册）.北京：中国医药科技出版社，2005〕

十、温阳通络、活血和营治皮痹

谷某，女，26岁。1980年4月3日初诊。

1977年5月开始发现肢端皮肤肿胀，有时发绀发凉，渐及前臂亦现肿胀，1年后前臂及双手皮肤紧张光亮，缺乏表情，张口困难。1年前胸腹部皮肤渐变硬，不能捏起。颜面瘦削，脸皮光亮，张口不利，无表情，胸腹部及两臂部皮肤紧贴，肢端常出现发绀冰冷，左手中指有溃破瘢痕。舌质淡，苔薄白，脉沉细。

中医诊断：皮痹。

辨证：肾阳不足，风寒湿邪阻于经络，营卫不和，痹滞不行。

治法：温阳通络，活血和营。

处方：独活10g，桑寄生10g，炒桑枝10g，桂枝10g，鹿角霜10g，当归10g，丹参15g，川芎10g，赤芍10g，细辛8g，鸡血藤30g，伸筋草10g。10剂。

二诊：4月13日。病情有所改善，肢端略温，张口可纳一指，脉苔如前。继以前方加怀牛膝10g，仙灵脾10g，菟丝子10g。

三诊：4月24日。病情渐有改善，脸面略有表情，张口较利，肢端逐渐温和，发绀现象减少，四肢皮肤较前转软。舌质淡，苔薄白，脉细。守前方，加络石藤 15g，10 剂。

按语：素体阳虚，受寒受冻，气血痹阻，表郁不解，里寒内盛。温肾阳，清阳升，浊阴降，中气健运，化气利水，诸症悉平。

〔王永炎. 中国现代名中医医案精粹（第二集）. 北京：人民卫生出版社，2010〕

十一、温阳行痹治血痹

赵某，女，34 岁。1975 年 7 月初诊。

半个月前因洗衣被等物 30 余件，劳累出汗，当天晚上卧床后，觉右肘至肩部沉重，麻木、怕冷，酸痛，尤以肩部疼痛较甚。次日右上肢抬举困难，活动受限，入夜疼甚。刻下：患者痛苦病容，面色㿠白少华。脉沉细无力，舌淡，苔白而润。右臂欠温。

辨证：寒湿侵伤，血行不畅，阳气痹阻而致血痹。

治法：温阳行痹。

处方：黄芪桂枝五物汤加减：黄芪 30g，桂枝 9g，白芍 9g，生姜 15g，大枣 10 枚，姜黄 12g，羌活 6g，5 剂。

二诊：右臂麻木沉重大减，但怕冷仍如前，且肩疼仍甚，脉沉细，舌苔白润。原方加制附片 9g，嘱服 5 剂。

三诊：臂已不麻，肩部酸痛，抬肩举臂自如，但仍怕冷，沉重，脉舌如前，原方加薏苡仁 15g，蚕砂 12g，以增除湿之功，嘱服 5 剂。

四诊时病已痊愈。

按语：本案患者素体阳虚，气血虚弱，卫外不顾，然其营卫根于中焦脾胃，寒湿困滞，脾湿不运，肝木郁遏，予黄芪建补中阳，桂枝、芍药酸甘化阴，柔肝缓急，姜黄、生姜、附片温阳散寒。而少佐薏苡仁、蚕砂除湿痹，湿淫一除，则风寒易除。

〔罗和古. 内科医案（下册）. 北京：中国医药科技出版社，2005〕

十二、通阳宣痹治周围性风湿性关节炎

刘某，女，57岁。2006年8月24日初诊。

五官瘙痒6~7年，每年7~8月发病，天冷自愈。现鼻痒，打喷嚏，或流涕，或干痒，眼干，口干，夜半欲饮水自润，舌咽皆痒，饮食、大便尚可。素体畏寒、怕风，汗多。舌质淡，脉沉细略缓尺弱。

中医诊断：痒风。

西医诊断：五官瘙痒症。

治法：温补肾阳，通窍止痒。

处方：熟地黄30g，山萸肉15g，山药15g，牡丹皮10g，茯苓15g，泽泻15g，制附子15g（先煎），肉桂10g（后下），细辛5g，苍耳子10g，辛夷15g（包），蔓荆子10g，白鲜皮30g，地肤子30g，乌梅30g，桑螵蛸30g，川牛膝15g。4剂，每日1剂水煎2次，早晚饭后分服。

二诊：症状减轻，鼻已通气，双目微痒，舌咽仍痒，矢气多，但舒服。

处方：麻黄10g，制附子15g（先煎），细辛10g（先煎），黄芩10g，辛夷10g（包），熟地黄20g，鹿角霜30g，干姜皮15g，桂枝15g，苍耳子10g，陈皮15g，甘草10g（先煎）。4剂。

三诊：症状继续好转，前投温补肾阳、通窍止痒之剂，尚觉合度，仍守原意出入，加乌梅30g，川牛膝15g。4剂，服法同前。

四诊：基本痊愈，上方4剂巩固。

按语：此患者夏病冬愈，平素畏寒怕风，舌质淡，脉沉细略缓尺弱，可考虑为肾阳虚证。肾主五液，肾阳虚，气化失司，津不上承，五官不得滋养，故干痒不适；龙雷之火，相火也，虚火也，其燎于上而致诸症。此患者发病机制正如明代医家赵献可在《医贯·相火龙雷论》中所述："盖冬时阳气在水土之下，龙雷就其火气而居于下；夏时阴气在下，龙雷不能安其身而出于上。明

于此义，故惟八味丸，桂、附与相火同气，直入肾中，居其窟宅而招之，同气相求，相火安得不引之而归原。"上述诸般说法虽有不同，但医理相通，治疗上大可融而合之。导师用八味温补肾阳，以助气化生津，加细辛、苍耳子、辛夷、蔓荆子发散通窍，加白鲜皮、地肤子止痒，加乌梅敛阴、桑螵蛸固涩，佐制热药，以防伤津，加川牛膝配桂、附，取引火归原之意，补命门之火，温化下焦肾中阴寒，使过胜之阴得平，上越之虚阳得复。二诊，症状已轻，用麻黄附子细辛汤与阳和汤化裁，麻黄附子细辛汤乃治寒中少阴而复连太阳之剂；阳和汤使周身之阴邪尽去，此非阳和之方，而取阳和之意。前投温补肾阳之品，已使津气有所升腾，今继投附子温经扶阳；细辛辛香走窜、通彻表里，熟地黄、鹿角霜合用，滋阴养血、补肾助阳，上四味甘温之品共奏温补肾阳之功，立法不变。麻黄一味，功用非浅，其宣通经络而开腠理；在温阳药作用下，可宣达阳气，使之由里达表，畅通腠理；并且使津气上承而布头面，五官得以滋养。干姜皮、桂枝温阳利水，使水道通利。加辛夷、苍耳子宣通鼻窍，加陈皮理气，使熟地黄、鹿角霜补而不滞，加黄芩佐制热药，防温散太过而伤上焦娇脏。三诊，又加乌梅收敛阴津、川牛膝引热药下行入肾经，使热药直达少阴。纵观此案之方，所谓治病必求于本，明益火之原以消阴翳之理，可谓辨证准确，立法分明，经方妙用，配伍精当，疗效卓著。

〔肖月园. 王玉玺教授运用温阳法治验举隅. 中医药学报，2008，36（2）：41-42〕

十三、益气温阳治干燥综合征

朱某，女，45 岁，干部，已婚。1999 年 12 月 23 日初诊。

反复腹泻、疲乏气短 17 年。患者自 1982 年起反复腹泻，大便日解 7~8 次，甚至十数次不等，并逐渐感全身疲乏气短，纳食减退。初起检查血沉快（最高达 126mm/h），球蛋白增高（最高达 31%），曾诊断为"高球蛋白血症"，用泼尼松、胸腺素治疗，但效果不显。纤维结肠镜检查，诊断为"慢性结肠炎"。近几年来持续腹泻，大便日解多次，少则 7~9 次，多达十数次，质稀夹有不消化物，便时偶有腹痛肠鸣。食欲不振，面容憔悴，多发性龋齿，疲乏无力，动则气短，口干眼涩，关节不痛。舌质红有裂纹苔少、脉细。面色萎黄，下肢不肿。化验：血常规：WBC 2.1×10^9/L，N 0.416，L 0.529，M 0.055；RBC 3.02×10^9/L；HGB 112g/L；PLT 121×10^9/L。尿常规：蛋白（++）。肾功能正常。多肽抗体系列：抗 SSA（+），抗 SSB（+）。血清 ANA（+）。ESR 87mm/h。双侧角膜荧光试验（+）。泪流量测定：左眼 5mm/5min，右眼 6mm/5min。唇腭黏膜活检见腺泡内大量淋巴细胞浸润。

辨证：肺脾气虚，邪毒滞络，津液失敷。

治法：益气健脾，解毒润燥，活血布津。

处方：太子参 15g，葛根 12g，怀山药 15g，炒白术 10g，土茯苓 15g，炙甘草 3g，生甘草 3g，杭白芍 10g，熟薏苡仁 15g，紫丹参 15g，鸡内金 5g，神曲 10g，黄精 12g，黄连 3g。7 剂。

二诊：口眼干燥已不显著，大便次数减少，日解 3~4 次，偶有下腹隐痛，面色无华，疲乏无力，胃纳一般，另诉近年来入冬则经常咳嗽，痰多，易于气短，动则气喘，舌质淡红有裂纹苔少，脉濡细，原法既效继进。

处方：太子参 15g，葛根 12g，白术 10g，土茯苓 15g，炙甘草 3g，生甘草 3g，紫丹参 15g，功劳叶 12g，鸡内金 5g，菟丝子 12g，黄精 15g，鸡血藤 12g。7 剂。

三诊：咳嗽气短减轻，胃纳尚好，大便溏软，次数续有减少，口干不甚，仍面色少华，气短疲乏，苔脉同前，治疗原法出入再进。上方去鸡内金、鸡血藤，加怀山药 15g，黄芪 15g。7 剂。

四诊：大便溏软改善，日解 2 次，疲乏气短已有减轻，面色欠华，胃纳增加，形体消瘦，目睑微浮，口不渴，眼不涩，舌质光滑苔薄，脉细，乃脾肾气虚，津布失常，治以益气运脾、补肾纳气、活血布津。

处方：炙黄芪 15g，太子参 15g，炒白术 10g，茯苓 15g，生甘草 3g，炙甘草 3g，葛根 12g，赤芍 10g，白芍 10g，丹参 12g，菟丝子 12g，神曲 10g，鸡内金 6g，补骨脂 10g。14 剂。

患者经上述治疗后，口眼干涩基本消失。长期腹泻得以缓解，复查血沉降至 34mm/h。WBC 升至 4.1×10^9/L。尿蛋白消失。两眼泪流量基本正常，左眼 14mm/5min，右眼 15mm/5min。

按语：《黄帝内经》云："燥胜必干。"刘完素补充病机十九条说："诸涩枯涸，干劲皴揭，皆属于燥。"然而医者多年临床观察到，不能囿于"燥必阴虚"之论而一味滋阴。其燥之为病除阴津耗伤外，亦有因于气虚，盖气虚则推动无力，血运受阻，布津之途障碍，有似阴虚燥胜之象。验之本例并非一派阴虚燥热之象，初见脾气亏虚之征，后见脾肾阳虚。一派阳气亏虚因而生燥之象。临床口干眼涩不显，而见一派气虚征象，如面容憔悴，气短疲乏，动则气喘，大便不干，反腹泻溏软等，故治疗不能一味养阴生津，而以益气运脾、补肾布津为法。方以七味白术散为代表，黄芪、太子参、白术、茯苓、炙甘草健脾益气，以期气旺津布。虽见脾肾阳虚，但药力中和，以菟丝子、补骨脂等温补阳气，而不用附子肉桂大辛大热之品，以免燥热伤津。气虚运血无力，瘀血乃生，故治兼活血化瘀，通畅脉络，药选丹参、鸡血藤、赤药等。本例采用益气温阳，活血润燥，非但未加重其燥，反助脾旺气充，血运津布。不见燥治燥，方能掌握本病的治法精髓。益气温阳法治疗干燥综合征，冀其气盛津流，燥邪自除，乃属该病的变法，辨证宜乎精细，需防用之不当反益助其燥。

〔王永炎. 中国现代名中医医案精粹（第六集）. 北京：人民卫生出版社，2010〕

十四、益气温阳、活血化瘀治雷诺病

颜某，女，59 岁，工人。2001 年 3 月 26 日初诊。

患者双手指苍白，肿胀，遇冷加剧 4 年余。曾多次到西医医院诊治，诊为"雷诺病""免疫力低下"等，服用多种西药（药名不详）效果不显。曾至某中医院服温肾中药，服后口腔出现溃疡，自行停止服药。有慢性结肠炎史，胃受凉后即胃脘不适。舌质淡，苔白薄，脉细。

西医诊断：雷诺病。

辨证：气损及阳，血脉瘀滞。

治法：益气温阳，活血化瘀。

处方：黄芪 15g，党参 15g，白术 12g，桂枝 12g，仙灵脾 15g，补骨脂 12g，巴戟天 12g，细辛 6g，枸杞子 12g，丹参 12g，川芎 12g，红花 9g，台乌 12g，甘草 9g。3 剂，每剂服 2 天。

二诊：4 月 2 日。双手肿胀减轻，表皮起皱，肤色转红。口腔溃疡好转，口已不痛。舌淡红，苔薄白，脉细。续服上方 3 剂。

三诊：4 月 9 日。双手轻度肿胀，表皮起皱，肤色微红，惟夜间梦多。舌淡红，苔薄白，脉细。前方加制何首乌 15g，合欢皮 12g。4 剂。

按语：本例病案西医诊断为雷诺病，为血管神经功能紊乱所引起的肢端小动脉痉挛性疾病，其辨证结合患者有双手指苍白、肿胀、遇冷加剧的特点，辨证为气损及阳，因气主温煦，气损及阳，则生内寒，阳气不能温煦四末，故双手指苍白，遇冷则内外合邪，病情加重，正如《素问·举痛论》说："寒气入经而稽迟，泣而不行，客于脉外则血少，客于脉中则气不通。"气为血帅，气虚推动无力，血脉运行不畅，肢端脉络阻滞，则肿胀；舌质淡、苔薄白也是气虚之象。其瘀血之征，主要从寒则收引，气血凝滞及久病入络两个方面来思考。故针对气损及阳、血脉瘀滞的病机，拟定益气温阳、活血化瘀的治法。方中以黄芪、党参、白术补益脾气；桂枝、仙灵脾、补骨脂、巴戟天、细辛、枸杞子补肾助阳，温通血脉；丹参、川芎、红花活血化瘀；台乌温中行气；甘草调和诸药。二诊时已初见成效，效不更方。三诊时加制首乌、合欢皮养血安神，以改善睡眠。

〔王永炎.中国现代名中医医案精粹（第六集）.北京：人民卫生出版社，2010〕

第七节 温阳法在儿科疾病中的应用

一、蠲饮涤痰、升降通阳治小儿哮喘

张某，女，10岁。1988年12月14日初诊。

咳哮气急胸憋痰鸣1周。患支气管哮喘6年，每年数发，以冬季为甚，用抗过敏、解痉、消炎、镇咳药无显效，脱敏治疗也告失败，发辄迁延数月不已。刻下：患儿面目微肿，口唇青紫，汗出发湿，胸膈憋闷莫可名状，痰之声可闻户外，咳逆甚时呼吸停止。纳差，口不干，夜不成寐，畏寒肢冷，溲少色清，舌淡润，苔白薄滑，脉弦滑数。

辨证：阳虚之体，胸阳不振，痰饮渍肺阻络。

治法：蠲饮涤痰，升降通阳。

处方：芫花2g，商陆3g，大黄3g，金沸草10g，蝉蜕10g，僵蚕10g，射干10g，麻黄3g，干姜3g，细辛4g，五味子3g，生姜5片。3剂。

二诊：药后二便通利，咳哮锐减，痰鸣声细，气息均匀，汗出止，肿腕。上方去商陆、大黄、麻黄，加桂枝10g，茯苓20g，附子3g，以增通阳化饮之效。5剂。

按语：中下阳虚，肾寒不纳气，脾湿胃滞，中焦壅满，肺无降路，清气郁滞，津液输布不利，化生痰浊，阻塞气道，而壅遏中气，肺胃升降失宜，肝火郁阻，胆降不利，化生相火，扰动上下，治疗当以暖肾纳气、温中蠲饮、通降阳气为治，辅以化痰平喘。

〔罗和古.儿科医案.北京：中国医药科技出版社，2004〕

二、温补肾阳治小儿遗尿

杜某，女，14岁。1973年夏初诊。

不足月产，素体瘦弱，易感时病，食量小，腰酸腿软，月经未潮，尿床已多年。舌质淡，白薄润苔，脉沉细弱。

辨证：肾气不足，膀胱虚冷。

治法：温补肾阳。

处方：鹿角霜250g，研极细末，每夜淡盐开水送服6g，服半个月，休息1星期，续服半个月，巩固疗效。

后随访，服药旬日遗尿即止，服药至1个月，食量大增，形体渐壮，月事已潮，遗尿症状愈。

按语：《诸病源候论》曰："遗尿者，此由膀胱有冷，不能约于水也。"膀胱与肾互为表里，肾为先天之本，主水，主二阴，司二便。肾阳亏虚，肾气不足，则膀胱气化失常，不能约束小便致发遗尿，故曰膀胱有冷者，实为肾阳虚也。

考鹿角霜乃鹿角熬胶后所遗之残渣，其性味咸温，咸能入肾，温能补虚助阳。《医学入门》曰："治五劳七伤羸瘦，补肾益气，固精壮阳，强骨髓"。此乃血肉有情之品，能添精养血，补脾益肾助阳，用治肾虚遗尿之疾，可取简、便、廉、验之效。

〔王永炎. 中国现代名中医医案精粹（第二集）. 北京：人民卫生出版社，2010〕

三、温肺化饮，佐以益气散结、温清并用治小儿百日咳

杨某，女，1岁。1976年10月初诊。

患儿父亲代诉：咳嗽半个月。每咳十多声，涕泪交流，直到呕吐痰涎或吐出食物才暂可止咳片刻，日夜不休，夜咳为甚。曾经某儿童医院治疗，多日服药无效，转请中医治疗。患儿咳已延半个月，面色浮亮晦暗，苔白腻，脉来滑数，指纹青而粗。

辨证：水饮内停，顿咳之候。

治法：温肺化饮，佐以益气散结，温清并用。

予海藏五饮汤加味，外贴膏药。综合治疗，较为合拍。

处方一：苍术4.5g，白术6g，法半夏6g，茯苓6g，川朴6g，

猪苓6g，前胡6g，泡参6g，桑白皮6g，陈皮3g，枳实3g，旋覆花6g（包煎），泽泻9g，桂枝1.5g，甘草1.5g。水煎2次，药汁混匀，每次30mL，3小时后再进。4剂。

处方二：伤湿止痛膏2张，剪半张外贴大椎、肺俞、风门穴，每次轮换贴二穴，严格控制外贴时间（冬季48小时，春秋36小时，夏24小时），取下膏药后，用浸煤油或汽油的纸徐擦贴膏药处。冬、春、秋季隔6小时贴1次，夏季隔8~10小时贴1次。不可贴时间过久或间隔时间太近，否则会引起皮肤瘙痒。

二诊：患儿服毕第二剂药，呕吐减轻大半；4剂后，仅干呕2次，阵咳略减，面色由浮亮而晦渐转红色。守上方去桑皮，加益母草15g，续进3剂，水煎如前，每次40mL，4小时后再进。

三诊：药后呕吐停止，咳嗽减轻大半，饮食尚可。家长不便煎药，要求停服煎剂。

处方：黄药子9g，冰糖10g（化水兑），7剂。

先用冷水浸泡黄药子20分钟，武火煎10分钟，取汁兑入冰糖水，分2次服。余药汁用凉开水冲兑，适当对冰糖水代茶服，日服5次。

健脾膏片1盒，照服药说明服用。

随访8个月，未再咳嗽。

按语：百日咳又名"顿咳""鹭鸶咳""疫咳"。因其咳时为阵发性连续咳嗽，故名为顿咳；每阵咳后，伴有鸡鸣样深吸气声，且颈项伸引，形如鹭鸶，故名为鹭鸶咳；疫咳，则说明本病具有传染性。本病经过一般分为初、中、末三期。其治法，初期一般宜于宣发肺气，使邪从外达；中期宜清燥润肺，以减轻病势；末期宜养阴清肺，以促进恢复。

本案例为百日咳中期阶段。患儿咳嗽半个月，迁延难愈。因小儿脾胃易为乳食所伤，失于健运，生湿成痰，痰浊饮邪阻遏气道，肺脾同病。治以健脾燥湿、化痰止咳，药用二陈汤合五苓散加减，疗效颇佳。

〔王永炎．中国现代名中医医案精粹（第二集）．北京：人民卫生出版社，2010〕

四、温潜治小儿惊厥

唐某，幼儿。

受惊，入寐惊惕，因汗多而小溲少，手足不温。予温潜法。此徐小圃先生法也。

处方：淡附片 5g，杭白芍 9g（炒），云苓 9g，煅牡蛎 18g（先煎），灵磁石 12g（先煎），山萸肉 6g，浮小麦 9g，细辛 1.8g，淡干姜 2.4g，炙甘草 3g，肉豆蔻 5g，生白术 9g。

按语：温潜法为上海儿科名中医徐小圃先生所创用。他从大量的实践中认识到：不少患儿由于禀赋不足或久病伤正，以致既具真阴不足之象，又有亡阳虚惫之征，出现脉软、肢冷、溺长或便溏、烦躁不宁，甚至彻夜不寐等现象。他认为温潜法可使水火阴阳复其常态，因此广泛应用于小儿内伤、温病及夏季热等病。此案因受惊后入夜惊惕，又出现手足不温等阳虚症状，故正合温潜之法。全方以附子温阳，磁石、牡蛎潜镇为主，因之得名。

〔王永炎．中国现代名中医医案精粹（第二集）．北京：人民卫生出版社，2010〕

五、温阳和中、冀退黄疸治胎黄

张某，女，57 天。1983 年 3 月 16 日初诊。

生后 2 周，肤黄目黄，肝脾大，住院 40 余日，症状转重。西医诊断为巨细胞包涵体病，伴肺炎。刻下：全身肤黄，面萎色暗，大便淡白，次数频多（日 3~4 次），小溲短少，腹满胀气，纳乳尚可，咳嗽息促，哭声低沉，舌苔薄润。

辨证：湿邪羁恋，气阳虚弱，病势不轻。

治法：温阳和中，冀退黄疸。

处方：茵陈 30g，干姜 2g，淡附片 2.4g，茯苓 9g，泽泻 9g，薏苡仁 10g，枳壳 4.5g，青皮 9g，归尾 6g，赤芍 6g，清甘草 3g。

嘱服药 3 剂，后二三诊原方出入又连服药 10 天。

四诊：3 月 30 日。黄疸减轻，面色转润，小溲通长，形神亦振。腹满胀气，按之稍硬，大便色白，酸臭次多，此胃动伤食也。但哭声已洪亮，舌苔薄润。气阳稍复，湿邪得泄，久病入络，中焦阻结，兹拟破气通瘀为主。

处方：茵陈 9g，干姜 2g，枳壳 6g，青皮 6g，木香 3g，大腹皮 9g，川楝子 9g，薏苡仁 10g，郁金 6g，三棱 4.5g，莪术 4.5g。6 剂。

本方药连服 1 个月余。

五诊：5 月 11 日。肤黄已淡，目黄尚有，肝脾仍大（肝肋下 2.5cm，质中；脾肋下 3cm，质软），腹满稍软，大便浅黄，小溲清长。邪恋血分，续以活血行瘀、搜剔通络。

处方：归尾 6g，赤芍 6g，青皮 6g，枳壳 6g，木香 3g，三棱 4.5g，莪术 4.5g，蟾皮 4.5g，金钱草 10g，人参鳖甲煎丸 3g（包）。7 剂。

此后目黄亦除，病情稳定，停用汤药，以人参鳖甲煎丸每日 3g 常服。至 8 月初复查，黄疸全退，大便如常，各项化验检查正常，但腹软稍满，肝脾略大。续服丸药，其后多次前来诊察，无异常发现，发育亦趋正常。

按语：患婴就诊之时，已呈面萎色暗，哭声低沉，病势十分严重，频感棘手。其气阳虚怠，非急投振阳温化之剂，难济万一。2 周后神活阳振，湿化面润，已见生机；然其气机一时未复，结滞不利，即改予温运通瘀。其后黄疸虽退，肝脾尚肿，盖因瘀滞日久，邪浊盘踞气血经络之间，殊非虫蚁搜剔，入络蚀血则难见功，药下患婴终于渐得痊安。

〔王永炎. 中国现代名中医医案精粹（第一集）. 北京：人民卫生出版社，2010〕

六、温阳健脾治小儿遗尿

翟某，男，10 岁。1995 年 12 月初诊。

自 3 周岁始遗尿，多时每夜 3 ~ 4 次，少时每夜 1 ~ 2 次。家长控制晚间饮水量及经中西药治疗均无效果。刻下：肢冷怕凉，全身乏力，纳食减少。体质虚弱，精神不振，舌淡，苔薄白，脉沉细无力。尿常规检查无异常。

辨证：脾肾阳虚。

治法：温阳健脾。

处方：桑桂鸡肝汤：桑螵蛸 20g，肉桂 20g，龙眼肉 10g，鲜鸡肝 7 具。以上 3 味中药加水 600mL，浸泡 1 小时后与鸡肝同煎，水开后文火煎 30 分钟。吃鸡肝汤，一次服完，隔 7 天 1 剂。

服药 1 剂后，遗尿次数明显减少，1 周内只遗尿 2 次。又服 1 剂后遗尿症状消失，饮食增加，随访 2 年未复发，生长发育良好。

按语：下元虚寒，肾气不足，脾肺气虚，膀胱失约是引起本病的主要原因。肾为先天之本，主水，藏真阴而寓元阳，下通于阴，司二便。肺主一身之气，通调水道。脾胃为后天之本，属中土，性喜燥恶湿而治水。当小儿肾气不足，下元虚冷，不能温养膀胱，及脾肺气虚，无权约束水道，膀胱气化失调，不能制约水道则为遗尿。桑桂鸡肝汤中桑螵蛸补肾固精止遗；肉桂温肾阳，助气化水；龙眼肉补心脾，助肺气，益气血；鲜鸡肝益脾健胃，补益气血。药味精良，温肾健脾，益气养血，固精缩尿。临床治疗效果佳，治愈率高。

〔罗和古 . 儿科医案 . 北京：中国医药科技出版社，2004〕

七、温阳利水、活血通络治小儿解颅

朱某，男，10 个月。

患儿进行性头颅增大 5 个月。头颅摄片示：颅骨变薄，骨缝分离。头颅 B 超提示：双侧脑室明显增宽，第 3 脑室扩大，脑中线偏移。诊为脑积水。刻下：头围 54cm，头皮光急，头发稀黄，前囟饱满 4.5cm × 4.5cm，目珠下沉呈"落日"状。面黄形瘦，舌淡，苔白厚腻。

辨证：脾肾阳虚，升降失调，窍络阻塞，水液内停。

治法：温阳利水，活血通络。

处方：补骨脂10g，当归10g，泽泻8g，车前子8g（包），茯苓15g，川牛膝7g，桃仁6g，桂枝6g，鸡内金6g，淫羊藿5g，巴戟天5g，红花4g。水煎服，每日1剂。

外用加味封囟散：生南星8g，白芷1g，蜂房10g，柏子仁30g。研末，猪胆汁调敷头顶，每周1次。

用药1周后，小便量多，精神好转。继用2个月，头围52cm，前囟平软，约3.0cm×3.5cm。原方去桃仁、车前子，加白术1g，陈皮8g，炒山药10g，继续内服。共治疗5个月，头围48cm，骨缝已闭，前囟2cm×2cm。能站立扶手行走。1年后随访，小儿发育、营养与同龄儿无异。

按语：本证为小儿解颅。《圣济总录》论曰："若肾气不足，则骨髓不充，年虽长大，头缝尚开，故名解颅，亦名囟解。"故该病多与肾相关，肾气不足，骨髓不充，且脾土不得真阳温润，水湿内停泛溢为患；肾虚则不能纳气，气无所根则清气不升，浊气不降，故见前囟饱满；肾脾分别为先天、后天之本，相互滋养，且脾统摄血液，脾肾阳虚则血行无力，气血生化乏源，窍络阻塞；故治疗当温阳利水，活血通络。以补骨脂、淫羊藿、巴戟天补肾助阳，祛风除湿；配以当归、牛膝、桃仁、红花活血通络；再合泽泻、车前子、茯苓利水通淋；再配以桂枝温经通阳。加味封囟散中白芷为足阳明胃经引经药，上至头两侧。李时珍曰："蜜之气味俱厚，故养脾。"故加蜂蜜可外封囟门时兼顾脾。

〔罗和古. 儿科医案. 北京：中国医药科技出版社，2004〕

八、温养脾肾治小儿惊风

梅某，男，1岁。

时当溽暑，起病寒热咳嗽吐乳。前医投发表、和解、消导等剂，症转日晡身热增高，手足抽搐，汗出口渴，喉中痰鸣，大便溏泄，小溲短赤，沉睡露睛，精神困乏。诊视指纹红细直贯命关，舌质红且干。身虽汗泄不止而大便不实，口虽渴而唇不焦，身虽热而汗则冷。

辨证：夏月伏阴在内，外现假象，内是虚热，脾肾之阳俱虚。

治法：温养脾肾。

处方：右归饮合异功散加减：熟地黄7g，山萸肉3g，枸杞子3g，当归身3g，山药3g，潞党参3g，土炒白术3g，云苓3g，酒炒杭芍3g，熟附子2g，上油桂1g，牡丹皮2g，陈皮2g，炙甘草2g。

二诊：热退汗敛，沉睡乃醒，喉中痰鸣减少，虚阳敛摄。原方去牡丹皮、附片，加砂仁1g。

三诊：痰嗽俱清，惟疲倦少气，吮乳觉累，脾元待复，治以甘温。按二诊方去熟地黄、山萸肉、当归、白芍、砂仁、油桂，加北黄芪3g（米炒）。

按语：惊风为儿科四大证之一，本案属中医"慢脾风"，此病名出自《小儿卫生总微论方》，实亦属慢惊范畴。《医宗金鉴》谓："慢脾风一证，多缘吐泻既久，脾气大伤，以致土虚不能生金，金弱不能制木，肝木强盛，惟脾是克，故曰脾风。"本案亦属脾肾虚寒，真阳外越。临床表现为假实热，真虚寒，其中冷汗、便溏、唇凉、露睛和纹红是虚寒的实质反映。李氏右归、异功二方加减以温阳益肾，健中敛汗，调和营卫，而诸症自平，后以甘温扶脾元而愈。

〔罗和古. 儿科医案. 北京：中国医药科技出版社，2004〕

九、温中散寒治小儿腹痛

李某，女，3岁余。

于2月间随母探亲，偶受大寒，由此得病。寒热往来，腹疼咳嗽，吐痰日多，至5月肉脱骨立，卧床不起，饮食大减，服某医药无效。六脉沉紧，重取微滑，此乃大寒集于肠胃，非温中散寒元气何从而复。

处方：附子 6g，油桂 5g，白术 10g，炙甘草 6g，炮姜 10g，荆芥子 7g，丁香 2g，破故纸 7g，半夏 6g，砂仁 5g，党参 6g，巴戟天 10g，礞石 6g。

煎后早晨服下，至晚腹疼咳嗽略减，又服 2 剂，寒热已去，饮食渐进，共服 7 剂，渐收全功。又调养月余，方能步行。

按语：本证为小儿腹痛。《诸病源候论·小儿杂病诸候·腹痛候》曰："小儿腹痛，多由冷热不调，冷热之气与脏腑相击，故痛也。"患儿感受大寒，寒为阴邪，主收引，寒凝则气滞，以致经络不通，气血不畅而发生腹痛，寒邪袭表，正邪交争，犯肺，肺气上逆，则见发热、咳嗽吐痰。寒入里集于肠胃，中阳受寒，气血不行，故见肉脱骨立、饮食大减等。当温中散寒，理气止痛，予桂附汤。《本草正义》载："附子为通十二经纯阳之要药……果有真寒，无不所治。"故予附子散寒，配伍肉桂，补火助阳，散寒止痛；加破故纸、巴戟天补肾助阳。白术、炮姜、丁香等补益脾胃，温阳益气；半夏、礞石降逆化痰止咳；诸药相伍，寒邪得温而散，气血畅行，故腹痛缓解。

〔罗和古. 儿科医案. 北京：中国医药科技出版社，2004〕

十、温中补虚、和里缓急治疗小儿腹痛

陈某，男，7 岁。1987 年 8 月 12 日初诊。

2 年来腹痛反复发作，经服中西药均不见好转。刻下：患儿呈疼痛面容，面色少华，形体消瘦，精神倦怠，腹软无包块，肝脾未扪及，四肢清冷，时痛时止，发作时呻吟，痛处喜按，得温则舒，时有吐酸，不思饮食，大便稀，舌淡苔白，脉细弱。大便、血常规检查，X 线钡餐透视，B 超检查均正常。

辨证：中焦虚寒。

治法：温中补虚，和里缓急，健脾扶正。

处方：炒白术 30g，桂枝 6g，细辛 6g，黄芪 20g，甘草 5g，大枣 6 枚，生姜 3 片，水煎，分 2 次服，每日 1 剂。

服 3 剂后诸症大减，为巩固疗效再进 3 剂而痊愈，随访至今

未复发。

按语：本方病证因中焦虚寒，肝脾失和，化源不足所致。症虽不同，病本则一，总由中焦虚寒所致。治当温中补虚而兼养阴，和里缓急而能止痛。王子接《绛雪园古方选注》卷上云："建中者，建中气也。名之曰小者，酸甘缓中，仅能建中焦营气也……今建中汤是桂枝佐芍药，义偏重于酸甘，专和血脉之阴。芍药、甘草有戊己相须之妙，胶饴为稼穑之甘，桂枝为阳木，有甲己化土之义。使以姜、枣助脾与胃行津液者，血脉中之柔阳，皆出于胃也。"六药合用，温中补虚缓急之中，蕴有柔肝理脾、益阴和阳之意，用之可使中气强健，阴阳气血生化有源，故腹痛得以治愈。

〔罗和古. 儿科医案. 北京：中国医药科技出版社，2004〕

第八节　温阳法在妇科疾病中的应用

一、化瘀通经、温宫散寒治闭经

邓某，女，35 岁，农民。

月事来潮方 1 日，因在田间劳动，突遇暴雨，月水即停，嗣后腹痛而胀，腰酸腿软，纳谷欠香，月事届期而未行，苔白，脉涩。

辨证：湿闭滞胞络，瘀血内阻。

治法：化瘀通经，温宫散寒。

处方：土鳖虫 10g，全当归 10g，五灵脂 10g，桃仁 10g，红花 10g，艾叶 10g，制大黄 5g，肉桂 4g。5 剂。

药服 4 剂，经即行，嘱晨服逍遥丸，晚服归脾丸以调理善后。

按语：《素问·评热病论》曰："月事不来者，胞脉闭也。"患者月事来潮遇雨，寒湿侵袭机体，寒湿属阴邪，寒主收引，易伤阳气，湿性重浊，寒湿闭阻胞络，血行不畅，故产生月水即停、脉涩等瘀血内阻之象。患者嗣后，肾气亏虚，故腰酸腿软，纳谷欠香，月事届期而未行。治疗当宜化瘀通经，温宫散寒。故以土鳖虫、桃仁、制大黄同用破瘀逐血，治疗血瘀经闭、产后瘀血腹痛之症；以五灵脂、红花活血化瘀，全当归补气活血，加之艾叶温经脉、逐寒湿、止冷痛，配以肉桂补火助阳、散寒止痛、温经通脉；诸药相伍，化瘀通经，温宫散寒，使寒湿得以温煦，使瘀血得以祛除，血行通畅，故血行经下，闭经可治。后服逍遥丸疏肝健脾，归脾丸益气补脾、调理脾胃。

〔朱良春．朱良春用药经验集．长沙：湖南科学技术出版社，2007〕

二、活血通经、温暖下元、缓急止痛治行经腿痛

勇某，女，39 岁。1997 年 1 月 19 日初诊。

自 7 年前，每次行经，左腿冷痛难忍，痛彻骨髓，必服止痛药方能缓解，久治未愈。昨日左腿又开始冷痛，预示月经来潮。妇科检查：基本正常。B 超示：左侧附件炎。舌红暗苔薄白，脉沉涩，左腿触之冰冷。

辨证：下元虚寒、脉络凝滞。

治法：活血通经，温暖下元，缓急止痛。

处方：桂枝 10g，白芍 20g，当归 15g，川芎 10g，红花 10g，桃仁 10g，乳香 10g，没药 10g，鸡血藤 30g，伸筋草 30g，细辛 3g，附子 6g，丹参 30g，4 剂。水蛭胶囊 10 粒（每粒含生药 0.3g），水送服。

二诊：2 月 25 日。服药之后，痛即缓解，本次月经，未服止痛药。嘱其下次月经前期再服药，连服 3 个月经周期。

后期随访，如法服药后，7 年之顽疾，未再发作。

按语：《圣济总录》论曰："下焦如渎，其气起于胃下脘，别回肠，注于膀胱。主出而不内以传导也，其气虚寒，则津液不固，大小便利不止，少腹痛，不欲闻人语，治宜温之。"本案中，因血遇温则行，遇寒则凝，导致下元络脉凝滞，不通则痛；行经之前与时，气血动则耗气伤阳，则下元虚寒更甚，故月经来潮前

与月经时，大腿痛甚。治当血通经，温暖下元，缓急止痛。方中桂枝、附子、细辛温通下元；当归、川芎、桃仁、鸡血藤、丹参补血活血，祛瘀通络止痛；乳香没药活血散瘀，消肿止痛；鸡血藤、水蛭祛风散寒，除湿消肿，舒筋活络；全方合用，疗效颇著。

〔王永炎. 中国现代名中医医案精粹（第五集）. 北京：人民卫生出版社，2010〕

三、健脾温中养肝肾治痛经

案例一

安某，女，25 岁，已婚。1960 年 4 月 4 日初诊。

于 17 岁开始每于经前数日即感脐腹滞痛时作，1959 年以来每次经行发展到疼痛难忍，剧时厥不知人，而今尤甚，每月痛经发作须由同学抬送医院急救，故只好休学求治。每于经前 3～4 日少腹部绞痛，喜温喜按，而重按又感不舒，痛剧则晕厥肢逆，经色淡而不畅有血块，腰骶痛楚，便溏纳呆，头晕痛。诊时距经期尚有 10 日。患者面色萎黄不泽，精神疲惫，苔白偏腻，尖质偏绛，脉沉弦偏缓。

辨证：虚寒型之经前腹痛。

处方：当归 10g，川芎 6g，桂心 6g，莪术 10g，牡丹皮 6g，党参 10g，干姜 10g，怀牛膝 6g，赤芍 12g，盐附片 6g，六一散 10g，3 剂。

依据上方化裁，相继共诊 14 次，至 8 月 17 日复诊，恰值月经应时而至，仅脐腹区感寒凉，无明显腹痛反应，有少量小血块，腰骶痛楚亦减。以陈氏温经汤去人参，加干姜、五灵脂、小茴香，继服 3 剂。

二诊：8 月 29 日。患者精神极佳，初露笑容，体力大增，即日将回北京复学。仍予陈氏温经汤去人参，加失笑散、干姜、小茴香。嘱其经前 1～2 日及经潮之时服药 3～4 剂，以防痛经再发。

案例二

李某，女，24 岁。1963 年 7 月 24 日初诊。

近 3 年来每逢经水来潮前 2~3 日，少腹部即感寒凉滞坠，经血一见少腹即开始疼痛难忍，喜按喜温，经色淡有少量小血块，腰痛楚，便溏纳呆，肢逆神疲，素有头晕，心悸烦满，经期尤剧。患者面色不华，苔白少津，脉虚濡左关尺沉缓无力。诊时距经期尚有 20 日。

辨证：虚寒之经潮腹痛。

治法：健脾温中养肝肾。

处方：缺。

诊治 2 次，药进 6 剂，头晕心悸颇缓解。8 月 15 日三诊时，少腹部寒凉滞坠、腰楚带多便溏等症表现明显，苔白脉濡缓尺沉，已值经潮之征兆，故予温经散寒、调理冲任为治。大温经汤去半夏、阿胶，加桃仁，生姜易干姜。

处方：当归 10g，川芎 6g，白芍 10g，吴茱萸 5g，桂枝 6g，党参 10g，干姜 12g，酒桃仁 6g，寸冬 10g，牡丹皮 10g，炙甘草 6g，3 剂

相继又诊 3 次，药进 9 剂，患者于 9 月 12 日又诊，自述月经超前 3 日而潮，经前腹凉滞坠及经潮腹痛难忍之症状已基本消失，现仅少腹部微感不和，经色淡有极微量小血块（已近经净期），大便仍溏，苔白脉沉缓。仍予大温经汤去半夏、阿胶，加白术、山药，生姜易干姜等健运中焦之品，并嘱其节饮食、慎激动以善其后。从此月信正常，痛经治愈。

按语：《诸病源候论》云："妇人月水来腹痛者，由劳伤气血，以致体虚，受风冷之气客于胞络，损伤冲任之脉。"对于痛经的治疗，既不能为前人"实痛多痛于未行之前……虚痛者痛于既行之后"的理论所限制，更不可被本文中所述的 2 个案例所约束。痛经的治疗原则应在"辨证求因"的前提下，针对主要病因进行治疗。中医认为痛的原因为"不通则痛"和"不荣则通"。上述案例中患者均因虚寒所致痛经，故当以温养之法，两方均以

当归、牡丹皮活血化瘀，党参补气健脾，干姜温胃散寒，川芎行气，前者用桂心、盐附片，温阳力强，配伍莪术、怀牛膝、赤芍等活血，后者配伍白芍、吴茱萸、桂枝、酒桃仁、寸冬、炙甘草，重在健脾温中养肝肾。

〔王永炎. 中国现代名中医医案精粹（第一集）. 北京：人民卫生出版社，2010〕

四、散寒温经治崩漏

于某，女，51 岁。

患者因间歇性阴道流血 7 个月，伴经前寒冷，曾在某妇产医院做诊断性刮宫，确诊为"子宫内膜炎"。因拒绝手术治疗而来中医门诊求治。刻下：头昏头痛，神疲肢冷，呃逆心慌，眠食俱差，大便数日 1 行，溺频而白带如注。经血淋漓不尽，脉象虚弱无力，舌质淡胖，苔白滑。

辨证：脾肾虚寒。

治法：散寒温经。

方用二陈、四君加枳、朴、姜、桂、砂仁、丁香、大枣。

连服药 12 剂，纳增呃止，肢体转温，经血不流。旬日后复诊，又有少量流血，仍感头昏。乃改用温经汤原方，又连服药 27 剂，停药则又有少量经血。细思其故，盖因结婚过早，生育过多（曾足月生产 14 胎，尚存子女 9 人，最小者方 4 岁），克伤气血，脾肾两亏，冲任皆虚。遂于温经汤原方去川芎、牡丹皮、麦冬、法半夏，加鹿角胶、黄芪、附片、山茱萸、黑故纸、白术、茯苓，连服未断。3 个月之后，精神健旺，诸症如失，天癸绝矣。

按语：本例主要由于脾肾虚寒、气血两亏进而导致冲任不固，不能制约经血，属崩漏范畴。《妇科经论》云："崩宜理气，降火，升提；漏宜滋阴养气养血，或兼制火。"张仲景所创温经汤原主妇人年五十所，下血数十日不止，为冲任不固、气血两亏而设，为治妇人杂病之方。本例因生育过多，脾肾冲任亏虚，兼之脾肾虚寒。单用原方，亏虚之证不得补益，故不克收功。方中加用大剂温补，补脾益气以助生血之源，温经活血而除崩漏之根。虽遵用经方而亦贵增损。

〔王永炎. 中国现代名中医医案精粹. （第一集）. 北京：人民卫生出版社，2010〕

五、疏肝益肾、温经散寒治不孕

张某，女，成人，已婚。1971年6月23日初诊。

结婚4年未孕。月经后期，40～50天1次。平素腰腹寒痛，经前乳房作胀。本月月经6月2日来潮。舌苔淡黄腻中剥，脉象沉细。

辨证：肝郁肾虚，寒气凝滞。

治法：疏肝益肾，温经散寒。

处方：当归12g，茯苓12g，青皮6g，橘皮6g，制香附6g，旋覆花9g（包），艾叶6g，狗脊12g，桑寄生12g，牛膝9g，益母草12g，8剂。

另：艾附暖宫丸20丸，早晚各服1丸。

二诊：7月5日。头晕腰痛，泛恶纳差。舌苔淡黄腻尖刺，脉沉细滑。此属肾虚肝旺、脾胃不和，治以疏肝益肾、健脾和胃，佐以活血调经。

处方：党参12g，茯神12g，青皮6g，橘皮6g，旋覆花9g（包），山药12g，川断12g，桑寄生12g，灯芯3g，白芍9g，16剂。

另：益红片200片，每日3次，每次10片（院内制剂，附方于后）。

三诊：12月31日。月经于7月28日和9月16日来潮2次；末次月经11月16日，量中等；腹痛乳胀，泛恶纳差。舌苔薄黄尖红，脉象细滑。肝胃不和，肾阴又虚。拟以疏肝和胃，佐以益肾。

处方：柴胡6g，制香附6g，橘皮6g，姜竹茹9g，黄芩9g，桑寄生15g，生地黄12g，菟丝子9g，3剂。

四诊：1972 年 1 月 3 日。月经 1 个月余未至，口淡无味，喜酸厌油，乳房作胀。舌苔薄黄，脉滑。尿妊娠试验：阳性，现已怀孕。治再理气和胃，佐以益肾。

处方：生地黄 12g，黄芩 6g，桑寄生 15g，苎麻根 12g，姜竹茹 9g，橘皮 6g，川断 12g，苏梗 6g，旋覆花 6g（包）。3 剂。

以后继续调理，于 1972 年 8 月正常分娩。

按语：此例月经后期，腰痛腹冷喜热，属于肾阳虚而胞宫寒，《女科经纶》去："妇人不孕属风寒袭于子宫……虚则风寒乘袭子宫，则绝孕无子。非得温暖药，则无以去风寒而资化育之妙，惟用辛温剂，加引经至下焦，走肾及心胞，散风寒，暖子宫为要也。"经前乳胀，经期下腹胀痛，属于肝经气滞。《傅青主女科》中也提到："肝木不舒，克于脾土，而滞塞脾土之气……必不能通冲任而达带脉……带脉之气既塞，则胞胎之门必闭。"故当"疏其气血令其调达而致和平"（《素问·至真要大论》），主要病因在于肝肾，由于肝郁气滞，气滞则血亦滞，复以肾气虚而命火衰，不能温养冲任，致寒气凝滞，以疏肝益肾、温经散寒为治。以后随症加减，以使肾气充盈，肝气条达，气血通畅，胞宫得暖，月经得调，故能受孕。

附：益红片方

【组成】益母草 240g，牛膝 90g，茜草 60g，泽兰 120g，红花 60g，川芎 60g。制服法：上药共为末，制成片剂，每次服 10 片，每日早晚各服 1 次。

【功能】调经化瘀。

〔王永炎. 中国现代名中医医案精粹（第二集）. 北京：人民卫生出版社，2010〕

六、通补奇经、固任束带治带下清稀

张某，女，53 岁，工人。

腰痛如折，带下频多，质如稀水，面黄形瘦，体倦乏力，脉细、尺弱，苔薄白，舌质淡。曾服补脾化湿及固涩束带之品，多剂罔效。

辨证：肾阳不足，累及奇经。

治法：通补奇经，固任束带。

处方：露蜂房 10g，全当归 10g，云茯苓 10g，巴戟天 10g，鹿角霜 12g，绵杜仲 12g，菟丝子 12g，小茴香 6g，怀山药 15g。

连进 5 剂，带下即止。嘱再服 5 剂，以巩固疗效。

按语：朱老认为："带下清稀，乃肾气不足，累及奇经，带脉失束，任脉不固，湿浊下注所致。利湿泄浊之品，仅能治标；而温煦肾阳，升固奇经，才是治本之图。"露蜂房不仅有祛风攻毒作用，而且有益肾温阳之功，治清稀之带下为朱老之创获。朱老用蜂房，伍以鹿角霜、小茴香等通补奇经之品，即是此意。杜仲、菟丝子以固本，小茴香通补奇经、固摄肾督，茯苓、怀山药补脾利湿，治疗阳虚水带疗效相得益彰。以温为主，温中寓养，同收著效。

〔朱良春．朱良春用药经验集．长沙：湖南科学技术出版社，2007〕

七、温经散寒、活血化瘀、利水消肿治痛经

江某，女，42 岁。1987 年 9 月 24 日初诊。

曾患"肝炎"，现已痊愈，但右下腹部经前疼痛明显，经期手足肿胀，腰带增宽 6cm，痛经剧烈，经后逐渐缓解，经量一般初暗淡，中间色红有血块，以后又暗淡，食欲差，饭后腹胀，口苦，眠差多梦，大小便均正常。妇科检查，右下腹可触及包块，边缘清楚，诊断为月经先期、右侧附件炎。舌质淡，舌苔薄腻，脉沉弦。

辨证：冲任虚寒，瘀血阻滞。

治法：温经散寒，活血化瘀，利水消肿。

处方：艾叶 10g，香附 10g，生地黄 15g，当归 10g，川芎 8g，赤芍 10g，官桂 6g，牡丹皮 8g，益母草 10g，五灵脂 10g，苍术 15g，茯苓 15g（连皮），7 剂。

二诊：10月27日。患者初服时右下腹疼痛明显，但继续服药则疼痛减轻，包块明显消退，月经颜色红而无血块，饮食好转，饭后腹胀，口苦，手足肿胀均有好转，舌质淡，舌苔薄白，脉沉细。患者已服上方28剂，要求再服。上方加川楝子10g，焦山楂10g。

三诊：11月27日。服药后诸症基本消退，包块已摸不到，本次月经来潮，未再痛经。上方7剂，炼蜜为丸，每丸重10g，每日2丸，连服3个月以巩固疗效。

按语：此患者为"痛经"，证属虚实寒热夹杂，故非纯用祛瘀之法所宜，当以温经散寒与养血祛瘀并用，使血得温则行，血行瘀消，诸症可愈。方中艾叶、官桂为君，温经散寒，通利血脉；当归、川芎、生地黄、赤芍活血祛瘀，养血调经；牡丹皮、五灵脂、益母草祛瘀通经，共为臣药；香附理气解郁，调经止痛为佐药，正如李时珍曾称此药为"气病之总司，女科之主帅"；同时佐以连皮茯苓利水渗湿，苍术燥湿健脾，官桂与茯苓配合共奏温阳化气利水之功。二诊加入川楝子、焦山楂，既可疏肝解郁、消食开胃，又可消积导滞，以配合活血化瘀药物，消散包块。本证虽有包块，但未用破血散结之辛温走窜之品而包块亦消，因患者月经不调，痛经为甚，经调则痛消，痛消则结散，如不养血活血祛瘀调经而用辛温燥烈之品，只会耗伤阴血，则结愈坚硬难消，徒伤正气。此人水肿为血瘀经脉不通之水肿，血行则水行，不需大量利水，经调则水肿自消，故用连皮茯苓、苍术稍佐之，则水肿很快消退。从此例可以看出，只要抓住主证，不要急功近利，反而使症状很快消退，包块虽在，但经调则块消，疗效显著。

〔王永炎．中国现代名中医医案精粹（第六集）．北京：人民卫生出版社，2010〕

八、温经散寒、养血祛瘀治痛经

张某，女，24岁，未婚。1985年7月2日初诊。

18岁月经初潮，每次经期小腹疼痛，恶冷，喜热敷，痛甚则呕，经潮2天后则痛渐缓，量少色暗红；每当经潮疼痛不能上班。平素腰酸耳鸣，倦怠无力，纳少便秘。月经周期为28~40天，经期3天，末次月经6月26日。脉沉弦软（80次/分），舌红苔灰。

辨证：阳虚胞寒，血虚血瘀。

治法：温经散寒，养血祛瘀。

处方：温经汤加减：当归9g，白芍9g，肉桂6g，党参15g，干姜2g，吴茱萸9g，川芎9g，甘草3g，麦冬9g，牡丹皮9g，柴胡9g，益母草15g，阿胶9g，半夏9g，5剂。

3个月后随访，患者服上方药5剂后，7月27日经潮时，无任何感觉，精神好转。后又来潮2次，只推后1天，仅轻度不适而已。

按语：《景岳全书·妇人规》云："经行腹痛，证有虚实。实者或因寒滞，或因血滞，或因气滞，或因热滞；虚者有因血虚，有因气虚。""凡妇人经行作痛，夹虚者多，全实者少。"尤其是原发性痛经，往往实中有虚，虚中夹实。本例患者胞脉失于温煦，寒凝血瘀，脉络拘急，故小腹剧痛，恶寒而喜热敷，经量少，色暗红。寒阻冲任，冲气上逆，故痛甚则呕。均因肾阳不足，血虚血瘀所致。《金匮要略》温经汤具温中寓养、温中寓通、气血双补、肝脾兼调之特点，功擅温经散寒、养血祛瘀，为对证良方，为妇科调经之要方，又选加益母草、柴胡开郁调经，故疗效显著。

〔王永炎.中国现代名中医医案精粹（第二集）.北京：人民卫生出版社，2010〕

九、温经助阳、化瘀止痛治痛经

陈某，女，33岁，干部，已婚。

经行腹痛3年，呈进行性加剧。初潮13岁，5~7/25~30日，量一般偏少，色红，有血块，腹痛在经前1~2天就开始，以小腹胀痛为主，至行经期加剧，近年来疼痛有增无减，呈进行性。26 岁结婚，1－0－1－1。上节育环后 3 年又取出，病起 3 年前人工流产后疼痛发作，并逐渐加重。妇科检查：子宫增大，质地较硬。B 超探查：子宫腺肌症。经前期伴见头昏腰酸，胸闷烦躁，乳房胀痛，夜寐欠佳，带下不多，小腹作胀，经行略有先期，经行第 2～3 天量多，色紫红，有较大血块，行经时疼痛剧烈，呈坠痛状，有冷感、腰俞酸楚等症。刻下：正值经前期，腰酸小腹胀痛已见，胸闷烦躁，乳胀等，测量 BBT 高温相不稳定，脉象细弦，舌质偏红边紫。

西医诊断：子宫内膜异位性痛经。

辨证：肾虚阳弱，瘀结成癥。

治法：温经助阳，化瘀止痛。

处方：内异止痛汤加减：炒当归 10g，赤芍 10g，钩藤 15g，紫贝齿 10g（先煎），五灵脂 12g，广木香 9g，延胡 12g，肉桂 5g（后下），琥珀粉 1.5g（分吞），全蝎粉 1.5g（分吞），7 剂。

二诊：上药服 7 剂后，经行腹痛有所减轻，但值此经间排卵期，已有锦丝状带下，腰俞酸楚，脉细，舌质淡红，从经间期论治，予以补肾促排卵汤合消癥散。

处方：丹参 10g，赤芍 10g，白芍 10g，怀山药 10g，熟地黄 10g，炒牡丹皮 10g，茯苓 9g，川断 10g，菟丝子 10g，鹿角片 12g（先煎），五灵脂 10g，石打穿 10g，生山楂 12g，10 剂。

上方在服用后，至经前期，再加入土鳖虫 6g，炒柴胡 5g，同时兼服越鞠丸、桂枝茯苓丸，行经期再服内异止痛汤，前后治疗 5 个月经周期，基本上控制疼痛。

按语：该证属中医之血瘕。"不通则痛"，患者以小腹胀痛为主。肾阳为真阳，肾阳虚弱，则见头昏腰酸，小腹作胀，行经时疼痛剧烈，呈坠痛状，有冷感，腰俞酸楚等寒象。肾阳虚，则阳气虚衰，无力推动血行，则经行第 2～3 天量多，色紫红，有较大血块，见胸闷烦躁、乳胀等瘀结成癥之症。治疗当以温经助阳，化瘀止痛之法。《本草纲目》载："延胡索，能行血中气滞，气中血滞，故专治一身上下诸痛。"本方用延胡与炒当归、赤芍、五灵脂补气活血，化瘀止痛；钩藤、紫贝齿、全蝎粉平肝潜阳，息风止痛；配以琥珀粉，镇惊安神，活血散瘀，以助睡眠；肉桂补火助阳，温经散寒；加之广木香行气止痛，芳香化湿；诸药相伍，活血消瘕，血瘕则血畅，肾阳温则气通，故痛经可治。

〔王永炎. 中国现代名中医医案精粹（第六集）. 北京：人民卫生出版社，2010〕

十、温阳解郁、逐瘀脱膜治痛经

张某，女，24 岁，已婚，职员。

患者经行腹痛已 10 年。月经初潮 13 岁，3～5/30 日，量一般，有时偏少，偶尔偏多，色红或紫，有血块，夹有腐肉状血块。初潮 1 年后即患痛经，据述痛经的发生与经行淋冷雨有关，近 2 年来疼痛剧烈，常致昏厥，平时白带较多。妇科检查：子宫略小，余无异常。B 超探查亦发现子宫偏小，测量 BBT 示低温相偏低，高温相欠稳定。形体稍胖，面色略显苍白，平时常感腰酸肢冷，经前常有胸闷烦躁，轻度乳房胀痛，经行第一天，量少，色暗，或有血块，小腹疼痛十分剧烈，甚则昏厥，经行时少时多，色紫暗，有大片腐肉状血块，迭经中西医药治疗，效果欠佳。

痛经由来已久，近年疼痛剧烈，常致昏厥。而且以第 2 天为主，或伴有量多，此刻又将经行，小腹已见胀痛，胸闷烦躁，腰俞酸楚，脉象细弦，舌质淡紫，苔质白腻。

辨证：阳虚肝郁，血瘀轻重。

治法：温阳解郁，逐瘀脱膜。

处方：逐瘀脱膜汤加减：炒当归 10g，赤芍 10g，白芍 10g，广木香 9g，延胡索 12g，川断 10g，钩藤 15g，肉桂 5g（后下），炒枳壳 9g，益母草 30g，五灵脂 10g，茯苓 12g。5 剂。

二诊：服药 5 剂。经行 5 天净，此次经行腹痛虽有所好转，但疼痛依然剧烈，行经时大便偏溏，腰俞酸楚，经量有所增多，腐肉状血块仍较大较多，兹从经后期论治，予以健脾补肾，方取参苓白术散进退。

处方：太子参 15g，炒白术 10g，茯苓 10g，怀山药 10g，山萸肉 6g，白芍 10g，炒丹皮 10g，炒川断 10g，寄生 10g，怀牛膝 9g，菟丝子 9g。7 剂。

三诊：又值经前期，稍有乳胀，伴有腰酸，带下色白，质浓，但患者所苦痛经剧烈，要求根治痛经。再三推敲，亦再三细询患者，其疼痛剧烈时有如整个小腹吸进去的状态，按此，笔者认为此是一种子宫痉挛性收缩的表现，亦即中医学中的"寒主收引"，热胀寒缩的现象。脉象细弦，舌质淡红，苔白腻，不得不转予大剂量温阳祛寒、止痉和络，方取温经汤、止痉散等加减之。

处方：制附片 9g，肉桂 5g（后下），炒当归 12g，赤芍 12g，白芍 12g，全蝎 5g，蜈蚣 2 条，煨葛根 12g，川牛膝 10g，广木香 9g，延胡索 10g，川续断 10g，炙桂枝 9g，益母草 15g。5 剂。

药服 1 剂，月经即来潮，来潮后，上药日服 3 次，每日 1 剂半，服药后腹痛大减，仅感小腹隐隐作痛，经量中等，色转红，有小血块，腐肉样血块亦转少，大便亦趋于正常。

按语：痛经病位在子宫、冲任，以"不通则痛"或"不荣则痛"为主要病机。痛经多瘀，而膜样血瘀，涉及痰湿脂膜，其根本原因还在于肾阳不足。中医也有"久痛入络、久病必瘀"之说，因此治疗以温阳逐瘀为大法。考量本案中患者痛经的性质、时间、程度等，患者强调疼痛在经行第 2 天，整个小腹如被强大的吸力所吸进去，伴有形寒肢冷，昏厥等表现，推敲再三，此是子宫强烈痉挛状收缩的表现，与"寒主收引"有关，治宜温阳祛寒。同时久病必瘀，血瘀要化，故予温经汤缓解痉挛，加入止痉散。同时着重经前期、经间期温肾助阳，得能稳固疗效。合而用之，故能收到满意的止痛效果。

〔王永炎. 中国现代名中医医案精粹（第六集）. 北京：人民卫生出版社，2010〕

十一、温阳益气摄血治崩漏

杨某,36 岁,农民。1988 年 8 月 3 日初诊。

因经行暴下如注就诊。婚前月经基本正常,结婚 16 年,共生 3 子,3 次怀孕生产均因家庭经济困难,未曾好好调养将息,生第二胎时,因大出血抢救脱险,得以保全性命,此后月经量即明显增多,且周期延长,但无力就医服药,而且还得坚持农事及家务劳动。近 2 年来,每次行经第二三天血出如注如涌,自觉头晕眼花,体力不支,再也无法从事任何劳作,惟静卧以待经行结束后才能慢慢恢复体力。曾服民间验方:生地黄、藕节取汁冲服侧柏叶灰,毫无效果,转增小腹胀痛,脘痞纳呆,半年前也曾求中西医治疗,中医连更 3 医,所服都是清热止血方药,病情日益加重。西医打针(具体药物不详,可能属雌激素、孕激素类)有效,疗效不能持久,逾月又发。

诊查:月经周期长 12 ~ 14 天,前 3 日经量较多,经色瘀暗,有块,后渐渐清淡如血水,经期头晕眼花,心累气短,动则尤甚,饮食、二便正常,今经行 12 日,仍下注不止;望诊:面色苍黄黧黑,满脸皱纹,口唇苍白,目光暗然,表情淡漠,精神萎顿,舌淡而痿软,苔薄黄少津;切诊:六脉皆弱。

诊断:崩漏。

辨证:阳气虚衰,血失所统。

治法:温阳益气摄血。

处方:升麻 10g,柴胡 10g,红参 20g,白术 20g,黄芪 50g,当归 10g,炮姜炭 10g,血余炭 20g,陈棕炭 20g,炙甘草 10g,三七粉 5g(冲服)。

时有老师同仁在侧,书方甫就,即暗扯老师衣角,附耳提示:盛夏炎天,大出血证,投温热涵乎!老师沉吟片刻,再次望舌切脉,然后仍以上方,嘱水煎暂服 1 剂,以观进退。首服半小时左右,出血即明显减少,不尽剂血止。嘱原方再进 1 剂。

二诊:精神大有改善,说话时语音较前清晰有力,六脉亦较前明显有神，大便不燥不秘而较前更成条理；小便不热不涩而较前量多清澈。虑及该患者经济十分困难，改汤剂为散剂应更为省钱省事。前方去升麻、柴胡、血余炭、陈棕炭，加炒杜仲、炒续断、炒怀山药各 20g，共为细末，每次 5g，每天 3 次，饭后半小时米饮冲服，以善后调理。5 剂为 1 个疗程，连服 3 个疗程。追访年余，未再复发。

按语：唐容川的《血证论》中提出："古名崩中，谓血乃中州脾土所统摄，脾不摄血，是以崩溃，名曰崩中，示人治崩必治中州也。"《薛氏医案·血崩治法》又云："崩之为患，因脾胃虚损，不能摄血归原。"气为血帅，气虚则血失所统而流散不止。本案患者表情淡漠，精神萎顿，六脉皆弱，舌淡而痿软苔薄，表明精血亏损，气随血耗，阳陷入阴的本质。明代医家赵献可所论："有形之血不能速生，无形之气所当急固。"故以峻剂益气扶阳，挽散亡颓败之势，恰是阳虚气弱之出血的根本大法。善后以去止血剂增平补脾肾之品，既助先后天之本，又可固守下元，精能化血。

〔王永炎. 中国现代名中医医案精粹（第六集）. 北京：人民卫生出版社，2010〕

十二、益气温阳、调和营卫治产后自汗、盗汗

于某，女，25 岁，已婚。2002 年 12 月 11 日初诊。

产后 2 个月，恶露尚未全净，昨日去理发店洗头时理发师误用冷水冲其头，当即感畏寒身冷，头痛不舒；去某医院就诊，予服泰诺片，静脉滴注参麦针。当晚不论醒寐均大汗淋漓，手足冰冷，身寒不温。刻下：时值冬季，面部及全身大汗淋漓不断，毛巾拭之即出，片刻毛巾及内衣湿透。伴精神恍惚，面色苍白，气短懒言。脉沉细，舌淡红，苔薄。

辨证：气虚阳弱，复感寒邪，营卫失和。

治法：益气温阳，调和营卫。

处方：黄芪 30g，党参 30g，桂枝 6g，白芍 12g，附子炭 6g，

麦冬 10g，五味子 6g，酸枣仁 12g，远志 6g，当归 12g，川芎 6g，益母草 30g，龙骨 15g，甘草 5g。1 剂。

二诊：12 月 12 日。家属前来，诉服药后汗出明显减少，形寒畏冷好转，精神转佳，药已见效，再宗前意化裁：

处方：黄芪 30g，党参 30g，麦冬 10g，五味子 6g，生地黄 12g，山萸肉 6g，附子炭 5g，白芍 10g，桂枝 5g，酸枣仁 12g，远志 6g，白术 10g，陈皮 5g，龙骨 15g，阿胶珠 10g。3 剂。

三诊：12 月 15 日。形寒畏冷已除，盗汗、自汗亦愈，恶露已净，再以前方加减以善后。

按语：隋·巢元方《诸病源候论·妇人产后诸病候》载："凡产后皆血虚，故多汗，因之遇风则变为痉，纵不成痉，则虚乏短气，身体柴瘦，唇口干燥，久变经水断绝，津液竭故也。"该患者新产后本已气血两虚，复受寒邪，伤及腠理，卫阳不固，腠理不实，故见大汗淋漓。汗出过多，伤及阴血，阴虚内热，迫汗外泄则夜寐盗汗。治疗以黄芪建中汤加减，黄芪、党参、桂枝、附子炭益气温阳，散寒解表；麦冬、五味子、白芍养阴敛汗，补虚和营；酸枣仁、远志、龙骨宁心安神。气血得补，营卫调和则寒邪自出。自汗、盗汗何患不愈。

〔王永炎. 中国现代名中医医案精粹（第六集）. 北京：人民卫生出版社，2010〕

十三、益气温阳、固冲任治漏下

潘某，女，40 岁，会计。1982 年 7 月 21 日初诊。

经事淋漓，将及半载，迭进清营摄血之剂未效。诊得形体丰腴，头眩神疲，怯冷倍于常人，稍事活动，即感疲乏，腰酸气坠，漏下色红，时多时少。苔薄质胖，脉细，重按无力。

辨证：形盛气衰，气不摄血。

治法：益气温阳，以固冲任。

处方：仙灵脾 12g，炙蜂房 12g，潞党参 12g，补骨脂 12g，炙黄芪 15g，煅乌贼骨 15g，仙鹤草 30g，怀山药 20g，茜草炭

10g，甘草5g。

二诊：1982年8月6日。服上方13剂后，神疲较振，腰酸腹坠亦释，经事淋漓之量显著减少，每次数滴，日行数阵。苔薄腻，质淡胖衬紫，脉细。前法既合，毋庸更张。上方加炮姜炭3g，10剂，漏下遂断。

按语：一般而论，崩证势急，漏下则连绵不断而势缓。但崩证不愈，可致漏下，漏下不愈，亦可崩败。凡暴崩宜补宜固，漏下宜清宜通，此为常法。此证因漏下半载，阴伤及阳，医者囿于常法，见血投凉，故无效。朱老见其形体丰腴，但怯冷乏力，断为形盛气衰之候，遂予益气温阳、固摄冲任，确是治本之图。其中仙灵脾配合炙蜂房益肾固冲，是朱老独到之经验；茜草根配合乌贼骨，能行能止，无兜涩留瘀之弊。阴阳得以燮理，残瘀得以潜消，漏下自已。

〔朱良春．朱良春用药经验集．长沙：湖南科学技术出版社，2007〕

十四、紫石英效专温摄治漏下

谢某，女，34岁，工人。

体气素虚，经常头眩神疲，心悸气短，怯冷倍于常人，纳谷欠香，腰酸腿软，经行量多，有时淋漓多日始净；带下绵注，质稀。苔薄质淡，脉细软。

辨证：肾元亏虚，冲任不固，带脉失约。

治法：温肾阳，摄下元，调冲任，束带脉。

处方：紫石英20g，仙灵脾15g，赤石脂15g，炒白术15g，煅乌贼骨12g，茜草炭10g，鹿角霜10g，炙蜂房10g，甘草6g。5剂。

药后神疲较振，漏下已止，白带亦少，原方续进10剂而安。

按语：本案患者其本为脾肾湿寒，其标为肝胆燥热，肾元亏虚，冲任不固，带脉失约，肾虚寒凝，腰酸腿软，经行量多，淋漓不净，中虚不调，升降不遂，必致肝木陷郁，胆木上逆，相火不降，则心悸气短。另外茜草炭少用止血，多用则活血。

〔朱良春．朱良春用药经验集．长沙：湖南科学技术出版社，2007〕

第九节　温阳法在外科疾病中的应用

一、温阳散寒、通滞散结、大补气血、托里排脓治阴疽

楚某，男，40 岁。1950 年 10 月 2 日初诊。

半个月前患败血脓毒症，经切开引流、抗感染等方法治疗，未见减轻。近日来病情加重，卧床不起，精神萎靡，面色晦暗，形体消瘦，食欲不振，汗多，自觉恶寒，大便溏薄，右下腹及腰背处有约 4cm×4cm 之包块各 1 个，质硬，无红肿，舌质淡，苔白，脉沉细濡。

辨证：邪毒结聚，阻塞脉络，气血凝滞。

治法：温阳散寒，通滞散结，大补气血，托里排脓。

处方：阳和汤加减：熟地黄 35g，鹿角胶 10.5g，白芥子10.5g，麻黄 3.5g，炮姜 10.5g，生甘草 10.5g，红人参 10.5g，附子 10.5g。加开水 400mL，煎出 200mL，煎 2 次共取 400mL，早晚 2 次温服。另用阳和解凝膏外贴，2 日一换。

二诊：服上方药 7 剂后，精神明显好转，出汗消失，饮食、大便正常；腹部包块自溃，流出脓液约 200mL；舌淡红，苔薄白，脉沉细。继服上方药 7 剂。

三诊：服药后背部脓肿自溃，流出脓液约 300mL。能自己行走前来就医，舌淡红，苔薄白，脉沉，继服上方药 7 剂。

四诊：精神正常，面色红润，伤口愈合，症状消失。舌淡红，苔薄白，脉和缓。继服上方药 7 剂后，恢复工作。随访 5 年，未见复发。

按语：本例属阴疽范畴，是阴寒虚证，经络寒凝瘀滞不通，

气机不能外达，且气血亏虚无力托毒，须防毒气内陷而成险候。然疮疽之消散，成脓之溃破，溃后之收敛，全赖营血外达，阳气温煦，如《成方便读》中言"夫痈疽流注之属于阴寒者，人皆知用温散之法矣"。故内服阳和汤以达温阳散寒通滞之功，加人参、附子更助温阳散寒，通滞散结之功，且大补气血，托里排脓，外敷阳和解凝膏拔毒外流，内外合治，共奏奇功。方中重用熟地黄，滋补阴血；配以血肉有情之鹿角胶，补肾助阳；少佐麻黄、白芥子宣通经络化滞，甘草调和诸药。用于阴疽，犹如离照当空，阴霾自散。

〔王永炎. 中国现代名中医医案精粹（第二集）. 北京：人民卫生出版社，2010〕

二、温阳通脉、补气行血治痹证

董某，女，66 岁。

患者脚痛已 3 年，夏减冬重，昼轻夜重，痛不成寐，查足背动脉搏动不能触及，某医院诊为"血栓闭塞性脉管炎"。脉弦滑，苔白腻。

辨证：阳虚寒阻经脉，气虚血瘀，不通则痛。

治法：温阳通脉，补气行血。

处方：毛冬青 30g，丹参 30g，赤芍 15g，川芎 15g，金银花 30g，当归 30g，玄参 30g，熟地黄 30g，黄芪 30g，红花 10g，制附子 10g，桂枝 10g，炮姜 10g，甘草 10g，三七粉 3g（分冲）。

水煎服，药渣熏洗双脚。大葱叶须炒热布包外敷痛处。

药进 9 剂，白天痛减，夜间仍痛。前方加延胡索 15g，土鳖虫 10g，桂枝改用肉桂 10g。连服 10 剂，足痛明显减轻，夜可入寐。但又出现肠鸣腹胀。加白术、茯苓、三仙各 10g。5 剂后复诊，脚痛止，脚跟紫斑消失。效不更方，再予 8 剂，患者因经济困难，自行改为 2 日服 1 剂。至 4 月 4 日复诊时，诸症悉除，足背动脉搏动已恢复。

按语：《素问·痹论》载："风寒湿三气杂至，合而为痹也。"

本案中患者脚痛已 3 年，夏减冬重，昼轻夜重，痛不成寐，为阳虚寒阻经脉，气虚血瘀，不通则痛，发为痹证，当以温阳通脉、补气行血之法，予四妙勇安汤活血散瘀，合桂附理中汤温阳通脉、散寒止痛。治疗寒阻经脉，加用四物、丹参、延胡索、毛冬青、红花、土鳖虫以增强活血化瘀之力，黄芪补气，气行则血行。以三七代党参者，取其散瘀止痛，使血气通畅。

〔王永炎. 中国现代名中医医案精粹（第六集）. 北京：人民卫生出版社，2010〕

三、温阳益气、活血散寒治脱疽

陈某，男，47 岁。1980 年 12 月 15 日初诊。

患者自 1975 年起，出现心悸怔忡，左足趾皮色乌黑萎缩，极度怕冷，脉沉弱无力。

辨证：血虚寒凝之脱疽。

治法：温阳益气，活血散寒。

处方：阳和汤加减：熟地黄 30g，附片 15g，麻黄 10g，当归 10g，白芥子 10g，红花 10g，丹参 15g，赤芍 15g，木通 15g，鸡血藤 30g，炮姜 5g。

服药 20 剂，足趾已呈红润，心悸畏寒亦霍然而愈。

按语：《灵枢·痈疽》云："发于足趾，名脱痈，其状赤黑。"脱疽乃肝肾内虚，寒湿外袭，凝结于经络气血之中所致，属本虚标实。治当温阳补血，驱寒散结。阳和汤具有"益火之源，以消阴翳"之功，方中重用熟地黄大补营血为君；鹿角胶生精补髓、养血温阳为臣；炮姜破阴和阳，附子温经通脉，白芥子消痰散结，麻黄调血脉、通腠理，红花、鸡血藤活血化瘀，木通活血通脉为佐；生甘草解脓毒而和诸药为使。用于阴疽，犹如离照当空，阴霾自散，对寒凝日久或素体阳虚所致的脱疽疗效显著。

〔王永炎. 中国现代名中医医案精粹（第二集）. 北京：人民卫生出版社，2010〕

四、温中理气散寒治疝气

案例一

任某，男，34 岁。

右侧少腹痛引及睾囊肿痛，卧时则症减疝入腹中，立时则下注囊中。痛连腰尻。脉细。舌质红，苔薄白。此为疝气（狐疝）。

辨证：下元虚冷。

治法：温中理气散寒。

处方：苏梗 6g，炒橘核 9g，大腹皮 6g，广木香 3g，荔枝核 9g（炒），代代花 3g，吴茱萸 3g，小茴香 9g，佛手 3g，淡姜炭 3g，橘核丸 9g（包）。

案例二

张某，男，26 岁。

右髋少腹引睾丸肿痛，腰痛下坠，大便次数多。囊肿时隐时现。脉细弦。舌质红，苔薄白。此为疝气（狐疝）。

辨证：下元虚冷。

治法：温通理气，散寒解郁。

处方：苏梗 6g，焦建曲 12g，胡芦巴 6g，木香 6g，淡姜炭 6g，扁豆衣 9g，淡吴萸 3g，橘核 12g（杵炒），炒小茴 6g，荔枝核 9g，制香附 6g（杵炒），酒延胡索 6g，山楂炭 9g。

按语：两患者属下元虚冷所致之疝气（狐疝）证，肾为先天之本，内寓元阴元阳，主司二便及前后二阴，下元虚寒，则见右侧少腹痛引及睾囊肿痛，痛连腰尻，囊肿时隐时现。前者症状主要以寒象为主，治疗当温中理气散寒。后者寒象兼脉细弦之肝郁之症状，故当温通理气、散寒解郁。两案均以苏梗、木香理气散寒止痛。吴茱萸行气解郁。炒橘核、荔枝核、橘核丸温通理气，散寒疗疝气。淡姜炭、炒小茴香温下元，散寒止痛。前者以佛手、代代花疏肝理气开郁。后者以焦建曲、扁豆衣、山楂炭导滞消食，健脾行水。胡芦巴暖丹田，壮元阳，治虚冷疝瘕。均使寒散痛止，气血通畅。

〔罗和古．外科医案（上册）．北京：中国医药科技出版社，2005〕

五、益气健脾、温补命门真阴真阳治胸腺瘤

兰某，男，42 岁。1975 年 10 月 20 日初诊。

家属代诉：某省医院诊断为"胸腺瘤"手术后已数月。现两睑下垂，视物偶有斜视，语言滞涩且仅能说短语，吞咽不利，每日仅能吃稀饭 5 两左右，偶有作呛，伴有呼吸困难，四肢无力，不能持重抬举。臂抬起立即随之垂下，握力尚可，但自己不能上楼，便溏尿频。苔白、舌淡粉红，脉沉弦缓。

治法：益气健脾，温补命门真阴真阳。

处方：百合 31g，生地黄 15g，麦冬 12g，石斛 15g，牛膝 12g，黑附子 18g，山茱萸 10g，白术 10g，党参 25g，粳米 31g，炒知母 10g。

1976 年 1 月 4 日来信称：服上方症状较前有所好转，自己上楼不觉困难，上肢较灵活，能提起 5 磅水瓶，能倒水吃药，且能举起双臂。可行走一里多路，不觉疲劳。仍以上方继服，且黑附子增至 31g，知母改为 12g。

1976 年 4 月 4 日来信称：服溴吡斯的明逐渐减少。拟丸药方如下：

生地黄 93g，山药 93g，牡丹皮 25g，泽泻 31g，茯苓 31g，山茱萸 62g，附子 93g，肉桂 15g，麦冬 62g，石斛 93g，牛膝 93g，沙参 62g，百合 93g，炒知母 62g，党参 156g，炒白术 93g，陈皮 31g，炒黄柏 62g。共为细末蜜丸，每丸重 10g，日服 2～3 次，每次 1 丸，用粳米 15g 煎水 300mL，分 3 次送药。

1976 年 11 月 22 日，患者专程从郑州来院致谢。复查体征，一切正常，两臂抬举自如，且能提 8 磅之重物，行走稳健有力，每日口服溴吡斯的明 3 片，以资巩固。疗程 1 年，服中药 180 剂左右。

按语：手术则耗伤人体元气，先天之气受损则需后天之气的

资助，而后天脾气不足，则气血化生乏源，先后天之气相继不足，最终元阴、元阳虚损，正是"若脾胃一虚，则其他四脏俱无生气"。本案中肾虚元阳亏乏，脾气亦衰，故临床可见两睑下垂，语言滞涩，每日仅能吃稀饭 5 两左右，四肢无力，便溏尿频。治应益气健脾，温补命门真阴真阳。方中附子、生地黄、牛膝、山茱萸补肾滋阴助阳，填精益髓；百合、白术、麦冬、党参、知母、粳米补脾益气。

〔罗和古．内科医案（下册）．北京：中国医药科技出版社，2005〕

第十节 温阳法在男科疾病中的应用

一、温肾扶阳，佐以潜降治不育

阮某，男，36 岁。1982 年 12 月 19 日初诊。

阳痿，或举而不坚，纵偶获坚挺，亦一触即泄，且精量少，结婚 5 年未育。伴头晕腰酸，善食而形瘦，寐少梦纷。婚前有手淫史。脉沉细，舌淡红苔薄。血压 120/74mmHg。生殖器无异常。

辨证：肾气不充，虚阳浮越。

治法：温肾扶阳，佐以潜降。

处方：菟丝子 15g，甘枸杞 15g，五味子 9g，车前子 9g，潞党参 15g，怀山药 15g，麦芽 30g，谷芽 30g，赤芍 9g，炒杜仲 15g，川续断 15g，紫石英 30g，紫河车 9g。

二诊：1 月 11 日。上方药连服 22 剂，自觉临床症状明显好转，精神倍增，肌肉丰满，阳痿已愈。药既中的，仍继以上法调治。嘱节制房事，养精蓄锐。次年，其妻已孕。

按语：本案阳痿主要是肾气不充、虚阳浮越所致，故方中以"五子衍宗丸"加减化裁，配合炒杜仲、川断加强补肾之功；复佐参、蓣、麦谷二芽健脾益气，使后天不乏资源，以济先天；紫石英温肾摄纳，引虚浮之火复入旧宅；紫河车为血肉有情之品，以补精血。妙在一派补肾温阳药中，反佐一味赤芍，多数是泻不专攻，必寓补于攻，则攻得补助，邪去而正不伤；而补亦不纯补，必参一二疏泄，以疏其滞，否则便成呆补。"赤芍为血中气药"，入肝经，故邪在于痿废日久，不免芧塞不通而有夹瘀之嫌，用之甚为得当。

〔王永炎. 中国现代名中医医案精粹（第一集）. 北京：人民卫生出版社，2010〕

二、温阳填精益气治不育症

孙某，男。

结婚4年无嗣。精子1600万~2100万，活动度30%~50%，用过甲睾酮无效。见头晕疲乏，腰痛怕冷，阳痿、早泄。脉象沉细，两尺无力，苔薄。

辨证：肾阳不足，精关失固。

治法：温阳填精益气。

处方：附子12g，白术18g，肉桂6g，生龙骨18g，生牡蛎18g，韭菜子15g，当归12g，肉苁蓉18g，枸杞子9g，巴戟天12g，党参30g，淫羊藿18g，冬虫夏草6g。

服上方药30剂后，阳痿、早泄已愈，腰痛头晕悉减，余症已消。精子检查：10 880万，活动度80%，其妻生育一胎。

按语：王肯堂《证治准绳·求子论》曰："医之上工，因人无子，语男则主于精……男从补肾为要。"强调治疗不育从肾论治的观点。然补肾一法并不能收全功。中医学认为肾为先天之本，脾胃为后天之本，男科病治疗多以补肾法收功，然而后天不足也会累及先天，补助后天有助于补养先天肾气。故应重在肾与脾，治疗应以肾脾双补、温阳填精为主。方中以肉苁蓉、枸杞子、巴戟天、淫羊藿、党参、当归、韭菜子补肾填精，益气养血；冬虫夏草、白术温阳健脾以增后天生化之源；附子、肉桂温肾阳；生龙牡育阴潜阳。

〔王永炎. 中国现代名中医医案精粹（第二集）. 北京：人

民卫生出版社，2010〕

三、温阳益肾、行气止痛治寒疝

孙某，男，60岁。2000年3月11日初诊。

腰背酸痛，周身乏力，近1个月加重，伴尿频，四肢寒冷，少腹冷，睾丸肿胀抽痛，胃脘痞胀，镜检为 CAG。患者形寒肢冷，舌淡苔白腻，脉沉细。

辨证：肾阳虚弱，寒凝肝络。

治法：温阳益肾，祛寒止痛。

处方：肉桂5g，炙附子15g，熟地黄20g，山茱萸15g，川楝子20g，茯苓20g，橘核15g，荔枝核15g，延胡索15g，当归15g，炒茴香15g，杜仲15g。

二诊：3月18日。尿频消失，腹部已有暖意，阴部抽掣冷痛减轻，但大便不成形，舌淡，脉弦细。

处方：熟地黄15g，炙附子10g，山茱萸15g，茴香15g，桂枝15g，白术20g，甘草10g，金樱子20g，菟丝子20g，肉豆蔻20g，故纸15g，女贞子15g，橘核15g，荔枝核20g。

三诊：4月25日。阴部冷痛、腰背酸痛已消失，身体较以前有力气。手足还稍有凉感，令服金匮肾气丸2盒而愈。

按语：《素问·长刺节论》云："病在少腹，腹痛不得大小便，病名曰疝，得之寒。"《诸病源候论》云："寒疝者，阳气积于内，则卫气不行，卫气不行则寒气盛也。故令恶寒、不欲食，手足厥冷，绕脐痛，自汗出，遇寒即发，故云寒疝也。"治以温经散寒为大法，兼以活络通下。病寒疝有虚实之别，其证亦异，本案为年过六旬之人，腰酸尿频，形寒肢冷，为肾阳虚弱之征，少腹冷坠，睾丸肿胀抽痛，此为寒邪滞于肝脉所致。《杂病广要》载："疝气作痛，宜通不宜塞，宜温不宜寒。通谓泻其实，不泻其虚；塞谓补其虚，不补其实。"故该证治疗当标本兼顾，温阳益肾，祛寒止痛。故予肉桂、炙附子补火助阳，橘核、荔枝核温通理气，散寒疗疝气；炒小茴香温下元、散寒止痛；配伍川楝子疏肝理气，熟地黄益髓添精等。后予金匮肾气丸温肾散寒，优于单用暖肝煎或右归丸。

〔王永炎. 中国现代名中医医案精粹（第六集）. 北京：人民卫生出版社，2010〕

四、温阳益肾治阳痿

岳某，男，34 岁，干部。

由于工作过度，紧张劳累，体气日见虚弱，近 3 年来，阳事痿而不举，神疲腰酸。苔薄质淡，脉细尺弱。

此肝肾亏损，宗筋失养，故痿而不举，可予蜘蜂丸 1 料消息之。药服 1 周即见效机，继服而愈。

处方：蜘蜂丸：花蜘蛛 30 只，炙蜂房 60g，紫河车 60g，仙灵脾 60g，淡苁蓉 60g，熟地黄 90g，共研细末，蜜丸如绿豆大，每服 6g，早晚各一次，开水送下。

按语：朱老治疗阳痿均本阴中求阳、阳中求阴之旨，赞同"壮者滋阴为主，怯者扶阳为本"。朱老擅用蜘蛛、露蜂房等虫类药温肝、暖脾、补肾壮阳治阳痿均有配伍的妙意。临床见肝肾虚寒者多脾阳虚，故"蜘蜂丸"集温肝、暖脾、补肾、壮阳于一炉。蜘蛛温肝之功颇著，温肾壮阳之力借露蜂房为助相得益彰，方中用熟地黄、紫河车、淫羊藿、苁蓉意在补养肝肾且大补气血以复虚损。此方配伍之妙在于温肝、暖脾、补肾三法合力，药简效宏，灵活变通寓于其中。恰恰体现治疗虚证阳痿用药，应开中有合、合中有开、升中有降、降中有升，此乃阴阳相须之道也。

〔朱良春. 朱良春用药经验集. 长沙：湖南科学技术出版社，2007〕

五、温养下焦、行气软坚治腹痛

张某，男，37 岁。1981 年 6 月 26 日初诊。

患者肾囊左侧坠胀硬痛，皮色正常，历时数月，曾服止痛片无效。刻下：面色无华，表情痛苦，畏寒肢冷，重裘不暖，行动需弯腰屈背以减疼痛之势，食欲不振，二便正常。苔薄白，舌胖嫩，脉沉弦。

辨证：肝肾阴寒。

治法：温养下焦，行气软坚。

处方：暖肝煎加减：当归10g，肉桂10g，茯苓15g，台乌药15g，荔核15g，赤芍10g，昆布10g，乳香5g，没药5g，黄柏5g。

守方服药3剂，腹痛未发。

按语：阳衰土湿，中气不能健运，肝郁不能疏泄，进而肝木陷郁，肾不蛰藏，可见阴囊肿，腰膝酸软，畏寒肢冷，故温补肝肾，则水郁可解。

〔王永炎．中国现代名中医医案精粹（第二集）．北京：人民卫生出版社，2010〕

第十一节 温阳法在神经系统疾病中的应用

一、补益肝肾、温养命门、祛风通络治痿证

陆某，男，40岁。1982年2月26日初诊。

患者于1981年11月左中指被犬咬伤，注射狂犬疫苗3次，无不适感，第4次注射后，次晨出现心慌，心跳，健忘，胸闷气促，恶心纳差，头晕目眩，耳鸣重听，睡眠易惊醒或多梦，两足痿弱无力，步态不稳，踩地有棉絮感，下肢麻痹不仁，时觉如针刺或抽痛，阳痿，小便不易排出，点滴不畅，有时大小便失禁。经某医院住院治疗1个月，诊断为"狂犬疫苗反应引起神经性瘫痪症"。曾用激素、ATP、肌苷、维生素、谷维素、安定、利眠灵等药物，及针灸、理疗等治疗，病情仍未控制，并见下肢肌肉跳动、萎缩，而转科治疗。据送诊的医生说：当时被犬咬伤3人，犬已被打死，经送化验是狂犬。被咬伤3人后均注射同一批号狂犬疫苗，注射后3名患者相隔8~9天，都出现共同症状，以下肢瘫痪为主。

入院时患者两足痿弱无力，行立不稳，肌肤麻木不仁，阳痿，大小便不利或失禁，头晕耳鸣，口干不欲饮，四肢欠温。神志清楚，形体消瘦，神疲，呈慢性病容，面色苍白无华，舌质淡，苔白腻，脉沉细无力。皮肤无出血斑，表浅淋巴结不肿大。瞳孔对光反射迟钝，闭目两腿并立则摇晃欲倒；腹部及下肢触觉极差，小腿肌张力减退，下肢肌萎，跟腱、膝反射减弱或消失，提睾反射减弱；克氏征（-），布氏征（-），巴宾斯基征（-）。心电图正常。化验：血沉 5mm/h。抗链球菌溶血素"O"：333U。血白细胞总数 7.2×10^9/L，中性粒细胞 75%，淋巴细胞 21%，酸性粒细胞 4%。血小板 90×10^9/L。小便常规：蛋白（+）。

辨证：肝肾亏损，命门火衰。

治法：补益肝肾，温养命门，祛风通络。

处方：紫河车 15g（先煎），炮天雄 18g，熟地黄 24g，山萸肉 12g，菟丝子 12g，桑葚子 18g，官桂 3g（冲），黄精 15g，锁阳 18g。水煎服，9 剂。

外治：丹火透热疗法，用五虎丹座。取穴：命门、肾俞（双），每日 1 次。

二诊：3 月 6 日。经上治疗，精神好转，头晕目眩、心慌心跳俱减。恶心及大小便失禁基本消失，而见腰酸骨痛，下肢针刺感，其他症状如上，脉弦紧，舌质淡润，苔白滑。此乃命门火衰，风寒湿凝滞经络，宜加通络除湿之品乌梢蛇、蜈蚣、云苓。

处方：炮天雄 18g（先煎），官桂 3g（焗），紫河车 15g，蜈蚣 3 条，乌梢蛇 18g（先煎），全归 12g，菟丝子 12g，云苓 15g，熟地黄 24g，山萸肉 12g，水煎服，12 剂。外治法同上。

三诊：3 月 19 日。头晕目眩、心悸心跳、下肢麻木感逐渐减轻，骨痛消失，已能扶行，活动约 10 分钟后觉腿胫抽痛又出现，食后打呃，痰多，舌质淡红，苔水滑，脉弦细。治宜适当加降逆散结、和胃化痰之药。

处方：炮天雄 18g（先煎），官桂 3g（焗），法半夏 15g，紫河车 15 g（先煎），春砂仁 9g，巴戟天 15g，熟地黄 18g，蜈蚣 3 条，乌梢蛇 15g（先煎），水煎服，10 剂。

外治法：丹火造热疗法，用五虎丹座。取穴：命门、长强，每日 1 次。

四诊：3 月 30 日。诸症俱减，头晕目眩、耳鸣、心悸心跳消失，已能步行，但仍觉双下肢疲乏，手足发凉，夜尿 3～4 次，阳痿，睡眠易惊醒，醒后难以入睡，食欲尚可。舌苔白，脉细稍弦。查：血压 130/80mmHg。下肢感觉正常，跟腱、膝反射正常，下肢肌围增加 1cm。血常规：白细胞总数 6×10^9/L，中性 68%，淋巴 31%，酸性 1%；红细胞 4.2×10^{12}/L，血红蛋白 100g/L，血小板 110×10^9/L。治宜补益气血，温肾壮阳。

处方：紫河车 15g（先煎），巴戟天 12g，锁阳 15g，熟地黄 24g，山萸肉 12g，炮天雄 18g（先煎），仙茅 9g，菟丝子 12g，蜈蚣 3 条，官桂 3g（焗），水煎服，10 剂。

外治法同上。

五诊：4 月 11 日。精神愉快，行动自如，食欲增进，夜尿及阳痿消失，寤寐安然，手、足冷感好转，但步行稍远仍感疲倦乏力，舌质红润，苔白、脉缓稍沉。守上方继服 10 剂。

4 月 21 日，经上治疗痊愈出院。1 个月后回院检查，一切良好。

按语：本证属肝肾亏损，命门火衰。《儒门事亲·指风痹痿厥近世差玄说》云："痿之为状……由肾水不能胜心火……肾主两足，故骨髓衰竭，由使内太过而致然。"而肝主筋，为之本，肾阴虚，精损难复，阴精亏损，则肾中水亏火旺，筋脉失其营养，发为痿证。治疗当补益肝肾，温养命门，祛风通络。紫河车、炮天雄、官桂、菟丝子、锁阳补火助阳益精，且官桂可引火归原，熟地黄益髓添精，体现阴中求阳之法，黄精平补脾肺肾气阴，参以桑葚子、山萸肉，补肝肾，强筋骨。后诊中加入蜈蚣、乌梢蛇以祛风通络。

〔罗和古. 内科医案（下册）. 北京：中国医药科技出版社，

2005〕

二、温补脾肾、祛湿通络治严重恶寒证

贾某，女，46 岁，工人。1977 年 7 月 19 日初诊。

患者 1972 年冬做人工流产术时，衣着单薄受凉，时感恶寒，背冷尤甚。自服"银翘丸"数日未愈，且日趋加重，后虽经医调治，仍感恶寒，但冬重夏轻。延至 1976 年病情骤增，身若置冰室之中，寒冷彻骨，虽迭增衣物，近靠火炉，亦属罔然。伴见脘胀纳差，气短倚息不能平卧，胸痛心悸。近 4 个月来渐而天暖，诸症未减，又腰痛甚剧，遍身悉肿，按之如泥，头身困痛，尿频便溏，小腹冷痛，自觉唾液及二便均有凉感。发病至今，月经未行。经汉中某医院 X 光胸透及小便化验检查均无重要发现，诊断为"自主神经系统功能紊乱症"。曾按"肾虚""附件炎"等用中西药及理疗治疗而未效。

诊时虽为盛夏，仍穿冬寒之衣，其室内仍生火炉，发枯无泽，皮肤干燥覆有鳞屑，颜面滞暗，舌暗红不鲜，舌底有瘀点，脉沉细涩。

辨证：风寒稽留筋骨，延久脾肾两虚，瘀血内阻不行。

治法：温补脾肾，祛湿通络。

处方：黄芪 24g，制附片 9g，桑寄生 15g，杜仲 15g，骨碎补 12g，当归 9g，鸡血藤 30g，丹参 15g，红花 9g，川芎 9g，桂枝 6g，狗脊 12g，独活 9g，细辛 3g。每日 1 剂，开水煎，分 2 次服。

二诊：1 月 25 日。上方略有加减连服 100 余剂后（并服虎骨酒 0.5kg），已获良效。于 1977 年 11 月 25 日已上班工作。原诸症大部已除，现仅觉背部凉，有时泛酸便溏。舌正常，脉沉略细。仍宜健脾益肾，调和气血。

处方：制附片 9g，党参 12g，黄芪 15g，白术 15g，茯苓 15g，肉桂 3g，巴戟天 9g，丹参 15g，红花 9g，扁豆 15g，山药 15g，炙甘草 6g。用法同上。

三诊：3 月 1 日。上方服 10 余剂，自觉记忆力较前转佳，心

气平和，但背部及少腹部仍微有凉感。诊见：头发润泽，面色红润，舌正常，脉沉缓。仍宗上方加川芎9g，芦巴子9g，益母草15g，以善其后。1978年12月份回访，诸症悉除，正常上班。

按语：患者因流产正气受损，风寒之邪乘虚而入，故发病之初恶寒，本当辛温解表，而却误服辛凉解表之银翘丸，再损阳气，以致寒邪留而不去。《素问·举痛论》曰："寒气客于背俞之脉，则脉泣，脉泣则血虚，血虚则痛。"《灵枢·痈疽》云："寒邪客于经络之中则血泣，血泣则不通。"风寒稽留筋骨，延久脾肾两虚，进而瘀血内阻不行，治应温补脾肾，祛湿活血以通络。以黄芪、白术、茯苓、扁豆、怀山药、党参健脾益气；制附子、巴戟天、葫芦巴、桑寄生、杜仲、骨碎补、狗脊、肉桂温肾壮阳，温煦筋骨；川芎、当归、红花、丹参、鸡血藤、益母草活血通络；桂枝、独活、细辛辛温解表散，祛湿散寒以通络。如此，标本同治，诸症悉除，痼疾得愈。

〔王永炎. 中国现代名中医医案精粹（第五集）. 北京：人民卫生出版社，2010〕

三、温补下元、摄纳浮阳、开窍化痰治瘤痹

胡某，男63岁，工人。1996年3月15日初诊。

4年前，患者出现四肢抖动，不能自主，书写困难，步态不稳，确诊为震颤麻痹。刻下：说话发音不准，难以连贯，站立不稳，耳鸣健忘，失眠多梦，口干不欲多饮，腰酸膝冷，苔薄根微腻，脉沉细。查血压16/10.7kPa，心电图、血脂、血糖、血电解质均正常。

辨证：真元虚亏，阴不敛阳。

治法：温补下元，摄纳浮阳，开窍化痰，标本兼顾。

处方：干地黄15g，山茱萸10g，肉苁蓉10g，肉桂1.5g，淡附片6g，石斛12g，五味子6g，麦冬10g，茯苓15g，菖蒲10g，远志6g，胆星8g，生姜5片。

服10剂后，能够下地慢行，语言渐清。再进10剂，语言清

晰，动作基本协调，生活能够自理。

按语：《素问·脉解》云："内夺而厥，则为瘖痱，此肾虚也。"故诸家认为肾虚与瘖痱发病相关。本证属真元虚亏，阴不敛阳。阳不入阴，痰浊不化，痹阻关窍而成瘖痱。故当以肉苁蓉、肉桂、淡附片补火助阳，温养下元；干地黄益精添髓，山茱萸、五味子酸受添精；石斛、茯苓、菖蒲、远志安神开窍；胆星、麦冬化痰降逆，参以生姜温胃散湿。滋阴与摄阳并用，诸药相伍，起到温补下元、摄纳浮阳、开窍化痰、标本兼顾之效。

〔罗和古.内科医案（下册）.北京：中国医药科技出版社，2005〕

四、温补镇摄治失眠

王某，男，45岁，干部。

患失眠症已近一载，经常彻夜难以交睫，记忆力减退，头晕神疲，周身乏力，心悸阵作，夜有盗汗。曾间断使用西药谷维素、利眠宁等，并长期服用天王补心丹、朱砂安神丸等，但均乏效。脉虚大，舌边有齿印，苔薄。

辨证：精气亏虚，阳气浮越。

治法：温补镇摄。

处方：炙黄芪20g，仙灵脾12g，甘杞子12g，丹参12g，五味子6g，炙远志6g，炙甘草6g，灵磁石15g（先煎），茯神10g，淮小麦30g。

服上方3剂，夜间即能入寐。连服10剂，夜能酣寐。后嘱其常服归脾丸以善后。

按语：失眠，中医称之为"不寐""不得卧"等。清·林珮琴认为："阳气自动而之静，则寐；阴气自静而之动，则寤；不寐者，病在阳不交阴也。"但阴阳互根，阴分亏虚，当以养阴敛阳为主，若卫阳偏衰，又当予温补镇摄之法。本案恰是精气亏虚，阳气浮越之证，应予温补镇摄。方中以黄芪、仙灵脾、五味子、灵磁石为主药，补气、温阳、益精、潜镇、动静结合，益气而不失于升浮，温阳而不失于燥烈，配伍远志、茯神、小麦、丹参等养阴安神之品，甘草调和诸阳性药和阴性药，全方益阳和阴，使阴阳归于相对平衡，阴平阳秘，精神乃治。病瘥，针对气血亏虚之本服归脾丸，以防病后防复，体现中医"治未病"之精髓。

〔朱良春．朱良春用药经验集．长沙：湖南科学技术出版社，2007〕

五、温肾益精、开窍化痰治脑萎缩

周某，男，58岁，教师。1996年7月12日初诊。

患者头痛头晕反复发作5年，近2年来记忆力逐渐减退，性格变化，对人表情淡漠，间有自言自语，小便失禁，曾口服氟桂嗪、丹参片及中药煎剂疗效不显。经医院神经内科检查确诊为"脑萎缩"。刻下：神清呆滞，目无光彩，时见自语及独自发笑，舌淡红稍胖，边有齿痕，苔白稍厚，脉沉细。

辨证：肾阴不足，髓海不充，痰浊上泛。

治法：温肾益精，开窍化痰。

处方：熟地黄15g，肉苁蓉12g，巴戟天10g，山萸肉10g，茯苓10g，胆星10g，白僵蚕10g，麦冬6g，炮附子6g，肉桂6g，五味子6g，菖蒲6g，远志6g，薄荷3g，生姜3片，大枣4枚。

服14剂，自觉症状明显好转，继续调服36剂，诸症消失，生活能够自理，恢复正常工作，8个月后随访无反复。

按语：中医认为，脑萎缩为髓海不足。本证属肾阴不足，髓海不充，痰浊上泛。肾主骨生髓，脑藏髓，为身之髓海。肾阴不足，则髓源不足，髓海不充，故见记忆力逐渐减退等，阴损及阳，肾阳虚衰，痰浊内犯，头痛头晕，舌边有齿痕，苔白稍厚，脉沉细。故以地黄饮子加茯苓渗利水湿，胆星、白僵蚕化痰降逆，全方温肾益精，开窍化痰，使髓充则脑聪目明，痰降则头晕得止。

〔罗和古．内科医案（下册）．北京：中国医药科技出版社，

2005〕

六、温阳固表、益阴和营治温病误汗亡阳

张某，男，40 岁。1970 年夏初诊。

患者僵卧，牙关紧闭，意识不清，大汗不止。家人诉：已病10 余天，初发病，头身痛，发热口渴，微恶风寒，经医服药未愈。昨日请医服药后，突然大汗淋漓、四肢抽搐、小便不利、怕风。

诊见其颜面苍白，两目青暗，舌质淡苔薄白。呼吸气弱，口鼻出冷气，扪之汗凉。六脉微细，重按似有似无。

辨证：温病误用辛温发汗而伤卫阳，阴液大泄之亡阳证。

治法：温阳固表，益阴和营增液。

处方：桂枝加附子人参汤加减：人参 50g，桂枝 15g，白芍20g，熟附子 15g，大枣 4 枚，甘草 15g。嘱其家属速将药 1 剂 3煎，取汁 400mL，将牙撬开，频频灌下，一夜服尽。

二诊：翌日，患者已能坐饮米粥，恶风漏汗止，便利，四肢自如，诊脉转缓和。此系阳回表固，气复阴充。为善后，继服益气生津、资补脾胃之剂，以恢复耗伤之气血。用甘温性平柔之党参 50g，大枣 5 枚，煎汤代茶饮，连服药 1 周。

按语：本案系温病误用辛温发汗而伤卫阳，阴液大泄之亡阳证。由于过汗伤阳损阴，不仅津液不足，且阳虚不能化气为重，故小便不利；四肢为诸阳之本，《素问·生气通天论》云："阳气者，精则养神，柔则养筋。"今阳虚阴伤，四肢失于温煦滋养，故觉抽搐。本证因是温病误用辛温发汗所致，故以卫阳虚为主而非肾不足，是阴阳俱伤而以阳虚不固为本，故应温阳固表、益阴和营增液。故用桂枝汤加附子、人参，以复阳固表为主，阳复则表固汗止，汗止则液复；兼以益阴和营增液和大补即将耗散之真气，以挽生机。

〔王永炎．中国现代名中医医案精粹（第二集）．北京：人民卫生出版社，2010〕

七、温阳泻火、养血平肝治眩晕

张某，男，46 岁。1964 年 3 月初诊。

患者眩晕多年，反复发作。病常突然而发，发则头晕目眩，视物旋转，平卧床上亦觉身体荡漾，如坐舟于风浪之中，紧握床缘始觉有靠，坐立则眩晕更剧，可致跌仆，恶心呕吐，耳如蝉鸣，烦躁失眠，喜暗畏光，恶闻声响。口干口苦，畏寒怯冷，大便稀溏，舌尖红，苔白润，脉象寸关弦尺弱。

辨证：上热下寒，肝风上扰。

治法：温阳泻火，养血平肝。

处方：乌梅丸加减：乌梅 9g，细辛 3g，黄连 6g，炒川椒 3g，当归 9g，桂枝 6g，干姜 6g，党参 12g，制附片 12g（先煎 1 小时），黄柏 10g（或以黄芩代之）。

服药 1 剂病减，2 剂痊愈。当年又复发 3 次，皆用上方药 2 ～ 3 剂即控制。

按语：《素问玄机原病式·五运主病》云："所谓风气甚，而头目眩晕者，由风木旺，必是金衰不能制木，而木复生火。风火皆属阳，多为兼化，阳主乎动，两动相搏，则为之旋转。"朱丹溪主痰，《丹溪心法·头眩》云："无痰则不作眩。"张景岳主虚，《景岳全书·杂证谟》云："无虚不能作眩。"该患者眩晕多年，尺脉不足，耳鸣如蝉，乃为下元肾精亏损；肝风上扰，故见头目眩晕，如坐舟车，寸关脉弦，如《灵枢·口问》说："上气不足，脑为之不满，耳为之苦鸣，头为之苦倾，目为之眩。"肾为先天之本，内寓元阴、元阳，有温煦之力，故脾肾阳虚，则畏寒怯冷，大便溏稀；伴有热扰心肝，则烦躁失眠。此总属阴阳错杂之证。据《黄帝内经》"诸风掉眩，皆属于肝"之旨，可参仲景《伤寒论》厥阴篇之主方乌梅丸而获效。

〔王永炎. 中国现代名中医医案精粹（第二集）. 人民卫生出版社，2010〕

八、益气活血、温阳利水治中风

王某，女，52 岁，已婚。1985 年 5 月 6 日初诊。

1985 年 4 月 3 日因急怒猝然倒仆，不省人事，送某医科大学住院抢救，脱险后遗留右侧半身不遂，头昏重痛，检查诊断为脑血管痉挛，住院 2 周无效；转住入空军医院治疗 2 周亦无效果，遂求治于师。诊见右侧肢体不遂，活动不利，握力减小，口齿不清，右口角流涎，纳少，小便基本失禁，大便无力，日 1 次，量少。舌质淡胖，边有齿痕，苔白水滑，脉沉缓无力。

辨证：气虚血瘀，兼阳虚水停。

治法：益气活血，温阳利水。

处方：补阳还五汤合真武汤加减：制附片 30g（另包，先煎 1 小时，以不麻口为度），黄芪 120g，当归 10g，川芎 10g，白芍 60g，红花 10g，桃仁 12g，地龙 30g，干姜 10g，白术 12g，茯苓 15g，川牛膝 30g，粉葛 40g，全蝎 10g。每日 1 剂，水煎服，坚持服用。

6 月 11 日患者来告，上方服用 10 剂以后，头不重痛而呈颈痛难忍；继服 10 剂，颈部不痛而腰痛甚剧，再服 6 剂腰痛突然如失，一切恢复正常，共服此方 26 剂而愈。

按语：汉代张仲景在《金匮要略》中，以中风单独列节，并对中风有详细的论述："夫风之为病，当半身不遂，或但臂不遂者，此为痹，脉微而数，中风使然。"《灵枢·刺节真邪》中说："虚邪偏客于半身，其入深，内居营卫，营卫稍衰，则真气去，邪气独留，发为偏枯。"当属体内营卫气血亏虚和气血运行不畅，强调体虚是中风病发病的内因，中邪是发病的外因。本案中气虚血瘀，兼阳虚水停为内因，治应益气活血、温阳利水。该方以补阳还五汤、真武汤为基础方加减化裁而来，方中真武汤温阳利水，补阳还五汤益气活血化瘀，全方合奏温阳利水、益气化瘀之效，切中本案之病机，故收效甚捷。

〔王永炎. 中国现代名中医医案精粹（第六集）. 北京：人

民卫生出版社，2010〕

九、益气温阳、养血息风治多发性硬化

患者，男，58 岁，2006 年 4 月 17 日初诊。

双下肢无力反复发作 4 年，加重 20 天。患者 2002 年起无明显诱因出现发热，恶心，呕吐，双下肢无力，在煤炭医院及协和医院感染科住院治疗，未明确诊断，症状逐渐加重，伴自汗，尿频，无尿痛，大便 3 日 1 行。2003 年 5 月在某医院行腰穿提示：脑脊液蛋白增高。眼底检查见视乳头水肿。头颅 MRI：脱髓壳改变。经甲泼尼龙 1kg 冲击治疗，症状明显改善。后症状反复发作，均以甲泼尼龙治疗后好转。2006 年 3 月症状再次加重，仍以甲泼尼龙治疗，症状好转后改服泼尼松口服，目前服用泼尼松 45mg，每日 1 次。近 20 天来双下肢无力加重，怕冷，左下肢不自主抽动，行走困难，小便频数，有时小便失禁，便秘，纳食差。神经系统检查：左桡反射较右侧活跃，踝阵挛（+），左下肢肌力 III 级，右下肢肌力 IV 级，双病理征（+）。舌质淡红，苔薄黄，脉弦细，尺脉弱。高血压 10 年。急性广泛前壁心梗行支架置入术 2 年。

西医诊断：多发性硬化。

中医诊断：痿证。

辨证：肝肾亏虚，筋脉失养。

治法：益气温阳，养血息风。

处方：生晒参 10g（另煎兑服），鹿茸片 2g，熟地黄 30g，制附子 10g（先煎 10 分钟），桂枝 10g，当归 12g，白芍 15g，阿胶 10g（烊化），盐杜仲 12g，怀牛膝 15g，川萆薢 10g，补骨脂 12g，川续断 12g，茯苓 30g，天麻 10g，全蝎 3g，蜈蚣 3 条，僵蚕 15g，炙甘草 10g。14 剂，水煎服。

二诊：患者诉双下肢无力、怕冷明显好转，小便控制较好。守原法继服，继续调治。

按语：明·龚廷贤《寿世保元·痿躄》载："痿者，手足不

能举动是也，又名软风。下身痿弱不能趋步及手战摇不能握物，此症属血虚，血虚属阴虚，阴虚生内热，热则筋弛。步履艰难，而手足软弱，此乃血气两虚。"本证属于中医的不同病证，涉及"痿证""喑痱""眩晕""骨繇""虚痨"等。周教授指出，"痿证"按病位来分多为"肾痿"。因此，在应用益气温阳基础方时，更加用仙茅、仙灵脾、菟丝子、锁阳等温肾壮阳之品。针对其感染后易复发的特点，合用玉屏风散益气固表，增强抵抗力。

〔宁侠. 周绍华以益气温阳法治疗神经系统疾病经验. 北京中医药，2012，31（2）：96－99〕

十、温补肾阳、佐以养血治眩晕

患者，男，42 岁。2004 年 11 月 26 日初诊。

阵发性头晕 5 年，加重伴行走不稳 7 个月。患者自 1999 年 5 月开始无明显诱因自觉头晕，视物模糊，继而时有晕厥发作。在外院就诊，查卧位血压 160/100mmHg，立位血压 90/60mmHg，经对症治疗后症状有所缓解。此后每从卧位到立位均可诱发头晕，严重时晕厥。2001 年开始出现口干，无汗，尿频，小便失禁，阳痿，便秘。2004 年 3 月出现走路不稳，双手抖动，说话费力，饮水呛咳，写字越写越小。到某医院就诊，诊断为多系统萎缩。刻下：坐立位时头晕，严重时晕厥，尿频，尿失禁，阳痿，行走不稳，手抖。查体：卧位血压 140/100 mmHg，立位血压 80/60mmHg。舌质暗红，苔薄黄少津，脉沉细。

西医诊断：多系统萎缩。

中医诊断：眩晕。

辨证：肾阳亏虚，肝血不足。

治法：温补肾阳，佐以养血。

处方：制附子 10g（先煎 10 分钟），肉桂 6g，熟地黄 30g，山药 12g，茯苓 30g，鹿角胶 10g（烊化），肉苁蓉 12g，韭菜子 10g，阳起石 12g，杜仲 12g，党参 30g，桑螵蛸 15g，巴戟天 12g，炙麻黄 10g，炙甘草 10g。

患者服上方 21 剂，症状均有缓解。卧位血压 130/90mmHg，立位血压 100/70 mmHg。首方继服。

按语：多系统萎缩（MSA）是一种缓慢起病的神经系统多个部位相继进行性萎缩的疾病。根据临床症状归属于中医的"眩晕"。原发性直立性低血压导致的眩晕，多见于老年男性，多为虚证。本案中因肾阳亏虚，肝血不足，体位骤变之下，阳气不足，血不上达，清阳不升，精明失养，遂为眩晕。治应以温补肾阳为主，佐以养血。处方以右归饮为基础，方中制附子、肉桂、肉苁蓉、巴戟天、韭菜子，温壮元阳，补命门之火；鹿角胶补肾温阳，益精养血；党参大补元气；熟地黄可滋阴益肾，填精补髓；茯苓健脾利水，使补而不滞。且因有下肢无力，加用杜仲补肝肾，强筋骨。

〔宁侠. 周绍华以益气温阳法治疗神经系统疾病经验. 北京中医药，2012，31（2）：96-99〕

十一、暖肝温胃、升清降浊治偏头痛

杨某，女，53 岁。

患者于 13 年前产后患偏头痛病，呈发作性头晕，头顶胀痛，同时伴呕吐涎沫，甚或吐出胆汁样物。每次发作常须卧床休息，短者 2~3 天，长则 1 周始能恢复。伴食欲不振及失眠。初起数月一发，后逐渐加频，近半年来，每月发作 3~4 次，病状加剧，食不下咽，必须卧床。初服止痛药有效，近数年来治疗无效，患者绝经已 8 年，过去史、家族史均无特殊。体格检查：血压、体温均正常，发育良好，营养中等，神志清楚，头及其他器官无异常，项软，心肺正常。腹（-）。四肢脊柱正常。神经系统无异常发现。头痛连脑，目眩，干呕吐涎沫，时发时止。体胖，脸色白，舌净，脉弦细。

辨证：厥阴肝经头痛，厥阴寒浊上扰清窍。

治法：升清降浊养肝。

处方：吴茱萸四钱，党参五钱，生姜四钱，大枣八枚，当归三钱，白芍四钱。上药每日 1 服。

2 剂后，症状大减。再服 3 剂，一切症状消失。追踪观察 5 个月，病状未再发。

按语：《伤寒论·辨厥阴》及《金匮要略·呕吐哕下利病脉证治》中记载："干呕吐涎沫头痛者，吴茱萸汤主之。"故诸多医家以吴茱萸汤治疗头痛。《临证指南医案》载："头为诸阳之会，与厥阴肝脉会于颠。诸阴寒邪不能上逆为阳气窒塞，浊邪得以上据。厥阴风火，乃能逆上作痛。故头痛一症，皆由清阳不升，火风乘虚上入所致……于头痛治法，亦不外此。如阳虚浊邪阻塞，气血瘀痹而为头痛者。"头痛者，阳气不足，阴寒得以上乘，当重用吴茱萸之辛热，降之，配伍生姜使之得以温通。但吴茱萸、生姜过于温燥，容易耗气伤阴，因此配伍人参、大枣之甘缓以济之，又能补中土以扶阳，使浊阴不得上干清阳，定可无头痛而干呕矣。

〔陈绍宗. 吴茱萸汤治疗偏头痛一例介绍. 福建中医药 1964 年 05 期〕

十二、温阳散寒、活血通络治腔隙性脑梗死

病人，男，47 岁。2007 年 1 月 10 日初诊。

左侧肢体麻木、发凉 1 周，伴头晕头痛，舌暗淡，苔白，脉沉细，查体左侧肢体痛觉轻度减退、下肢发凉，足背动脉搏动无异常。半脑 CT 示：右侧丘脑腔隙性脑梗死。

诊断：中风（中经络）。

辨证：阳虚不能温煦四肢，鼓动无力，血液凝滞。

治法：温阳散寒，活血通络。

处方：麻黄 10g，附子 15g，细辛 10g，炙甘草 10g，桂枝 10g，通草 10g，当归 15g，鸡血藤 15g，水煎服，每日 1 剂，共服药 10 剂，临床诸症消失。

按语：《素问·生气通天论》云："阳气者，若天与日，失其所，则折寿而不彰。""阳气者，精则养神，柔则养筋。"人的正

常生存需要阳气支持，一旦阳气不足，阳不化气，痰、饮、瘀等有形物质便会积聚，进一步阻碍阳气的化生和运行，其气已虚，邪之必凑而发为中风，正所谓"得阳者生，失阳者亡"。前人张介宾曾曰："天之大宝，只此一丸红日；人之大宝，只此一息真阳。""万物之生由乎阳，万物之死亦由乎阳，非阳能死物也，阳来则生，阳去则死矣。"简单地说就是"阳强则寿，阳衰则夭"。

〔王春霞. 温阳法在中风病中的临床应用. 中西医结合心脑血管病杂志，2008，6（6）：741－743〕

十三、健脾益气、清肝泄热治眩晕

患者，男，10 岁。2009 年 12 月 6 日初诊。

头晕头痛 1 个月来诊。严重时会晕倒，伴有胸闷胸痛。曾在某医院行头颅 CT、心电图、动态心电图、心脏彩超等检查，均未见异常。平素纳呆食少，大便干结，爱发脾气。诊其面色萎黄，咽红，舌质嫩红，苔少，脉濡细滑。此乃素体脾虚，脾虚肝旺，郁火上蒙，而罹患此疾。

中医诊断：眩晕。

西医诊断：自主神经功能失调。

辨证：脾虚肝旺，郁热上蒙。

治法：健脾理气，清肝泄热。

处方：新加升降散合资生方加减：白术 12g，山药 12g，玄参 12g，牛蒡子 12g，僵蚕 12g，蝉蜕 12g，石菖蒲 9g，郁金 9g，连翘 12g，牡丹皮 9g，炒栀子 12g，远志 9g，白芷 9g，炒槟榔 12g，甘草 6g。7 剂，水煎服，每日 1 剂。

二诊：12 月 11 日。服中药 5 剂后，头晕减轻。昨晚无明显诱因出现发热，体温 38℃，今来诊。自述轻微头痛，咽痛，不咳，诊其舌苔薄白略腻，脉象濡数。查咽部充血，两肺听诊未见异常。血常规检查提示"病毒感染"。治以化湿清热。

处方：炒杏仁 9g，薏苡仁 12g，玄参 12g，赤芍 9g，牡丹皮 9g，炒槟榔 12g，僵蚕 12g，蝉蜕 12g，牛蒡子 12g，连翘 15g，酒炒黄芩 9g，炒栀子 12g，大青叶 15g，芦根 12g，甘草 6g。3 剂，水煎服，每日 1 剂。

三诊：12 月 16 日。3 剂药后热退，继续服完 12 月 6 日方 2 剂后，头晕头痛已不明显，余无不适，脉转濡缓。停服中药，改服二黄颗粒（院内制剂），每次 1 袋，每日 2 次，冲服，健脾胃，助消化，巩固疗效。嘱其注意清淡饮食；同时提醒家长关注孩子心理健康。

按语：患儿主因头晕头痛，甚则晕倒来诊。《素问·至真要大论》认为："诸风掉眩，皆属于肝。"指出眩晕与肝关系密切。该患实因素体脾虚，土不生金，肺卫不固而常染感冒。土虚木郁，肝之柔性失和，则爱发脾气；郁火上蒙，则头晕头痛；肝气不舒，气机不畅，则现胸部闷痛。《景岳全书·眩晕》中说："头眩虽属上虚，然不能无涉于下。盖上虚者，阳中之阳虚也；下虚者，阴中之阳虚也。阳中之阳虚者，宜治其气，如四君子汤、……归脾汤、补中益气汤……阴中之阳虚者，宜补其精，如……左归饮、右归饮、四物汤之类是也。然伐下者必枯其上，滋苗者必灌其根。所以凡治上虚者，犹当以兼补气血为最，如大补元煎、十全大补汤诸补阴补阳等剂，俱当酌宜用之。"故以李老新加升降散宣透郁热，张锡纯资生方健脾润肺，再加清肝解郁、化痰开窍之品，标本同治，共奏健脾理气、清肝泄热之功。

〔刘慧聪. 研习李士懋火郁论 妙用升降散愈眩晕. 中国民间疗法，2011，19（8）：9 - 10〕

十四、化湿清热、化痰开窍治眩晕

患者，女，10 岁。2009 年 12 月 14 日初诊。

头晕、头痛 1 个月余。患儿 1 个多月前无明显诱因出现头晕头痛，晕甚不能站立，不能睁眼，纳呆，恶心欲吐。曾在当地某医院拍 X 线片，诊断为"双侧上颌窦炎"，胸片"未见异常"。血常规"无异常"。脑电图有轻度异常（神清，闭目受检，基本波动 8 ~ 10Hz，节律高幅对称，广泛可见；4 ~ 6Hz 波动中幅对称；睁眼波幅降低）。后在某医院检查，否认鼻窦炎。曾经抗生素治疗无效。刻下：家长背患儿入诊室，头晕不能睁眼，不能站立，不能自坐（需家长扶持），头痛昏蒙，恶心欲吐。舌苔厚腻满布，脉濡弦滑略数。

辨证：湿热中阻，痰热上蒙清窍。

治法：化湿清热，化痰开窍。

处方：炒杏仁 10g，苍术 10g，玄参 10g，姜半夏 10g，瓜蒌 10g，槟榔 10g，僵蚕 10g，蝉蜕 12g，白芷 6g，连翘 10g，炒栀子 10g，远志 6g，郁金 10g，石菖蒲 6g，甘草 3g。6 剂，每日 1 剂，水煎温服。

二诊：12 月 20 日。药后诸症基本消失，随其父亲自行步入诊室。舌苔转为薄腻，脉弦濡滑。上方去苍术，加薏苡仁 15g，减蝉蜕为 6g，继服 7 剂。

三诊：12 月 27 日。头痛、头晕已愈，偶有轻微咳嗽，便干，隔日 1 行，苔白腻，脉濡缓。上方去薏苡仁、白芷，加苍术 10g，牛蒡子 10g。继服 7 剂。并嘱药后若无其他不适，即可停服中药，改以二黄颗粒（院内制剂），每次 1 袋，每日 2 次，温水冲服，调理脾胃，巩固疗效。同时嘱家长注意教育方式，关注儿童心理。

按语：本案初诊时患儿母亲曾透露其因学习成绩欠佳而有厌学之念，进而木不疏土亦成湿热中阻，属于"火郁"。李老认为：火郁非一病之专名，乃系列病证的共同病理基础，涵盖范围相当广泛。"火郁发之"是针对"火郁"病证的治疗大法，关键在于宣畅气机、清透郁热。本患者属湿热中阻，痰热上蒙清窍之眩晕。治宜化湿清热，化痰开窍，即为"火热"郁于内，当发而越之、利而导之之意。处方中含升降散，其善能升清降浊，通里达表，行气活血，透发郁热，为治火郁良方。全方但宗透热、化湿、开窍之旨，灵活变通，而收到良好效果。

〔刘惠聪. 研习李士懋火郁论 妙用升降散愈眩晕. 中国民间疗法，2011，19（8）：9-10〕

第十二节 温阳法在其他疾病中的应用

一、补气升阳、温补脾肾治畏寒

王某，女，54岁，农民。1998年5月20日初诊。

患者24岁结婚，生育5胎，生产第5胎时，正值冬季，天气寒冷，产后无人照顾，感受风寒后出现畏寒，虽夏季棉衣也不能离身，曾多次服中药治疗，病情未见明显缓解，来诊时身着棉衣，自述畏寒，倦怠乏力，腰酸膝冷，胃纳少，二便尚调。舌质淡，苔薄白，脉沉细。

辨证：产后劳伤，脾肾阳虚。

治法：补气健脾，温阳益肾。

处方：黄芪30g，党参15g，白术12g，当归10g，陈皮10g，苍术30g，附子10g，桂枝10g，仙灵脾15g，鹿角霜10g，柴胡10g，升麻10g，甘草10g，白芍10g，4剂。

二诊：5月24日。患者畏寒大减，棉衣已脱，身着毛衣，面带喜色，继用前方，以固其效。6剂后，病已痊愈。

按语：畏寒即怕冷，有两种病理情况：一是风寒等邪气侵犯肌表，遏阳卫阳而致，为外感表证的主要见症，又称"恶寒"。另一是阳气虚衰，卫阳虚弱空疏，不能温养肌表而致，为阳虚症状之一。本案因劳伤而发，脾肾阳虚，不能温煦形体，振奋精神，故畏寒、倦怠、腰酸膝冷。肾为先天之本，主骨生髓，内寓元阴、元阳，为生命之本，而脾为后天之本，气血生化之源，故治宜健脾益肾升阳。予黄芪、党参、白术、仙灵脾补气健脾，附子、鹿角霜温肾散寒，当归补气行血，配伍桂枝温经通脉，加以柴胡、升麻、白芍疏肝醒脾，调畅气机，甘草为使，调和诸药，使气血得充，阳气温煦，诸症渐消。

〔王永炎.中国现代名中医医案精粹，（第六集）.北京：人民卫生出版社，2010〕

二、健脾温阳、祛寒除湿、理气和胃治腹痛性癫痫

田某，女，38 岁。1996 年 5 月 20 日初诊。

患晕厥证已 5 年之久，每次发作先感腹痛、欲吐，接着大汗淋漓，耳鸣目眩，随即晕厥，约数分钟方苏。以前平均每年发作 3~4 次，1996 年春季始，每月发作 1 次，入夏后发作更加频繁，经某医院做全面检查后，确诊为腹痛性癫痫。曾以氯硝西泮、治痫灵等抗癫痫药治疗，疗效不佳，并出现嗜睡、乏力、气短等症状，发作次数亦未见减少，遂来门诊治疗。刻下：面色㿠白，汗出，舌苔白腻，脉沉细。自述纳呆，夜难入睡。

辨证：脾胃气虚，寒凝气滞。寒湿偏胜，凝于中焦，不通则痛，脾虚阳微，且寒又伤阳，阳衰于下则发晕厥。

治法：健脾温阳，祛寒除湿，理气和胃。

处方：香砂六君子汤加味：党参 12g，制半夏 12g，炒白芍 12g，炒白术 9g，陈皮 9g，干姜 9g，云苓 15g，煨木香 6g，砂仁 6g，肉桂 6g，甘草 6g。

上药共进 12 剂，诸症悉除。嘱服香砂六君子丸合磁朱丸以善其后。1 年后随访，晕厥再未复发。

按语：《伤寒论》载："厥者，阴阳气不相顺接，便为厥。"该患者患有厥证已 5 年之久，每次发作先感腹痛、欲吐，反复发作，损失脾胃，以致脾胃气虚，寒凝气滞。脾胃为气血生化之源，脾胃气虚则无力摄血、摄液，故而可见欲吐，接着大汗淋漓之象。寒湿凝于中焦脾胃，不通则痛，脾虚阳微，寒为阴邪，易伤阳气，故而阳衰于下则发晕厥。治疗当健脾温阳、祛寒除湿、理气和胃，故先予香砂六君子汤加味益气健脾，后合磁朱丸益阴潜阳。

〔罗和古. 内科医案（下册）. 北京：中国医药科技出版社，2005〕

三、温阳补肾治肾阳虚重症

谢某，女，40 岁。1962 年 11 月 10 日初诊。

头冷痛、畏风、腰背下肢冷 3 年多。曾于 1959 年患 "大头瘟"，过用苦寒、寒凉之品后遂致头冷痛、畏风，虽盛夏酷暑亦厚裹头巾。逐渐腰背冷痛，两膝以下足冷如冰，步履维艰。入冬便向炉而坐，终日闭门不出。历时 3 年，投药鲜效。面色苍白，舌质淡白、胖嫩，舌苔白润，脉沉迟无力。

辨证：命门火衰，肾督阳虚。

治法：温阳补肾。

处方：右归饮（重用鹿角片 30g），12 剂。

二诊：11 月 25 日。患者连续服上方 12 剂后诸症略减，仍怯冷畏风。看来病属沉疴，药轻难治。这类药方，他医也曾用过，须另辟蹊径。遂仿张锡纯服生硫黄法。

处方：生硫黄 500g，每次服 1.5g，早、晚饭前各服 1 次。嚼服或白开水冲服。

三诊：1963 年 2 月 26 日。患者坚持服食生硫黄整整一个冬天，500g 硫黄已所剩无几。头冷痛、畏风，服食硫黄 2 个月即消失，腰背冷痛也大有好转。服食 3 个月后，膝以下已不觉冷。现可出门步行，只是不耐远走。嘱饮食营养跟上，每天能吃一个鹿茸（0.5g）蒸蛋更好，并将剩余的生硫黄吃完。

2 年后随访，患者已完全康复。病时性欲全无，已分居多年。病愈后不久怀孕并生下一男孩。患者共吃生硫黄 500g，鹿茸蛋 30 个。

按语："肾中真阳" 乃先天真火，亦即命门之火，它是人身生化之源泉，是人体生命活动的基本动力。根据 "阳生阴长" 的规律，命火盛衰对机体发病、生殖、发育、衰老等过程均有重要作用和密切关系，正如陈士铎说："命门者先天之火也……无不借命门之火以温养之。" 硫黄大热，功胜桂、附，正如张锡纯所言："硫黄之性，温暖下达，诚为温补下焦第一良药。" 故凡一切沉寒痼冷之症，如本例命门火衰，"此乃真火衰微太甚，恐非草木之品所能成功"，"俾服生硫黄而愈"。方中硫黄，需用 "生硫黄"，此因硫黄内含砷，加热可产生有剧毒的三氧化二砷（砒霜），故而硫黄不能入煎剂，临床生硫黄宜嚼服，或作成散剂冲服。

〔王永炎．中国现代名中医医案精粹（第六集）．北京：人民卫生出版社，2010〕

四、温阳化气治少腹定时䐜胀

薛某，男，51岁。1985年2月4日初诊。

平时血压低，白细胞减少，经服中药后，病情已有好转。近因工作劳累，血压又见下降，且多在晚间或夜间发病，初感腰酸，继而少腹䐜胀、气多，约半小时缓解。西医确诊为腹型癫痫，但治疗效果不显。脉象缓弦无力，舌质淡白少苔。

辨证：脾肾阳虚，气化不利。

治法：温阳化气。

处方：熟附片12g，上肉桂10g，益智仁12g，云茯苓15g，制半夏15g，广陈皮12g，紫蔻仁10g，沉香曲10g，楮实子10g，巴戟肉10g，肉苁蓉15g，淡干姜6g。

二诊：经投温阳化气之方药10余剂后，血压已上升至正常值。晚间胀气已全消失，迄未发作。脉象缓细，舌质深红中裂少苔。脾胃之气已能鼓舞血行。拟于原方中去半夏、陈皮避其燥，加乌药10g，香附12g以加强行气之力，经服5剂后，再未复发。

按语：因脾肾是脏腑的根本，五脏之阳气非此不发；而命门为阳气之根，脾阳司运化之职。患者平素血压低、腰酸，乃命火衰微所致。白细胞减少，乃脾运衰弱、血源不足之故。由于夜间阴气旺盛，阳气低下，故其少腹䐜胀多发于夜间。脉见缓弦无力，舌质淡白少苔，均属脾肾阳虚、气化无力。是以投大剂桂附温肾壮阳，姜、蔻、苓、夏健脾燥湿，再加以沉香、乌药、香附疏理气机。虽属重症急症，竟在1个月左右治愈。

〔王永炎．中国现代名中医医案精粹（第一集）．北京：人民卫生出版社，2010〕

五、温中散寒、补气健脾治舌炎

杨某，女，55 岁。2006 年 12 月 14 日初诊。

舌体疼痛、溃疡 9 个月。3 月起，应用金嗓子喉宝、阿莫西林 20 多天后发此病，后逐渐舌苔消失，味蕾消失，不敢进食冷、热、酸、咸、辣等刺激性食物。查患者舌淡紫，光滑无苔，脉沉。伴有双下肢皮肤粗糙、鳞屑，瘙痒不著，双前臂鱼鳞样变。经常胃痉挛、反酸、纳差，大便溏薄，每日 4~5 次，睡眠尚可。

西医诊断：舌炎。

中医诊断：口疮。

治法：温中散寒，补气健脾。

处方：制附子 15g（先煎），干姜 15g，炙甘草 15g（先煎），党参 20g，焦白术 15g，太子参 30g，生姜 20g。4 剂，每日 1 剂，水煎 2 次，早晚饭后分服。

二诊：药后口干、舌干已好转，胃痉挛、反酸未发作，食欲增强，大便已成形，既往乏力，目前加重，舌脉同前。守方：上方加黄芪 30g，制附子 15g 增至 20g（先煎），熟地黄 20g，焦三仙（各）10g，麦冬 15g，五味子 10g，4 剂，服法同前。

三诊：基本痊愈，上方 4 剂巩固。

按语：此患者舌光滑无苔，是阴虚假象，导师临诊时说："舌淡紫，脉沉，常伴胃痉挛发作提示此舌光滑无苔是如冬日之冰面，无花无草，乃中气虚寒之象，为阴惨之气深入于里，真阳式微上越，《素问·至真要大论》所言'寒淫所胜，平以辛热'，投附子理中汤，非此纯阳之品，不足以破阴气而发阳光。"盖因胃中虚空谷少，其所胜者肾水之气逆而侮之，反为寒中，脾胃衰虚之火，被迫炎上，而致此病，正如《医贯·口疮论》中所言："手足逆冷，肚腹作痛，此中气虚寒，用附子理中汤。"果然投之中病，效若桴鼓。再诊，有乏力加重，加黄芪补气，加焦三仙增进食欲，保护胃气，阳化气、阴成形，使气形相补相生，加熟地黄、麦冬、五味子取"阴中求阳"之意，诊后导师引张景岳言：

"善补阳者，必于阴中求阳，则阳得阴助而生化无穷；善补阴者，必于阳中求阴，则阴得阳升而泉源不竭。"此乃"阴阳相济之妙用也"。

〔肖明园. 王玉玺教授运用温阳法治验举隅. 中医药学报，2008，36（2）：41-42〕

六、补肾固精、引火归原治发热

邱某，男，58 岁。1982 年 2 月 20 日初诊。

患慢性支气管炎多年，曾经某医院诊为肺气肿。刻下：发热 38℃，咳嗽气喘，形体瘦弱，6 月间还穿棉衣，面色黝黑，自觉皮肤发热但又畏寒怕冷，耳鸣，腰酸痛，脚肿，夜尿多，有时有米汤样尿。大便正常，舌胖大，苔薄白，脉沉细。

辨证：久病肾虚、虚阳外越。

治法：补肾摄敛，引火归原。

处方：肾气丸加减：熟地黄 20g，茯苓 20g，山萸肉 15g，菟丝子 30g，怀山药 30g，牡丹皮 6g，泽泻 3g，益智仁 12g，肉桂 6g，补骨脂 12g，胡桃肉 12g，制附片 6g。

服 2 剂后体温下降至 37.2℃，病情亦见好转。守上方服药 20 余剂，诸症均解。

按语：此为"肾火妄浮"，所谓"阳虚者亦能发热，此以元阳败竭，火不归原也"。以发热反欲近衣为主要特征。由于它既有阴虚的一面，又有阳虚的另一面，治疗上若一派滋润，不顾温阳或大剂温阳，不顾养阴，则妄浮之肾火愈演愈烈。相火系于命门，火无所附，龙雷不能攀其身而出于上，且火从肾出，为水中之火。火可以水折，水中之火不可以水折。"故惟八味丸桂附与相火同气，直入肾中，据其窟宅而招之，同气相求，相火安得不引之而归原"。根据"阴中求阳"的治疗原则，方中地黄、山茱萸补益肾阴而摄精气；山药、茯苓健脾渗湿；泽泻泄肾中水邪；牡丹皮清肝胆相火；桂枝、附子、益智仁、补骨脂温补命门真火以化气，引火归原。诸药合用，共成温补肾气之效。肾气充盈，则诸症自除。

〔吴剑云．温阳法在发热病中的运用．四川中医，1986，(05)：10〕

七、温上焦之阳、散少阴之寒治失音

李某，男，27 岁。2005 年 2 月 11 日初诊。

外感之后暴喑至今，畏寒肢冷，加衣被后稍减，鼻流清涕，咽干痛，腰骶冷痛，背沉紧。自服板蓝根冲剂、感康等不效。舌淡、苔白，脉寸沉无力、尺弦紧。

辨证：上焦阳虚、少阴寒闭。

治法：温上焦之阳，散少阴之寒。

处方：甘草干姜汤合麻黄附子细辛汤加减：干姜 5g，甘草 6g，麻黄 5g，炮附子 10g（先煎），细辛 6g。6 剂。水煎，每日 1 剂，分 3 次服。

服药后病愈。

按语：失音乃临床之常见证，《黄帝内经》名曰"喑"，《医学正传》则称"喉喑"。因肺脉经会厌而肾脉挟舌本，古人云：会厌乃音声之户也。本病虽属声道、喉咙的局部疾患，实与肺肾皆有密切关系，正所谓"金水相生，病在肺肾"。《直指方》曰："肺为声音之门，肾为声音之本。"失音有外伤、内伤之分，有虚实之不同。叶天士云："金实则无声，金破亦无声。"张景岳认为，喑哑之病，当知虚实，实者其病在标，因窍闭而喑也；虚者其病在本，内夺而喑也。其辨证当分虚实、新久，暴病多因邪闭，久喑多为体虚。故暴喑应以宣肺散邪为主，久喑当以补虚扶正为主。本例脉寸沉无力，尺脉弦紧，寸无力为阳虚，尺弦紧为下焦寒客；畏寒肢冷、舌淡苔白均为阳虚寒中之象。故以甘草干姜汤温通上焦阳气，麻黄附子细辛汤散下焦寒凝，切中病机，故获佳效。

〔王海焱．李士懋温阳法治喉痹验案举隅．江苏中医药，2006，27 (7)：43 - 44〕

八、温补肾阳、引火归原治咽痛

卢某，女，21岁。1995年10月16日初诊。

患者咽痛半年，口渴欲饮，心烦有痰，痰黏难咳，后头及两侧头痛，时寐差，腰疼痛，带下多，经量少，阳脉数，不任重按，尺脉弱。

纵观以上表现，此乃肾虚阳浮于上。宗济生肾气方义治之。

处方：炮附子9g（先煎），肉桂5g，山茱萸12g，干地黄12g，茯苓12g，泽泻10g，怀牛膝10g，五味子6g。水煎，每日1剂，分3次服。

上方服用4剂后，咽痛、头痛皆缓，因其尺脉尚弱，于上方加巴戟天、肉苁蓉各10g，继服4剂而获痊愈。

按语：张景岳指出："虚火之病源有二，盖一曰阴虚者……二曰阳虚者亦能发热，此以元阳败竭，火不归原也，此病原之二也。"同时，又对阳虚火浮证指出了分类："一曰阳戴于上而见头面咽喉之间者，此其上虽热而下则寒，所谓无根之火也。"此病案即为肾虚阳浮于上之证，需遵"若以阳虚发热，则治益宜火，益火之法，只宜温热，大忌清凉。"故宗济生肾气方义，温补肾阳以引火归原而获佳效。肉桂、附子、巴戟天、肉苁蓉辛甘大热，气厚而下行通肾，峻补下元真火，能引上浮之虚火下归于肾，使之复入其宅；干地黄、山茱萸、牛膝、五味子滋阴益精，有阴中求阳之意；茯苓、泽泻降泄通阳，引诸阴药冲破阴寒直入坎宫。

〔王海焱. 李士懋温阳法治喉痹验案举隅. 江苏中医药，2006，27（7）：43－44〕

九、温阳散寒治咽痛

封某，女，27岁。1996年5月7日初诊。

患者咽干咽痛、咽部梗塞感2周，刻下：畏寒肢冷，面白少华，少气懒言，脉弦紧无力，舌暗红、有齿痕。

此乃阴寒内盛，痹结咽喉。予以苓甘五味姜夏汤治疗。

处方：炮附子 8g（先煎），桂枝 8g，细辛 4g，干姜 4g，五味子 4g，茯苓 10g，生半夏 9g。2 剂。用法：水煎，每日 1 剂，分 2 次服。

药后未及时复诊，数日后来诊，述诸症已除。

按语：脉见弦紧无力为阳虚寒凝，寒邪痹阻则咽干、咽痛，舌红为寒束致血行不畅，不以热论，故施以温阳散寒之剂得愈。本例虽咽干、舌红，但未用任何滋阴清热之品，反用大辛大热之附子、细辛、半夏通阳散结，仍效果明显，可见中医辨证之重要性。咽干、咽痛乃常见之症，世医多以火热或阴虚火旺治之，不效者亦不少见，其实阴寒内盛者亦有之。喉痹之证以《伤寒论》少阴篇为多，而少阴篇之喉痹常以阴寒为主。如 283 条所说，患者脉阴阳俱紧，反汗出者，亡阳也，此属少阴，法当咽痛而复吐利；317 条通脉四逆汤所治之咽痛，313 条半夏散所治之咽痛亦在此例。甚则咽痛溃烂者，亦可选用温燥药温之，如 312 条之苦酒汤证。

〔王海焱. 李士懋温阳法治喉痹验案举隅. 江苏中医药，2006，27（7）：43-44〕

十、温阳化浊治咽痛

赵某，女，35 岁。2005 年 7 月 3 日初诊。

患者经西医诊断为慢性咽炎。刻下：咽干咽痛，声音不扬，神疲乏力，畏寒肢冷，恶心呕吐，头晕身重，纳呆食少，二便调，舌淡、苔白腻，脉缓滑。查体：表情痛苦，咽部无红肿，双侧扁桃体无肿大，咽后壁淋巴细胞增生。

辨证：痰浊痹阻。

治法：温阳化浊。

处方：生半夏 12g，桂枝 9g，甘草 6g，茯苓 10g，生姜 5 片。7 剂。用法：水煎，每日 1 剂，分 2 次服。

服药 2 剂后咽痛大减，继服 5 剂而愈。

按语：咽痛在临床上属常见症状，无论外感还是内伤均可引起咽痛。咽痛属中医"喉痹"范畴，俗言"咽喉病皆属于火"，而一味使用辛凉散风、苦寒清热及甘寒滋阴方药，有效有不效，需清楚此火是实是虚。本患者少阴真阳受损，痰浊内生，阴浊上干所致咽痛，此乃阳虚所致虚火上炎，而不以实热论。患者初感风热，未及时开泄，而过投寒凉，少阴真阳受损，痰浊内生，阴浊上干，咽干咽痛，若再投苦寒遏之，则邪盛正孤，如陷重围，必投以温散开通之剂，以通营卫、畅气血、化痰浊，则诸症悉除。方中桂枝辛温，能发散寒邪，温通血脉，畅旺血行，温阳化气，行其水湿；茯苓健脾除湿；半夏燥湿运脾，涤痰开结，能治咽喉疼痛，且有生姜解其毒；甘草缓急止痛。共奏通营卫、畅气血、化痰浊之功。

〔王海焱．李士懋温阳法治喉痹验案举隅．江苏中医药，2006，27（7）：43-44〕

十一、温肾健脾、解郁化痰治郁证

刘某，男，19岁，学生。

自1998年2月起家属及学校发现其神识呆滞，表情淡漠，经常无意识地东张西望，喃喃自语，内容重复而荒谬，曾服西药效不佳，由家属陪同求治于中医。由于患者所在乡村中学条件较差，几年来居住寒凉，加之临近高考精神紧张，思虑太过，且有尿多而清长、小腹冷痛、滑精等症。刻下：患者表情淡漠，言语迟钝，面容虚浮，脉濡缓，舌淡胖，边有齿印，苔薄白。

辨证：寒邪内侵，无力温化内脏，日久脾肾阳虚，加之思虑太过，肝气被郁，气郁痰结，阻蔽神明。

治法：温肾健脾，解郁化痰。

处方：人参10g，白术12g，干姜10g，炮附子10g，炙黄芪15g，石菖蒲6g，广郁金9g，益智仁6g，法半夏12g，云苓20g，广木香10g，沉香3g，水煎服，每日1剂。

守方服药30余剂，言语行动如常人，后改丸剂以巩固治疗2个月，随诊2年未复发。

按语：患者居住寒凉之地，阴寒内侵，日久伤及脾肾，肾之元阳不足，不能温煦脾阳，脾阳久虚亦可损及肾阳。脾阳衰微，健运失职，则湿痰内生，加之精神紧张，思虑太过，木不疏土，痰气郁结，阻蔽神明。《医学心悟》云："温者温其中也，脏寒受侵，必须温剂。"故宜温补肾之元阳，温补中焦之气，补益脾胃，使脾健运，升清降浊，也即"益火之源，以消阴翳"。合化痰解郁之剂，药证相符，收效甚佳。

〔罗卫东. 仲景温阳法临床应用举隅. 内蒙古中医药, 2003 (S1)：36〕

十二、回阳救逆、调和营卫治汗漏

顾某，男，30 岁。2008 年 4 月 23 日初诊。

汗出数月，久治不减，伴肢节酸楚，进行性加重。患者于去年底在一次外感后，出现汗出如漏，以夜间盗汗为甚，曾在外院及本院多次门诊求治，汗出不减，今年初伴随出现肢节酸痛。刻下：面色㿠白，神情萎靡，神疲乏力，咽喉干燥，时有干咳，咳嗽不畅，动则汗出，夜汗湿衣，肢节酸楚或痛。舌苔白，舌质淡，脉沉细。

辨证：外感失治，邪入少阴，阳随汗脱，虚火扰肺，营卫不和，魄门开阖失司。

治法：回阳救逆，调和营卫。

处方：四逆汤合桂枝加龙骨牡蛎汤加减：淡附片 20g（先煎半小时），灵磁石 30g，白芍 20g，桂枝 10g，生黄芪 30g，冬桑叶 10g，料豆衣 15g，煅龙骨 30g，牡蛎 30g，炒枣仁 20g，桔梗 10g，炙甘草 6g，炙百部 10g，细辛 3g，干姜 10g，五味子 6g。

二诊：4 月 25 日。药后出汗大减，咳嗽减少，肢节酸痛减轻，夜得安寐。舌苔白，舌质淡，脉细。淡附片 20g，灵磁石 30g，白芍 20g，桂枝 10g，炙黄芪 30g，料豆衣 15g，煅龙骨 30g，牡蛎 30g，酸枣仁 10g，桔梗 10g，炙甘草 6g，炙百部 10g，细辛 3g，干姜 10g，五味子 6g，仙灵脾 10g，天竺子 10g，糯稻根 15g，

7剂。

三诊：5月2日。药后汗出大减，肢节酸楚消失，夜能熟寐，舌苔薄白，舌质淡红，脉细。以桂枝加龙骨牡蛎汤调治：炙黄芪20g，桂枝10g，白芍15g，干姜10g，炒枣仁10g，炙甘草5g，煅龙骨30g，煅牡蛎30g，怀山药15g，天竺子10g，料豆衣15g，五味子5g，黄精15g，苍术10g，半夏10g，厚朴10g，瘪桃干10g，7剂。

按语：汗漏源自外感失治，邪入少阴，阳随汗脱，日久则致阳虚；阳虚不能固表，气不摄津，阴津涌泄而大汗淋漓。《素问·生气通天论》云："凡阴阳之要，阳密乃固。"说明阳气在阴阳平衡协调中具有主导作用。大汗易伤阴，久汗易伤阳。本案例汗出既多且久，则阴、阳二气均不足，阴虚则不助阳气，阳气亦虚；阳虚则不能固密，而汗出不止。同时，齐有堂《清代名医医话精华》所论"气随汗出"，堪为精辟。因此，在治疗时，应在养阴敛汗基础上，补助阳气，使阴得阳助而生化无穷，并且不忘补气。方中四逆汤温中祛寒，回阳救逆；桂枝加龙骨牡蛎汤调阴阳，和营卫，兼固涩精液；黄芪、桑叶补气乃治出汗之要药。全方共奏滋阴助阳、益气和营、敛汗止汗之功。患者服药后，阴阳互相滋生，营卫和调而汗自止。

〔陈嘉璐．温阳法临床应用举隅．黑龙江中医药，2004，(4)：30-31〕

十三、补土生金滋水治咽痛

杨某，女，44岁。2009年2月13日初诊。

患者卵巢癌术后10个月，咽喉疼痛又作3天。患者于去年3月做左侧腹股沟囊肿切除术，术后病理示：囊性腺瘤。4月在苏大附一院进行全子宫＋双侧附件＋左子宫直肠窝左侧及韧带肿块＋直肠浆膜面结节＋大网膜切除术。术后病理：浆液性乳头状瘤。免疫病理：癌细胞CA125阳性，P53阳性（80%＋＋），ER弱阳性（10%＋/－），PR弱阳性，KI-67阳性（70%），CerbB

-2 阴性。术后腹腔化疗 3 个疗程，静脉化疗 6 个疗程。刻下：咳痰黄稠，量多，咳少，面色少华，二便调，苔薄白，质淡，脉细。

辨证：脾肾两虚，子盗母气，肺虚气郁上扰。

治法：补土生金滋水。

处方：附子理中丸合金匮肾气丸加减：太子参 15g，炒白术 15g，干姜 10g，茯苓 15g，半夏 10g，生地黄 15g，熟地黄 15g，山萸肉 10g，天冬 10g，仙灵脾 15g，桑寄生 15g，桔梗 10g，陈皮 10g，陈胆星 20g，浙贝母 15g，草河车 15g，蝉蜕 5g，升麻 10g，生甘草 5g，淡附片 6g，7 剂。

二诊：2 月 20 日。药后咽痛明显好转，诸症稳定，前方继之。

按语：本案为《伤寒论》少阴咽痛证。患者久病术后，因外感后咽痛反复迁延不愈。虽有咽痛、咳黄痰等假热表现，但其面色少华，苔薄白，质淡，脉细，一派虚寒之象。是为脾肾阳气虚损，阴火内生，虚阳上浮于肺，喉为肺之门户，故见咽喉疼痛反复发作。土生金，金生水，现脾土虚不能滋养肺金，肾水寒而子盗母气，故见肺虚气郁，虚阳上扰。附子理中丸温补脾肾，正如古人曰："水寒互胜，即当脾肾双温，附子之加，而命门益，土母温矣。"金匮肾气丸，以附子为主药，取"少火生气"之意，意在微微补火以鼓舞亏虚的肾中阳气，补命门之火，引火归原；再辅以地黄、山茱萸等药物滋补肾阴，促生阴液；本着阴阳互根的原理，阴阳并补，使得"阳得阴助而生化无穷"。

〔陈嘉璐．温阳法临床应用举隅．黑龙江中医药，2004，(4)：30 - 31〕

十四、温阳固表治阳虚发热

刘某，女，51 岁，农民。1975 年 5 月初诊。

素体薄弱，不慎外感，旬日来发热（38.5℃ ~ 39.2℃）不退，经辛温解表及"解热止痛"类药物等均未获效。刻下：发热恶寒，虽厚衣重被，仍畏寒无汗身疼痛，以背部尤甚，口微渴但不欲饮，神倦面色少华。舌苔白，根腻，边有紫色，脉略数，重按无力，两尺尤虚。此与少阴外感相似，阳虚不能作汗表未能解之故。

处方：生麻黄3g，细辛2g，熟附子9g，白术9g，淫羊藿9g，续断10g，茯苓12g，生姜2片，红枣5枚。

1剂汗出，热渐退，后改补中益气汤等方善后。

按语：《景岳全书·火证》言："阳虚者，亦能发热，此以元阳败竭，火不归原也。"肾为先天之本，认为阳虚发热的根本在元阳衰竭。脾为后天之本，脾与肾相互滋养，相互为用，脾虚化源衰少，则五脏精少而肾失所藏，脾肾气虚，日久亦可导致脾肾阳虚成为阳虚发热。《医理真传》言："身虽大热，无头疼，身痛之外感可据，元阳外越之候矣，两尺浮大而空……此际当以回阳祛阴，收纳真气为要，若不细心斟酌，直以清凉解散投之，旦夕即死。"阳虚发热乃阴盛阳虚，不能作汗表未能解，治之宜补火助阳固表。方中附子回阳散寒，续断、淫羊藿温肾助阳，配麻黄、细辛温散三焦寒邪；生姜、红枣补益脾胃，调和气血，资助汗源；白术、茯苓健脾化湿。诸药配合，温阳固表治则热退。脾为后天之本，用补中益气汤补气，资后天而愈。

〔陈宝树．温阳法治夜半发病验案．福建中医药，1990，21(6)：33〕

十五、扶阳止汗、固摄阴精治亡阳汗漏精泄

朱某，男，25岁，农民。

其人常于长夏多患暑湿疾病，1979年5月复感时邪。医见头身疼痛，肌肤灼热，恶寒无汗，便投荆防败毒散加香薷重发其汗，致使汗漏、精泄难收，易医多处，病势流连不愈，更医于笔者。刻下：面色萎黄，神倦力乏，恶风畏寒，四肢欠温，身重难以转侧，心悸头眩，背寒如掌大，动辄自汗，头颈面部尤甚，口渴不饮，溺短时黄，梦泄遗精，舌淡苔白，纳差，脉象濡弱。

辨证：前医又经淡渗利湿，芳香化浊，清暑益气，涩精止汗均未效。病者感受时令暑邪，而被重汗亡阳耗气，气虚不能固摄，则精亦外泄。

治法：扶阳止汗，固摄阴精。

处方：桂枝加附子汤加减：桂枝 12g，白芍 12g，炙甘草 12g，生姜 12g，大枣 15g，附子 30g（炮去皮，切 8 片），水煎，日 3 服。

2 剂汗减，又 2 剂汗止。

二诊：梦泄亦疏，手足转温，但仍见头目眩晕，背寒、心悸、脉转弦滑，此乃暑湿内郁，日久为饮，饮邪上逆所致。继而桂枝加至 20g，生姜加至 20g，重在温阳化饮。2 剂后，余症悉减。

按语：患者素为阳虚之体，屡患暑湿之疾，屡败阳气，二因汗漏伤及少阴，病及心肾，故精也外泄。清代徐灵胎治暑病之亡阴亡阳颇有见地。其云："阳气之未动也，以阴药止汗，阳气之既动也，以阳药止汗。"实践如是，患者不但表阳已虚，气阴亦亏，用此方固表止汗，正复则邪除，阳生而阴长，精汗即自止。

〔彭科学．桂枝加附子汤临床治验．新疆中医药，1989，（3）：54－55〕

十六、温阳固脱治伏暑昏厥

吴某，女，35 岁。1953 年 11 月 13 日初诊。

夏受暑湿，至秋而发，高热持续，且曾便血，3 周来曾用多种药物，病情未减。今面黄肢冷，咳嗽，呕逆，纳呆，口渴，便秘，两耳失聪，神识蒙昧，精神躁扰，不能静卧，脉左软右伏，舌淡红，体温 38.1℃。

此病久邪闭，元气欲脱之危症。先用银针试刺内关、支沟、后溪三穴，患者能知酸痛，病尚可为。急拟温阳固脱先救其逆。

处方：桂枝 3g，生白芍 6g，炙甘草 9g，生姜 3g，红枣 4 只，生龙骨 12g，生牡蛎 9g，麦冬 9g，西党参 9g，黑锡丹 6g（研细灌）。1剂。

二诊：药后神清，四肢温和，夜能安眠，脉转弦滑而数，苔黄白厚黏，体温38.7℃。此为元复邪达之兆。但咳嗽、便秘、欲呕之症尚存，慎防病情反复。治拟清热化痰降逆。

处方：黄连3g，黄芩9g，秦艽9g，银柴胡9g，生甘草3g，天花粉9g，薤白9g，瓜蒌皮9g，瓜蒌仁9g，前胡3g，北沙参9g。1剂。

三诊：大便已行，呕咳俱减，夜寐亦安，能进薄粥，体疲肢软，体温39.2℃，脉弦滑大而数，舌红润，面转红活。正气渐复，病有转机。治拟表里双解。

处方：金银花9g，连翘9g，生牛蒡子9g，桔梗3g，炙甘草3g，川黄连3g，黄芩9g，制半夏9g，西党参9g，鲜石菖蒲6g，郁金6g。1剂。

四诊：昨日药后，便解色黄，身热，舌苔灰黑干燥。仍须清解伏热。

处方：金银花15g，鲜淡竹叶9g，鲜芦根4尺，葛根6g，冬瓜仁9g，生石膏30g，玄参15g，知母9g，生薏苡仁15g，生甘草3g，麦冬9g。1剂。

五诊：伏邪未清，苔黄厚腻，脉弦滑数，身热未减，体温39.8℃，纳差，微咳。治以前方增损。

处方：生石膏15g，黄芩9g，黄连1.5g，淡竹叶9g，玄参12g，麦冬9g，茯苓9g，生薏苡仁15g，浙贝母9g，瓜蒌皮9g，苦桔梗1.5g，制半夏9g。

六诊：2剂热势已减，胃纳呆钝，脉象弦滑，舌红苔微黄。治拟清热养阴润肺胃。

处方：冬桑叶9g，枇杷叶9g（刷去毛），瓜蒌皮9g，地骨皮9g，玄参9g，麦冬9g，秦艽9g，鳖甲9g，银柴胡9g，天花粉9g，鲜茅根15g，炙甘草3g。

七诊：阴液不足，肝火内炽，潮热，纳呆，尿后少腹不舒，脉弦滑，舌质红。治以滋阴降火，调和肝胃。

处方：龙胆草 3g，黄柏 3g，知母 9g，生地黄 9g，怀牛膝 9g，车前子 9g，青蒿 9g，秦艽 6g，乌梅 3g，淡竹茹 9g，佛手片 3g，生龟甲 12g，生牡蛎 9g。2 剂。

八诊：病后阴虚，尚有潮热，肝胃不和，时有嘈杂，泛吐清水，脉弦滑，舌红苔薄。治以养肝肾、退虚热善后。

处方：大生地 12g，茯苓 9g，泽泻 9g，牡丹皮 3g，山萸肉 9g，怀牛膝 9g，车前子 9g，玄参 9g，生薏苡仁 12g，银柴胡 9g，秦艽 9g，生牡蛎 9g。2 剂。

按语：本例伏暑在转魏老治疗前曾高热便血，初诊时患者神志不清，脉伏肢冷，是内闭外脱之象。此与温病初起、邪热逆传心包及阳明热盛痉厥之证迥然不同。应按坏证论治，用仲景桂枝龙骨牡蛎汤加味，秘阳固阴，扶正达邪。《黄帝内经》云："得神者昌，失神者亡。"外感病尤重在神。今药后神清肢温，脉转弦滑，正气欲脱之危已解，而热象更著，此乃内闭之邪外达，治宜因势利导，透邪外出。续诊按温病学说立法处方，以辛凉苦寒清解邪热，兼顾其虚。五诊后以养脏阴清余邪为法，随症加减，灵活变化，直至病愈。由于本案初诊不惑，续诊有方，温清补泻，运用得当，故能短期收效。

〔王永炎. 中国现代名中医医案精粹（第一集）. 北京：人民卫生出版社，2010〕

十七、温脏安蛔治蛔厥

刘某，女，50 岁。1983 年 3 月 18 日初诊。

患者曾有"蛔厥及吐蛔史"，每因多食油腻之物则突发右上腹部疼痛。此次因食奶油夹心饼干发病，食后约 10 余分钟突发右上腹部剧烈疼痛，且痛往右肩背部放散，伴恶心、呕吐。痛剧时腹部拒按，痛缓时触诊腹部平软。入院后经禁食、电针、阿托品、654-2、普鲁本辛、哌替啶等解痉镇痛法治疗 48 小时，疼痛仍昼夜不减，痛发作更频。痛发剧时诊脉乍大乍小，手足冷，冷汗出，舌质淡，黄薄润苔。

诊断："蛔厥"（胆道蛔虫病）。

治法：温脏安蛔。

处方：乌梅汤加减：乌梅 15g，桂枝 10g，细辛 5g，炒川椒 5g，黄连 10g，黄柏 10g，干姜 10g，党参 12g，当归 10g，制附片（先煎 1 小时）12g，川楝子 12g，槟榔片 12g，使君子 9g。急煎，日 2 剂，分 4 次温服。

服药后第二日疼痛已缓，仍 1 日 2 剂。服依前法。第三日上午，大便解出死虫一条，疼痛完全缓解。继以疏肝理气、健脾和胃之剂善后。

按语：本案为肠寒胃热，蛔虫上窜胆道所致之蛔厥证。又称蛔厥。临床以蛔虫病吐蛔、四肢逆冷作厥为主症。《医林绳墨·厥》云："有蛔厥者，胃中虚冷，蛔不能养，妄行于上，致令上吐，蛔虫多出，心气虚惊，彷徨不宁，致使手足冰冷而作厥也，故曰蛔厥。"治以温脏安蛔之法，以乌梅汤为主，重在温脏补虚以安蛔，并且加杀虫之川楝子、槟榔、使君肉等品，以除乌梅汤并非直接驱杀蛔虫之弊，安蛔与杀虫并见，虫退则痛立缓，厥遂自回。方中重用乌梅，味酸安蛔；川椒、细辛以辛制蛔；黄连、黄柏以苦下蛔，清热燥湿以除胃热；干姜、桂枝、附子皆为辛热之品，增温脏祛寒之功；党参、当归补养气血；川楝子、槟榔、使君肉以杀虫。正如柯琴曾所说："蛔得酸则静，得辛则伏，得苦则下。"

〔王永炎. 中国现代名中医医案精粹·（第二集）. 北京：人民卫生出版社，2010〕

十八、温阳健脾、通调水道治多涎多尿多汗

李某，女，57 岁，2009 年 3 月 14 日初诊。

口中流涎近 5 年，且逐年加重，多方求医无效，后经人介绍来院求治，患者自述口中涎液多外流，以致每晚临睡前要垫上几层枕巾，夜尿 6~8 次，并烘热汗出，口中黏腻不适，手足心热，乏力，夜寐欠安，舌胖大而赤，无苔，脉弦略滑。

辨证：多涎是脾虚湿盛的表现，夜尿多和多汗为阳虚引起的气化功能失常所致；手足心热、烘热及舌赤而光似阴虚而为，但其舌胖大、乏力又为阳虚表现，根据近几年学习郑钦安的学术思想"临床只分阴阳"，但见 1~2 个阳虚症状用温热无疑，百发百中。

治法：温阳健脾，通调水道。

处方：潜阳封髓丹加味：附子 20g，砂仁 15g，黄柏 15g，龟甲 10g，炙甘草 15g，肉桂 10g，白术 15g，云苓 15g，车前子 20g，泽泻 20g，杏仁 10g，干姜 15g，牡蛎 30g，益智仁 25g，芡实 15g，覆盆子 15g，银柴胡 15g。5 剂，水煎服，每日 1 剂，分 2 次口服。

该患者服完 5 剂药后，自述口中涎液减少，夜尿次数减少；又予上方加枣仁 30g，前后调理 20 余剂，诸症若失。将上方做成蜜丸，每日 3 次，1 次 1 丸，口服，连服 3 个月以巩固疗效。随访至今患者身体状况良好。

按语：此患者表现为水液过度外泄，为阳虚不能卫护于外而致阴液外泄所致；火神派宗师郑钦安在强调阴阳辨证的同时，尤其强调"阳主阴从，阳统乎阴，人体刚气为本，阳气无伤，百病自然不作。阳气若伤，群阴即起，阴气过盛，即能逼出元阳，元阳上奔，即随人体之脏腑经络虚处便发"。所以要从患者的表现和四诊中体会"阴火"之征，治疗从根本入手，强调阴阳，达到阴平阳秘、精神乃治的状态，病证就会消灭。

〔王晓红. 温阳法临床应用举隅. 内蒙古中医药，2010，(3)：46〕